U0336040

黄帝内经

徐嘉青◎主编

民主与建设出版社
·北京·

图书在版编目（CIP）数据

黄帝内经 / 徐嘉青主编. -- 北京 ：民主与建设出版社，2018. 3

ISBN 978-7-5139-1986-9

Ⅰ. ①黄… Ⅱ. ①徐… Ⅲ. ①《内经》Ⅳ. ①R221

中国版本图书馆 CIP 数据核字（2018）第 038357 号

黄帝内经

出 版 人	李声笑
主　　编	徐嘉青
责任编辑	刘树民
装帧设计	末末美术
排版制作	文贤阁
出版发行	民主与建设出版社有限责任公司
电　　话	（010）59417747　59419778
社　　址	北京市海淀区西三环中路 10 号望海楼 E 座 7 层
邮　　编	100142
印　　刷	三河市天润建兴印务有限公司
版　　次	2018 年 8 月第 1 版
印　　次	2018 年 8 月第 1 次印刷
开　　本	700mm×1000mm　1/16
印　　张	25
字　　数	372 千字
书　　号	ISBN 978-7-5139-1986-9
定　　价	39. 80 元

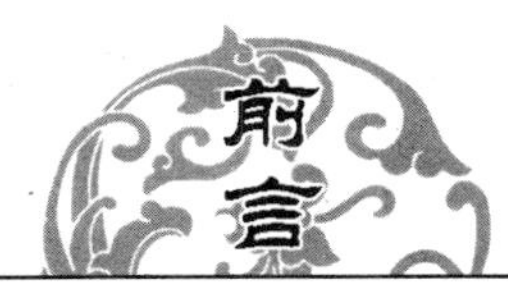

中国文化博大精深、源远流长，那些流传至今的经典凝聚着无数古圣先贤、风流人物、仁人志士智慧的精髓，是中华民族灿烂的文化遗产，也是中国人必备的精神食粮。

国学典籍是华夏文明之根、炎黄儿女之魂。潜心阅读国学经典，观先民缔造优美传说，诸子百家唇枪舌剑，骚人墨客妙笔生花，仁人志士匡国济时，贤才良将金戈铁马；赏诗歌之幽深情韵，词曲之娟丽婉转，散文之古雅奥博，小说之奇思妙语，史籍之深沉厚重，而后细细品之，含英咀华，既可了解中华民族优良的文化传统，也可领略恒久的治世之道与管理之智，还能学会为人处世的道理。

国学是一笔取之不尽的宝贵财富。近年来，国学的价值日益受到重视，弘扬传统文化的“国学热”蓬勃兴起，各种国学典籍如雨后春笋般纷纷涌现，国学正以不容小觑的姿态走向复兴。但是国学也面临着几个困境：首先，当今社会是一个开放的社会，中国在时代的号召下迈向世界，与各国接轨，中外文化的碰撞、新旧理念的冲突，十分强烈，国学难免有时会偏离轨道。其次，我国的社会人群尤其是青少年普遍缺乏国学的基本常识，有的甚至在家庭或西方文化的影响下，对国学持负面态度。最后，古籍文字深奥，不易理解，阅读起来费时费力，一些读者即便有阅读兴趣，也只能敬而远之。而且，国学典籍汗牛充栋，鱼龙混杂，从业已出版的相关书籍来看，或失之艰涩，或失之庞杂，实在难以引起读者的阅读兴趣。

让国学走出困境，唯一的办法就是给国学一个正确定位，继续振兴国学，弘扬经典国学教育，剔除国学中的糟粕成分，撷取其中的精华。鉴于此，我们从浩浩群籍中撷精集萃，汇编了这套“国学典藏”丛书，全方位立体地展示国学的风貌，为读者打造一条通向国学的画廊，让读者与先贤近距离接触，领略其智慧，掌握其精髓，体味经典古籍的独特魅力。

由于编者水平有限，加之时间仓促，难免挂一漏百，敬请广大读者批评指正。

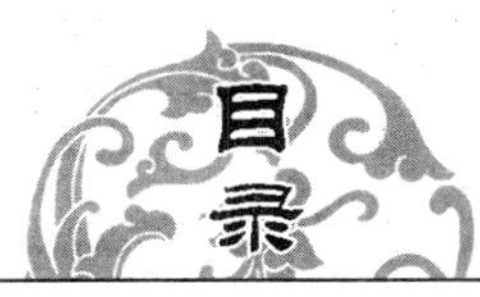

目录

黄帝内经·素问

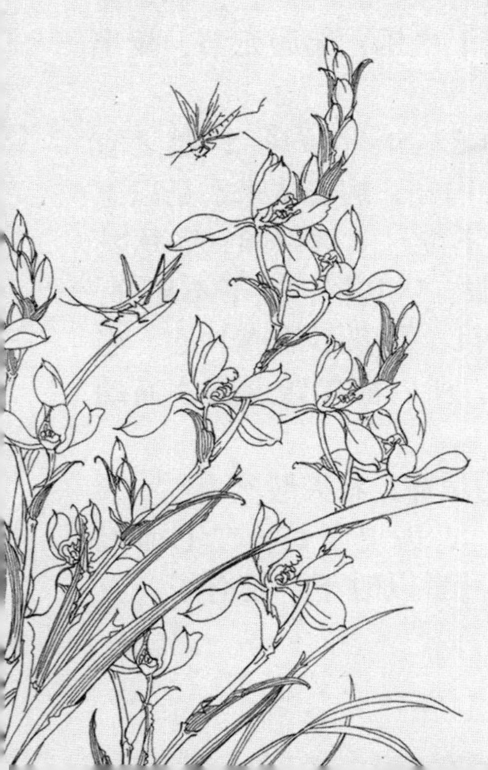

上古天真论篇第一

| 原文 |

昔在黄帝，生而神灵，弱而能言，幼而徇齐，长而敦敏，成而登天[①]。乃问于天师曰：余闻上古之人，春秋皆度百岁，而动作不衰；今时之人，年半百而动作皆衰者。时世异耶？人将失之耶？

岐伯对曰：上古之人，其知道者，法于阴阳，知于术数[②]，食饮有节，起居有常，不妄作劳，故能形与神俱，而尽终其天年，度百岁乃去。今时之人不然也，以酒为浆，以妄为常，醉以入房，以欲竭其精，以耗散其真[③]。不知持满[④]，不时御神[⑤]，务快其心，逆于生乐，起居无节，故半百而衰也。

夫上古圣人之教也，下皆为之。虚邪贼风[⑥]，避之有时，恬惔[⑦]虚无，真气从之，精神内守，病安从来？是以志闲而少欲，心安而不惧，形劳而不倦。气从以顺，各从其欲，皆得所愿。故美其食，任其服，乐其俗，高下不相慕，其民故自朴。是以嗜欲不能劳其目，淫邪不能惑其心。愚智贤不肖，不惧于物，故合于道。所以能年皆度百岁而动作不衰者，以其德全不危故也。

帝曰：人年老而无子者，材力尽邪？将天数然也？

岐伯曰：女子七岁，肾气实[⑧]，齿更发长。二七而天癸[⑨]至，任脉[⑩]通，太冲脉[⑪]盛，月事以时下，故有子。三七，肾气平均，故真牙生而长极。四七，筋骨坚，发长极，身体盛壮。五七，阳明脉[12]衰，面始焦，发始堕。六七，三阳脉[13]衰于上，面皆焦，发始白。七七，任脉虚，太冲脉衰少，天癸竭，地道不通，故形坏而无子也。丈夫八岁，肾气实，发长齿更。二八，肾气盛，天癸至，精气溢，阴阳和，故能有子。三八，肾气平均，筋骨劲强，故真牙生而长极。四八，筋骨隆盛，肌肉满壮。五八，肾气衰，发堕齿槁。六八，阳气衰竭于上，面焦，发鬓颁白。七八，肝气衰，筋不能动。八八，天癸竭，精少，肾脏衰，则齿发去，形体皆极。肾主水，受五脏六腑之精而藏之，故脏腑盛，乃能泻。今五脏皆衰，筋骨解堕，天癸尽矣，故发鬓白，身体重，行步不正，而无子耳。

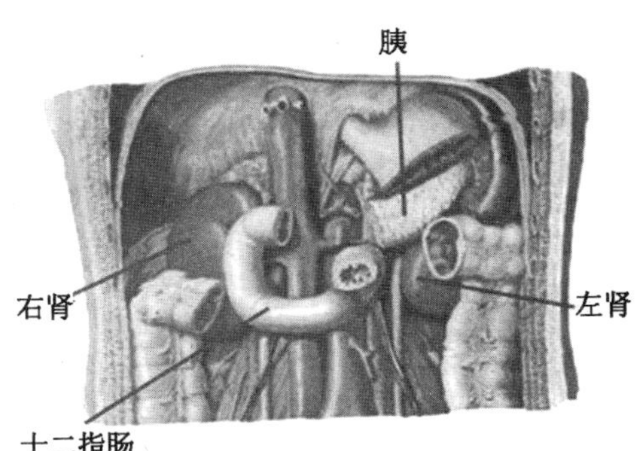

肾的位置和毗邻

帝曰：有其年已老而有子者，何也？

岐伯曰：此其天寿过度，气脉常通，而肾气有余也。此虽有子，男不过尽八八，女不过尽七七，而天地之精气皆竭矣。

帝曰：夫道者，年皆百数，能有子乎？

岐伯曰：夫道者，能却老而全形，身年虽寿，能生子也。

黄帝曰：余闻上古有真人者，提挈天地，把握阴阳。呼吸精气，独立守神，肌肉若一。故能寿敝天地，无有终时。此其道生。中古之时，有至人者，淳德全道，和于阴阳。调于四时，去世离俗。积精全神，游行天地之间，视

听八达之外。此盖益其寿命而强者也。亦归于真人。其次有圣人者，处天地之和，从八风之理，适嗜欲于世俗之间，无恚嗔之心。行不欲离于世，举不欲观于俗。外不劳形于事，内无思想之患。以恬愉为务，以自得为功。形体不敝，精神不散，亦可以百数。其次有贤人者，法则天地，象似日月。辩列星辰，逆从阴阳。分别四时，将从上古。合同于道，亦可使益寿而有极时。

| 注释 |

①登天：指登上天子之位，那时还没有“皇帝”的称谓。②术数：大自然与人体变化规律的调节法则，即调养精气的方法。③真：天真之气，即先天的元气。④持满：意谓保护天真之气，应当像拿着盛满东西的器皿一样小心谨慎。⑤御神：动脑筋。⑥虚邪贼风：虚邪指乘虚而入的邪气，贼风指乘虚而伤人的风。⑦恬惔：清静的意思。⑧肾气实：中医以“肾”为先天之本，拿它当生命的源泉看待。肾气实是就机体趋向成熟而言。古人认为女子七岁，男子八岁是肾气盛之时。这是因为女子属阴，阴中必有阳，阳数为七，男子属阳，阳中必有阴，阴数为八。故以七数和八数来说明男女发育的时期。⑨天癸：又称元阴。人在初生的时候，此气尚微，必须发育至一定阶段始能充实。一般说男子在二八（十六岁），女子在二七（十四岁），天癸开始充盛。天癸充盛之后女子始有月经，男子始有精液。⑩任脉：奇经八脉之一。起于胞中，循腹上行，主胎胞。⑪太冲脉：为中医经络学说中奇经八脉之一。起于胞中，上行循脊里，为经

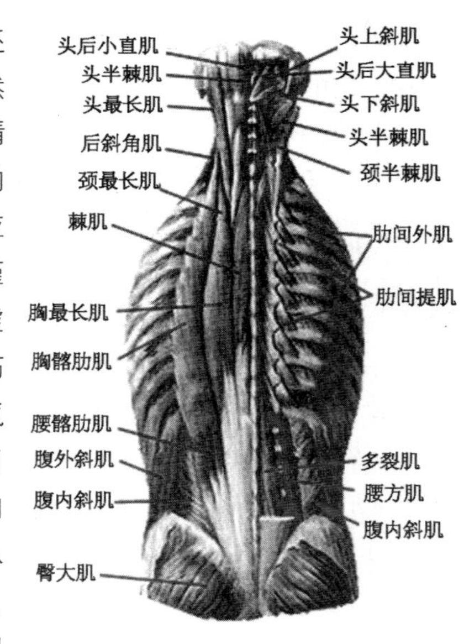

背部肌肉

络之海。⑫阳明脉：阳明经脉之气荣于面部而循行于发。⑬三阳脉：指太阳、阳明、少阳。该三阳脉均循行于头部。

译文

从前的黄帝，生下来就很聪慧，很小的时候就已经能说会道，幼年时就对周围的事物有很强的理解力，长大后既敦厚又敏达，成年后登上了天子之位。他向天师岐伯请教道：我听说上古时代的人，年龄能超过一百岁，且行动不显衰老；现在的人，年龄刚到五十岁，行动就已经衰弱了。这是由于岁月的轮转呢，还是因为现在的人违背了养生规律呢？

岐伯回答说：上古时代的人，大都比较懂得养生的学问，因此能取法于阴阳之道，并采用各种养生方法来保养自己的身体，节制饮食，作息有一定的规律，不会轻易让身心受到损害，所以能使形体和精神协调，并活到他们寿命应该终了的年龄，超过一百岁才去世。现在的人就不是这样了，把酒当作甘露来饮，把恣意妄为当作常态，乘着酒兴纵意于房事，因纵欲过度而耗竭精气，造成真元耗散。正是由于不知保持旺盛的精气，不善统御自己的精神，贪图一时之快，违背了养生的乐趣，作息全无规律，所以到五十岁就衰老了。

上古的圣人在教导老百姓时经常会讲到：对待一年四季的各种病邪，要根据节气的变化慎重躲避，同时在思想上要清静安闲，排除杂念，使体内真气顺畅，精神内守，这样，疾病又怎么会侵袭你呢？因此那时的人都可以心态安闲、少有欲望，心境安定而不焦虑，身体劳动而不疲倦，真气从容而调顺，每个人都能感觉自己的愿望得到了满足。因此无论食用什么食物都觉得甘美，穿什么衣服都感到舒适，处在什么环境都觉得安乐，不因地位的高低而羡慕嫉妒，这些人才称得上朴实无华。对这些朴实无华的人来讲，嗜欲不能干扰他们的视听，淫乱邪论也不能扰乱他们的心境，无论是愚笨的、聪明的、能力强的、能力差的，都能追求内心的安定，而不计较外物的得失，因而能符合养生之道。因此，年龄都能超过一百岁而不显衰老。这是因为他们领会掌握了养生之道，才使他们避免身体受到伤害。

黄帝问：人老了就不能生育子女，这是因为精力衰竭了呢，还是生长发育的自然规律呢？

岐伯说：人的一生要经历这样的过程：女子到了七岁，肾气充盛起来，乳齿更换，头发生长。十四岁，天癸发育成熟，任脉通畅，太冲脉旺盛，月经按时来潮，具备了生育能力。二十一岁，肾气充盈，真牙长出，生长发育成熟。二十八岁，是身体最强壮的阶段，筋骨强健有力，头发的生长最为茂盛。三十五岁，身体开始衰老，首先是阳明脉衰弱，面容开始枯焦，头发也会脱落。四十二岁，上部的三阳脉衰弱，面容憔悴，头发开始变白。四十九岁，任脉虚弱，太冲脉衰微，天癸枯竭，月经断绝，形体衰老，失去生育能力。男子到了八岁，肾气充实起来，头发开始茂盛，乳齿更换。十六岁，肾气旺盛，天癸产生，精气满溢而能外泄，两性交合，就能生育子女。二十四岁，肾气充满，筋肉骨骼强健，真牙生出，牙齿长全，生长发育期结束。三十二岁，这是身体最强壮的阶段，筋骨丰隆盛实，肌肉丰满健壮。四十岁，肾气开始衰退，头发开始脱落，牙齿开始枯竭。四十八岁，人体上部阳明脉衰竭，面容憔悴无华，发鬓斑白。五十六岁，肝气衰弱，筋脉活动不便。六十四岁，天癸枯竭，精气少，肾脏衰退，牙齿、头发脱落，形体为病所苦。肾是人体中主管水的脏器，能接受五脏六腑的精气并贮藏起来，因此只有五脏旺盛，肾脏才能排泄精气。现在年纪大了，五脏已经衰退，筋骨懈怠无力，天癸也完全枯竭，所以才会两鬓斑白，身体沉重，步态不稳，不再有生育能力。

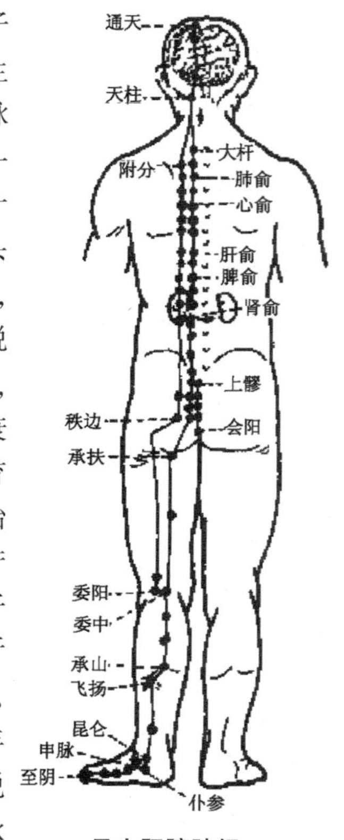

足太阳膀胱经

黄帝又问：有的人年纪已经很大了，却还能生育子女，这是什么道理呢？

岐伯说：这是因为他有超常的先天禀性，气血经脉才能经常保持通畅，且肾气有余。不过，这种人虽能保持较长时间的生育能力，但男子一般不会超过六十四岁，女子一般不会超过四十九岁。到这个时候，天地所赋予的精气都已枯竭，也就不再有生育能力了。

黄帝说：那些掌握养生之道的人，年龄超过一百岁，还能生育吗？

岐伯说：掌握养生之道的人，能延缓衰老、保全肌体的旺盛力，虽然年事已高，也是有生育能力的。

黄帝说：我听说上古时代有称为真人的人，掌握天地自然的变化之机，把握阴阳消长之要，吐故纳新，保养精气，精神内守，超然独立，肌肉形体永恒不变，所以能与天地同寿，永无终结。这是因为契合养生之道，因而能够长生。中古时代有称为至人的人，他们具备淳厚的道德，掌握了一套完整的养生方法，能应和阴阳的变化。调适于四时气候的变迁，远离世俗生活的纷扰。凝聚精神，悠游于天地之间，视听所及，达于八荒之外。这是一种能增益寿命而自强不息的人，可以归入真人。其次有称为圣人的人，能安处于天地间的和气当中，顺应八风的变化，让自己的嗜欲同世俗相应，也就不会产生恼怒怨恨的情绪，行为不会脱离世俗，但举动又不受制于世欲。在外不使形体过于劳累，在内没有思想负担，务求精神安逸愉悦，以悠然自得为己功，所以他的形体不会衰惫，精神不会耗散，也能活到一百岁。另外还有称为贤人的人，能够依据天地的变化，观察日月的运行，分辨星辰的位置，顺应阴阳的消长，根据四时气候的变迁来调养身体。大家应该追随上古真人，寻找并确定合于养生之道的方法，那样就能够延长生命到理想的地步了。

四气调神大论篇第二

|原文|

春三月，此谓发陈[①]。天地俱生，万物以荣。夜卧早起，广步于庭。被发缓形，以使志生。生而勿杀，予而勿夺，赏而勿罚。此春气之应，养生之道也。逆之则伤肝，

夏为寒变。奉长者少。

夏三月，此谓蕃秀[②]。天地气交，万物华实。夜卧早起，无厌于日。使志无怒，使华英成秀。使气得泄，若所爱在外。此夏气之应，养长之道也。逆之则伤心，秋为痎疟[③]。奉收者少。

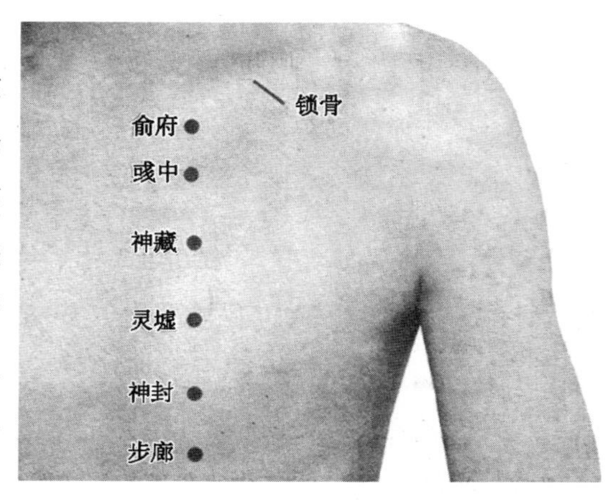

肾经的胸部穴位

秋三月，此谓容平[④]。天气以急，地气以明。早卧早起，与鸡俱兴。使志安宁，以缓秋刑。收敛神气，使秋气平。无外其志，使肺气清。此秋气之应，养收之道也。逆之则伤肺，冬为飧泄。奉藏者少。

冬三月，此谓闭藏。水冰地坼[⑤]，无扰乎阳。早卧晚起，必待日光。使志若伏若匿，若有私意。若已有得，去寒就温。无泄皮肤，使气亟夺。此冬气之应，养藏之道也。逆之则伤肾，春为痿厥[⑥]。奉生者少。

天气，清净光明者也，藏德不止，故不下也。天明则日月不明，邪害空窍。阳气者闭塞，地气者冒明。云雾不精，则上应白露不下。交通不表，万物命故不施，不施则名木[⑦]多死。恶气不发，风雨不节，白露不下，则菀槁[⑧]不荣。贼风数至，暴雨数起，天地四时不相保，与道相失，则未央[⑨]绝灭。唯圣人从之，故身无奇病。万物不失，生气不竭。

逆春气，则少阳不生，肝气内变。逆夏气，则太阳不长，心气内洞。逆秋气，则少阴不收，肺气焦满。逆冬气，

则太阴不藏，肾气独沉。

夫四时阴阳者，万物之根本也。所以圣人春夏养阳，秋冬养阴，以从其根。逆其根，则伐其本，坏其真矣。

故阴阳四时者，万物之终始也，死生之本也。逆之则灾害生，从之则苛疾不起。是谓得道。道者，圣人行之，愚者背之。从阴阳则生，逆之则死，从之则治，逆之则乱。反顺为逆，是谓内格。是故圣人不治已病治未病，不治已乱治未乱，此之谓也。夫病已成而后药之，乱已成而后治之，譬犹渴而穿井，斗而铸兵，不亦晚乎？

| 注释 |

①发陈：就是生发陈布的意思。②蕃秀：茂盛秀丽的意思。③痎疟：疟疾的总称。④容平：平定的意思。⑤坼（chè）：地裂的意思。⑥痿厥：四肢痿弱无力。⑦名木：作大树解。⑧菀槁：抑郁枯槁的意思。⑨未央：未及一半的意思。

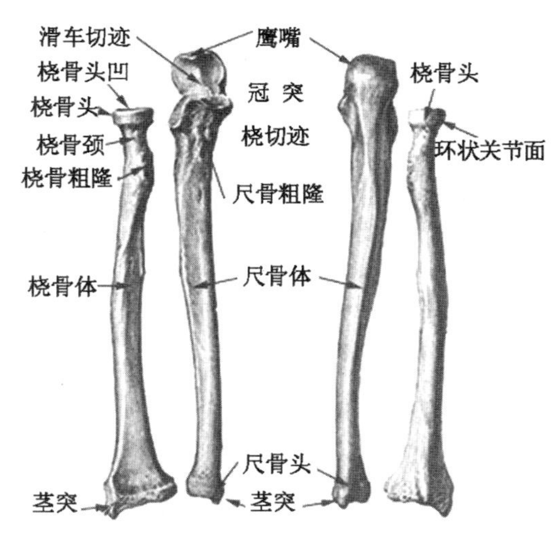

尺　骨

| 译文 |

春季的正月、二月和三月，是万物更新、生命萌发的时候。大地回春，一切都显得朝气蓬勃，一片欣欣向荣的景象。此时，人们应该夜晚早点儿睡，早上早点儿起床。披散头发，宽松衣裳，尽量让自己的形体放松、舒展，应常常散步，多在外面呼吸新鲜空气，使精神愉快、胸怀开阔，保持万物的生机。不要杀生，多给予、少掠夺，多奖励、少惩罚，这是适应春季的时令，保养生发之气的方法。如果违逆了春生之气，便会损伤肝脏，到夏季就会发生寒性病变。这是因为提供给夏长之气的条件不足。

夏季的四月、五月和六月这三个月，谓之蕃秀，是鲜花盛开、绿树成荫的时令。此时，天气下降，地气上腾，天地之气相交，植物开花结实，长势旺盛，人们应该在夜晚睡、早上早起，不要厌恶长日，情志应保持愉快，切勿发怒，要使精神之英华适应夏气以成其秀美，使气机宣畅，通泄自如，精神外向，对外界事物有浓厚的兴趣。这是适应夏天的气候、保护长养之气的方法。如果违逆了长夏之气就会损伤心脏，到秋天容易发生疟疾。这是因为提供给秋收之气的条件不足。

秋季的七月、八月和九月这三个月，谓之容平，自然界景象因万物成熟而平定收敛。此时，天高风急，地气清肃，人应早睡早起，和鸡的活动时间相仿，以保持神志的安宁，减缓秋季肃杀之气对人体的影响。收敛神气，以适应秋季容平的特征，不使神思外驰，以保持肺气的清肃功能，这就是适应秋令的特点而保养人体收敛之气的方法。若违逆了秋收之气，就会伤及肺脏，冬天就要发生飧泄病。这是因为提供给同藏之气的条件不足。

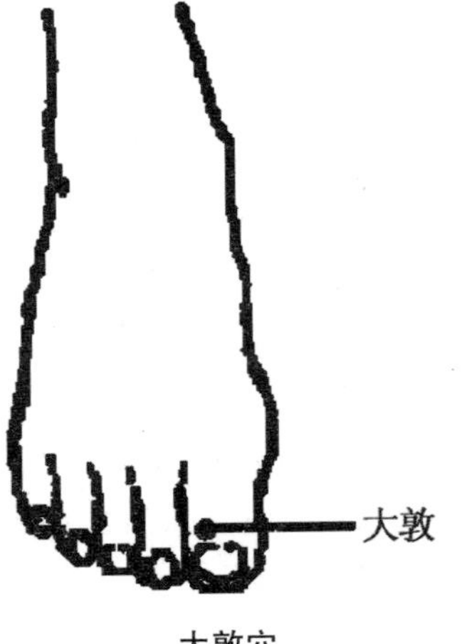

大敦穴

冬天的十月、十一月和十二月这三个月，是生机潜伏、万物蛰藏的时令。当此时节，冰天雪地、寒风刺骨，人应该不要轻易地扰动阳气，早睡晚起，待到日光照耀时起床才好，妄事操劳，要使神志深藏于内，安静自若，就像一个人把一种秘密悄悄地深藏不露一般，又像得到了一件少有的宝贝，要把他密藏起来一样。要躲避寒冷，求取温暖，不要使皮肤开泄而令阳气不断地损失，这是适应冬季的气候而保养人体闭藏机能的方法。违逆了冬令的闭藏之气，就要损伤肾脏，春天就会发生痿厥之疾。这是因为提供给春生之气的条件不足。

天气，是清净光明的，蕴藏其德，运行不止。天不暴露自己的光明德泽，因此永远保持它内涵的力量而不会下泄。如果天气阴霾晦暗，就会使日月昏暗，阴霾邪气侵害山川，阳气闭塞不通，大地昏蒙不明。云雾弥漫，日色无光，相应的雨露无法下降。天地之气不交，万物的生命就不能绵延。生命不能绵延，自然界高大的树木也会死亡。恶劣的气候发作，风雨无时，雨露当降而不降，草木不得滋润，生机郁塞，茂盛的禾苗也会枯槁不荣。贼风频频而至，暴雨不时而作，天地四时的运作失去了秩序，违背了正常的规律，致使万物的生命未及一半就夭折了。只有圣人能适应自然变化，注重养生之道，而身无大病。这是因为不背离自然万物的发展规律，而生机不会衰竭。

假如违背了春天的生气，少阳就不会生发，以致肝气内郁而发生病变。违逆了夏长之气，太阳就不能盛长，以致心气内虚。违逆了秋收之气，太阴就不能收敛，以致肺热叶焦而胀满。违逆了冬藏之气，太阴就不能潜藏，以致肾气衰弱。

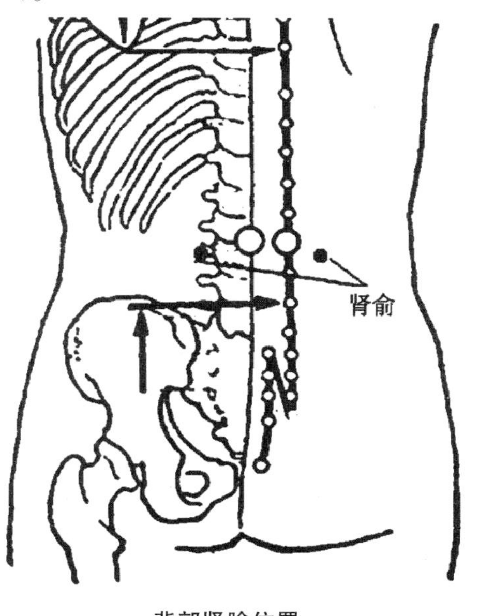

背部肾腧位置

四时阴阳的变化，是万物生命的根本，所以圣人在春夏季节保养阳气以适应生长的需要，在秋冬季节保养阴气以适应收藏的需要，以顺从生命发展的根本规律。如果违逆了这个规律，就会摧残本元，破坏真元之气。

因此，阴阳四时是万物的终结，是盛衰存亡的根本，违逆了它，就会产生灾害，顺从了它，就不会发生重病，这样便可以说是懂得了养生之道。对于养生之道，圣人能够加以实行，愚人则时常有所违背。顺应阴阳的规律来安排就能生存，违逆了就会死亡。顺从了它就会正常，违逆了它就会乖乱。相反，如背道而行，就会生病，病名为关格。所以圣人不等病已经发生再去治疗，而是在疾病发生之前预防，如同不等到乱事发生了再去治理，而是在它发生之前治理。假如在发生了疾病之后再想到治疗，问题就已经产生了。这时候犹如口渴了才想到需要挖一口井，到战场上了才想到要制造兵器，一切不都太晚了吗？

生气通天论篇第三

原文

黄帝曰：夫自古通天者，生之本，本于阴阳。天地之间，六合[①]之内，其气九州[②]、九窍[③]、五藏[④]、十二节[⑤]，皆通乎天气。其生五，其气三。数犯此者，则邪气伤人。此寿命之本也。

苍天之气，清净则志意治，顺之则阳气固。虽有贼邪，弗能害也。故圣人传精神，服天气而通神明。失之则内闭九窍，外壅肌肉，卫气散解，此谓自伤，气之削也。

阳气者若天与日，失其所则折寿而不彰。故天运当以日光明，是故阳因而上，卫外者也。

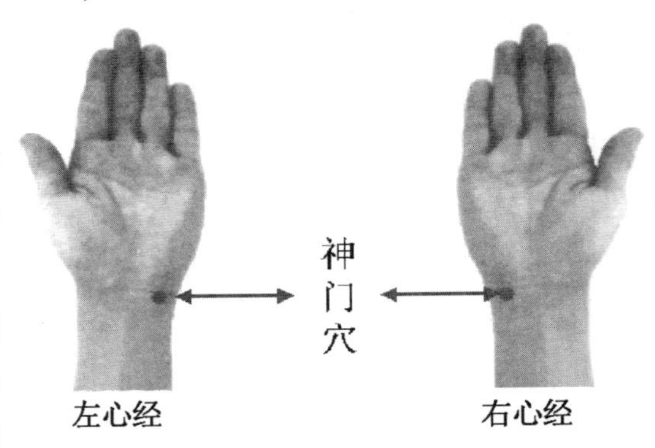

手部经络穴位图之一

因于寒，欲如运枢，起居如惊，神气乃浮。因于暑，汗，烦则喘喝，静则多言，体若燔炭，汗出乃散。因于湿，首如裹，湿热不攘，大筋緛短，

小筋弛长，緛短为拘，弛长为痿。因于气，为肿，四维[⑥]相代，阳气乃竭。

阳气者，烦劳则张，精绝，辟积于夏，使人煎厥。目盲不可以视，耳闭不可以听，溃溃乎若坏都[⑦]，汩汩[⑧]乎不可止。阳气者，大怒则形气绝，而血菀于上，使人薄厥[⑨]。有伤于筋，纵，其若不容。汗出偏沮，使人偏枯[⑩]。汗出见湿，乃生痤疿[⑪]。高梁[⑫]之变，足生大疔，受如持虚。劳汗当风，寒薄为皶[⑬]，郁乃痤。

阳气者，精则养神，柔则养筋。开阖不得，寒气从之，乃生大偻[⑭]。营气不从，逆于肉理，乃生痈肿。陷脉为瘘[⑮]，留连肉腠。俞气[⑯]化薄，传为善畏，及为惊骇。魄汗[⑰]未尽，形弱而气烁，穴俞以闭，发为风疟[⑱]。

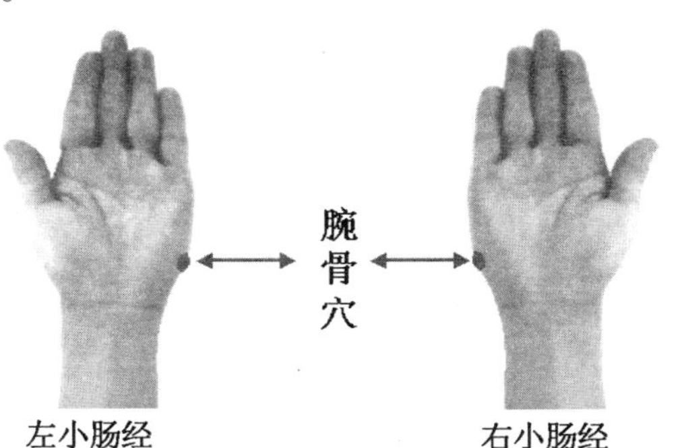

手部经络穴位图之二

故风者，百病之始也，清静则肉腠闭，阳气拒，虽有大风苛毒[⑲]，弗之能害。此因时之序也。

故病久则传化，上下不并[⑳]，良医弗为。故阳畜积病死，而阳气当隔[㉑]，隔者当泻，不亟正治，粗乃败亡。

故阳气者，一日而主外，平旦[㉒]阳气生，日中而阳气隆，日西而阳气已虚，气门乃闭。是故暮而收拒，无扰筋骨，无见雾露。反此三时，形乃困薄。

岐伯曰：阴者，藏精而起亟[㉓]也；阳者，卫外而为固也。阴不胜其阳，则脉流薄疾，并乃狂；阳不胜其阴，则五脏气争，九窍不通。是以圣人陈阴阳，筋脉和同，骨髓坚固，气血皆从。如是则内外调和，邪不能害，耳目聪明，气立如故。

风客淫气，精乃亡，邪伤肝也。因而饱食，筋脉横解[24]，肠澼[25]为痔。因而大饮，则气逆。因而强力，肾气乃伤，高骨[26]乃坏。

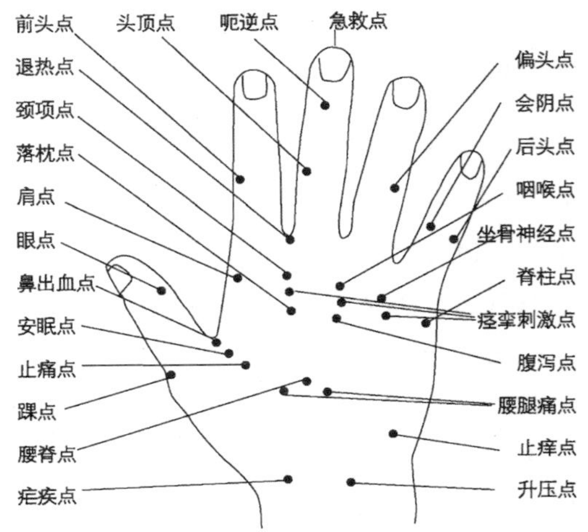

手背部经穴位图

凡阴阳之要，阳密乃固。两者不和，若春无秋，若冬无夏。因而和之，是谓圣度。故阳强不能密，阴气乃绝；阴平阳秘，精神乃治；阴阳离决，精气乃绝。

因于露风，乃生寒热。是以春伤于风，邪气留连，夏乃为洞泄[27]；夏伤于暑，秋为痎疟；秋伤于湿，冬逆而咳，发为痿厥；冬伤于寒，春必病温。四时之气，更伤五脏。

阴之所生，本在五味，阴之五宫，伤在五味。是故味过于酸，肝气以津，脾气乃绝；味过于咸，大骨气劳，短肌，心气抑；味过于甘，心气喘满，肾气不衡；味过于苦，脾气濡，胃气乃厚；味过于辛，筋脉沮弛，精神乃央。是故谨和五味，骨正

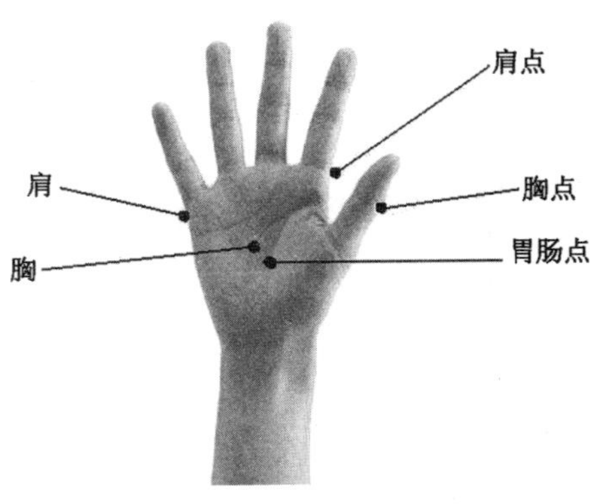

手穴胸肩穴位图

筋柔，气血以流，腠理以密，如是则骨气以精。谨道如法，长有天命。

| 注释 |

①六合：指天地间的上下、东西南北。②九州：就是冀、兖、青、徐、扬、荆、豫、梁、雍等州。③九窍：人体的七阳窍（耳二、目二、鼻二、口一），二阴窍（前后阴）。④五藏：是指人体的五神脏说的，就是肝藏魂、心藏神、脾藏意、肺藏魄、肾藏志。⑤十二节：指十二节气。⑥四维：指四肢。⑦都：防水堤。⑧汩（gǔ）汩：水流状。⑨薄厥：指气血相乱说的。⑩偏枯：半身不遂。⑪痤（cuó）痱（fèi）：痤是小疖，痱是热疹。⑫高梁：高同膏，高梁指肥美食物言。⑬皶（zhā）：俗名粉刺。⑭偻：背部屈曲。⑮瘘（lòu）：鼠疮之类。⑯俞（shù）气：俞，通“腧”。指经络的孔穴。⑰魄汗：肺藏魄，外主皮毛，所以把出汗叫作魄汗。⑱风疟：疟，虐也，比喻寒热交迫的症状。风疟，就是因风邪引起的寒热交迫的病症。⑲苛毒：指剧毒言。⑳上下不并：上是指阳说的，下是指阴说的；阴中有阳，阳中有阴叫作并。不并就是阴阳不相交的意思。㉑当隔：当作档讲。㉒平旦：是太阳初出的时候。㉓起亟：起而应之的意思。㉔横解：当弛张讲。㉕肠澼：痢疾或便血沫，统称肠澼。㉖高骨：指腰脊椎骨言。㉗洞泄：消化不良的腹泻。

| 译文 |

黄帝指出：自古以来，无数事实外泄，人与天地自然是否息息相通并保持和谐统一，是生命长短的根本问题，而这一根本问题的根本是阴阳。天地之间，四方上下之内，无论是世上的万物，还是人的九窍、五脏、十二经脉，都与天地自然之气息息相通。阴阳之道，化生出木、火、土、金、水五行，体现为天、地、人三气。人如果常常违背这些，就会被邪气所伤。所以说，阴阳乃是寿命的根本。

苍天之气清净，人的精神就相应地顺畅平和，顺应天气的变化，就

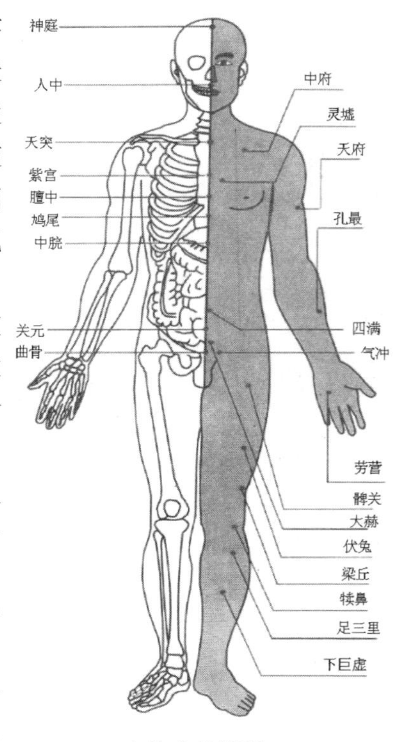

人体穴位简图

会阳气固密，虽有贼风邪气，也不能加害于人。所以圣人能够专心致志，顺应天气，而通达阴阳变化之理。如果违逆了适应天气的原则，就会内使九窍不通、外使肌肉壅塞，卫气涣散不固，这是由于人们不能适应自然变化所致，称为自伤，阳气会因此而受到削弱。

人身上的阳气如天上的太阳一样重要，假若阳气失去了正常的位次而不能发挥其作用，人就会减损寿命或夭折，生命机能亦暗弱不足。所以天体的正常运行，是因太阳的光明普照而显现出来的，而人的阳气也应在上、在外，并起到保护身体，抵御外邪的作用。

由于寒，阳气应如门轴在门臼中运转一样活动于体内，若起居猝急，扰动阳气，则易使神气外越。由于暑，则汗多烦躁，喝喝而喘，安静时多言多语。若身体发高热，则像炭火烧灼一样，一经出汗，热邪就能散去。由于湿，头部像有东西蒙裹一样沉重。若湿热相兼而不得排除，则伤害大小诸筋而出现短缩或弛纵，短缩的造成拘挛，弛纵的造成痿弱。由于气受风邪所伤，可致浮肿，四肢交替肿痛不止，此刻阳气已经衰竭。

在人体烦劳过度时，人身的阳气就会亢盛而外张，使阴精逐渐耗竭。如此，多次重复，阳愈盛而阴愈亏，到夏季暑热之时，便易使人发生煎厥病，症状是眼睛昏蒙看不见东西，耳朵闭塞听不到声音，混乱之时就像都城崩毁，急流奔泻一样不可收拾。人的阳气，在大怒时就会上逆，血随气生而淤积于上，与身体其他部位阻隔不通，使人发生薄厥。若伤及诸筋，使筋弛纵不收，而无法随意运动。经常半身出汗，可以演变为半身不遂。出汗的时候，遇到湿邪阻遏就容易发生小的疮疖和痱子。经常吃肥肉、精米厚味，足以导致疔疮，患病就像拿着空的容器接受东西一样容易。在劳动出汗时遇到风寒之邪，迫聚于皮腠形成粉刺，郁积化热而成疮疖。

人的阳气，既能养神而使精神气爽，又能养筋而使诸筋柔韧。汗孔的开闭调节失常，寒气就会随之侵入，损伤阳气，以致筋失所养，造成身体俯曲不伸。寒气深陷脉中，流连肉腠之间，气血不通而郁积，久而成为疮瘘。从腧穴侵入的寒气内传迫及五脏，损伤神志，就会出现恐惧和惊骇的症象。汗出未止的时候，形体与阳气都受到一定的削弱，若风寒内侵，腧穴闭阻，就会发生风疟。

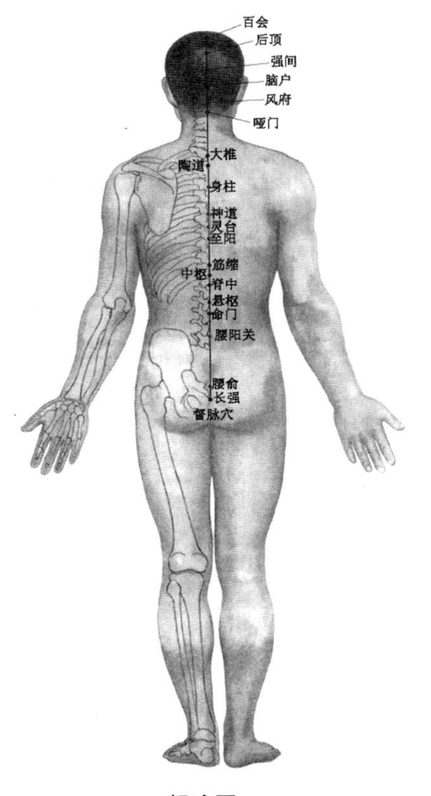

督脉图

风是引起各种疾病的始因，而只要人体保持精神的安定和劳逸适度等养生的原则，那么，肌肉腠理就会密闭，阳气就有抗拒外邪的能力，虽有大风苛毒浸染也无法受到伤害，这正是循着时序的变化规律保养生气的结果。

病邪在人体内留滞日久，就会向内发展而进一步病变。如果阴阳之气发生壅塞、阻隔而不能互相交通，就是良医也不能治疗了。所以说，阳气蓄积过多，也会使人病重而亡。因为阳气蓄积过多，会造成气机壅阻，而气机壅阻，自然应当疏散并使之和顺。如果不赶快用正确的方法进行治疗，而是粗心大意，浅薄从事，就会使阳气衰败而致人死亡。

人体的阳气，在白天主要发挥卫护肌表的作用。每天太阳刚刚出来的时候，人体的阳气也开始活动；到了中午，人体的阳气也达到了顶峰；夕阳西下的时候，人体的阳气就随之虚弱了，汗孔也随之闭合起来。因此天黑以后，人就应当停止活动去休息，以养护阳气、防御外邪，也不要扰动筋骨，不要接触雾露。谁要是违背了一天之内的早晨、中午和日暮之后这三个时段应当遵循的动静规律，身体就会日趋困顿虚弱。

岐伯说：阴是藏精于内且不断地扶持阳气的；阳是卫护于外使体表固密的。如果阴不胜阳，阳气亢盛，就会使血脉流动急促，若再受热邪，阳气更盛就会发为狂症。如果阳不胜阴，阴气亢盛，就会使五脏之气不调，以致九窍不通。所以圣人使阴阳平衡，无所偏胜，从而使筋脉调和、骨髓坚固、血气畅顺。这样，则能内外调和，邪气不能侵害，耳聪目明，气机正常运行。

风邪侵犯人体，伤及阳气，并逐步侵入内脏，阴精也就日渐消亡，这是由于邪气伤肝所致。因此饮食过饱，阻碍升降之机，会发生筋脉弛纵、肠澼及痔疮等病症。若饮酒过量，会造成气机上逆。若过度用力，会损伤肾气，腰部脊骨也会受到损伤。

大凡阴阳的关键，以阳气的致密最为重要。阳气致密，阴气就能固守于内。阴阳二者不协调，就像一年之中，只有春天而没有秋天，只有冬天而没有夏天一样。因此，阴阳的协调配合，相互为用，是维持正常生理状态的最高标准。所以阳气亢盛，不能固密，阴气就会竭绝。阴气和平，阳气固密，人的精神才会正常。如果阴阳分离决绝，人的精气就会随之而竭绝。

由于雾露风寒之邪的侵犯，会发生寒热。春天伤于风邪，邪气留而不去，到了夏天就会发生急骤的泄泻。夏天伤于暑邪，到秋天会发生疟疾。秋天伤于湿邪，冬天因气逆而咳，会发生咳嗽，并且可能发展为痿厥病。冬天伤于寒气，到来年的春天就会发生温病。四时的邪气，会交替伤害人的五脏。

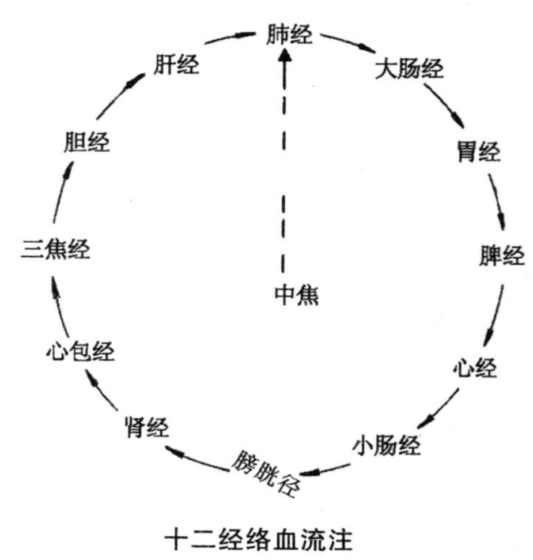

十二经络血流注

人体阴精化生的来源，主要是饮食的五味，而藏纳精气的五脏，又常常被饮食五味所伤。因此过多进食酸味，由它滋养的肝气就会太盛，脾气也就会随之衰竭；过多进食咸味，大的骨骼就会受到损伤，使肌肉萎缩，使心气抑郁无力；过多进食苦味，就会使心跳加速、胸口满闷、面色发黑、肾气失去平衡；过多进食甘味，脾气就会受到损伤，失去健运之力而造成湿邪凝滞，胃气也就随之虚弱使得胃部胀满；过多进用辛味，筋脉就会衰败废弛，同时精神也会受到损伤而越泄散失。因此，要审慎、合理地配饮食五味，以使骨骼坚正、筋脉柔韧、气血通畅、肤腠固密。这样，饮食水谷就能够协调地化生精血了。总之，只要能够谨遵养生之道，按照养生的方法去做，就能够健康长寿、尽享天年。

金匮真言论篇第四

原文

黄帝问曰：天有八风，经有五风，何谓?

岐伯对曰：八风发邪，以为经风，触五脏，邪气发病。所谓得四时之胜者，春胜长夏，长夏胜冬，冬胜夏，夏胜秋，秋胜春。所谓四时之胜也。

东风生于春，病在肝，俞[①]**在颈项；南风生于夏，病在心，俞在胸胁；西风生于秋，病在肺，俞在肩背；北风生于冬，病在肾，俞在腰股；中央为土，病在脾，俞在脊。故春气者病在头，夏气者病在脏，秋气者病在肩背，冬气者病在四支。**[②]

故春善病鼽衄[③]**，仲夏善病胸胁，长夏善病洞泄寒中，秋善病风疟，冬善病痹厥。**

故冬不按跻[④]**，春不鼽衄，春不病颈项，仲夏不病胸胁，长夏不病洞泄寒中，秋不病风疟，冬不病痹厥，飧泄**[⑤]

而汗出也。

夫精者，身之本也。故藏于精者，春不病温。夏暑汗不出者，秋成风疟。

故曰：阴中有阴，阳中有阳。平旦至日中，天之阳，阳中之阳也；日中至黄昏，天之阳，阳中之阴也；合夜至鸡鸣，天之阴，阴中之阴也；鸡鸣至平旦，天之阴，阴中之阳也。故人亦应之。夫言人之阴阳，则外为阳，内为阴。言人身之阴阳，则背为阳，腹为阴。言人身之脏腑中阴阳，则脏者为阴，腑者为阳。肝心脾肺肾五脏皆为阴，胆胃大肠小肠膀胱三焦六腑皆为阳。所以欲知阴中之阴、阳中之阳者，何也？为冬病在阴，夏病在阳；春病在阴，秋病在阳。皆视其所在，为施针石也。故背为阳，阳中之阳，心也；背为阳，阳中之阴，肺也；腹为阴，阴中之阴，肾也；腹为阴，阴中之阳，肝也；腹为阴，阴中之至阴，脾也。此皆阴阳、表里、内外、雌雄相输应也。故以应天之阴阳也。

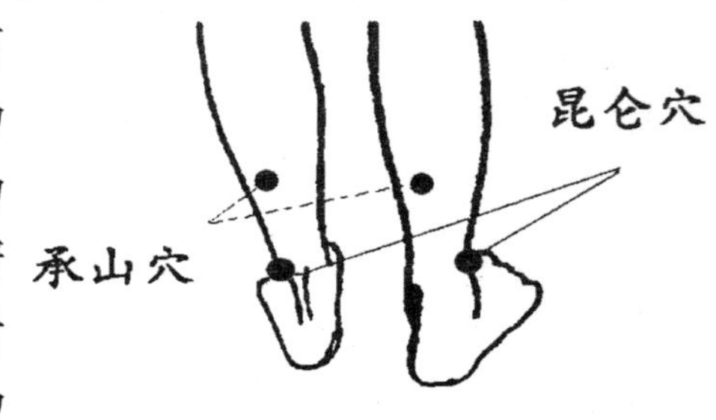

承山穴与昆仑穴

帝曰：五脏应四时，各有收受乎？

岐伯曰：有。东方青色，入通于肝。开窍于目，藏精于肝，故病在头。其味酸，其类草木，其畜鸡，其谷麦。其应四时，上为岁星，是以知病之在筋也。其音角，其数八，其臭臊。

南方赤色，入通于心。开窍于舌，藏精于心，故病在五脏。其味苦，其类火，其畜羊，其谷黍。其应四时，上为荧惑星，是以知病之在脉也。其音徵，其数七，其臭焦。

中央黄色，入通于脾。开窍于口，藏精于脾，故病在脊。其味甘，其类土，其畜牛，其谷稷。其应四时，上为镇星，是以知病之在肉也。其音宫，其数五，其臭香。

西方白色，入通于肺。开窍于鼻，藏精于肺，故病在背。其味辛，其类金，其畜马，其谷稻。其应四时，上为太白星，是以知病之在皮毛也。其音商，其数九，其臭腥。

北方黑色，入通于肾。开窍于二阴，藏精于肾，故病在谿。其味咸，其类水，其畜彘⑥，其谷豆。其应四时，上为辰星，是以知病之在骨也。其音羽，其数六，其臭腐。

故善为脉者，谨察五脏六腑，逆从、阴阳、表里、雌雄之纪，藏之心意，合心于精。非其人勿教，非其真勿授，是谓得道。

| 注释 |

①俞：通“腧”，腧穴。与“输”为同源字，有运输气血的意思。②第一节说的因不正的邪风使人五脏受病，此节说的是四时的正气之风亦可因人的五脏偏盛、偏衰而致病，偏盛的就使气病，偏衰的就使脏病。风气侵入人体的途径是由腧至经，最后至脏。③鼽（qiú）：为鼻流涕。衄：为鼻出血。④按跻：按是按摩。跻是导引法。⑤飧泄：泄泻。⑥彘（zhì）：猪也。

| 译文 |

黄帝问：天有八方之风，人的经脉又有五脏之风，指的是什么呢？

岐伯回答说：八方之风会产生致病的邪

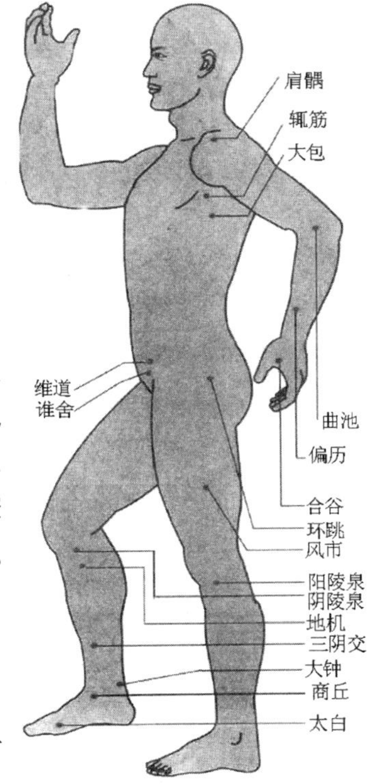

人体左侧穴位图

气，中伤人体的经脉，循经脉触动五脏，造成不同的疾病。所说的感受四时气候相互克制的关系，是指：春季属木，克制长夏；长夏属土，克制冬水；冬季属水，克制夏火；夏季属火，克制秋金；秋季属金，克制春木。这就是四时气候相互克制的关系。

东风生于春季，春季属木，位于东方，因此春季多东风，病变常发生在肝，病邪常从腧穴侵于颈项。南风生于夏季，夏季属火，因此夏季多南风，引起心的病变，病邪常从腧穴侵于胸胁。西风生于秋季，秋季属金，位于西方，因此秋天多西风，病变常发生在肺，病邪常从腧穴侵于肩背。北风生于冬季，病变多发生在肾，病邪常从腧穴侵于腰股。长夏属土，土位于中央，病变多发生在脾，病邪常从腧穴侵于背脊。因此春季病邪之气伤人，疾病表现在头部；夏季病邪之气伤人，多病在心；秋季病邪之气伤人，多病在肩背；冬季病邪之气伤人，多病在四肢。

春天多发生鼻出血等症，夏天多发生胸胁不舒等疾患，长夏季节多发脾胃虚寒症；秋天多发生风疟，冬天多发生痹厥。

如果冬天不进行按跻导引，扰动阳气，来年春天就不会发生鼽衄和颈项部位的疾病，夏天就不会发生胸胁不舒的疾患，长夏季节就不会发生脾胃虚寒的洞泄病，秋天就不会发生风疟疾，冬天也不会发生四肢厥冷、飧泄、汗出过多等病症。

精是人体的根本，所以阴精内藏而不妄泄，春天就不会罹患温热病。夏暑阳盛，人体腠理开疏，如不能排汗散热，就会造成暑湿内伏，到秋天便酿成风疟疾。

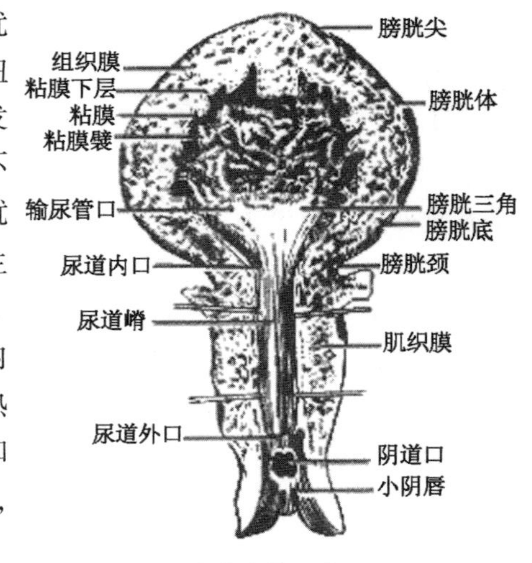

女性膀胱体示意图

所以说：阴中有阴，阳中有阳。白昼属阳，平旦到中午，阳气由初生到旺盛，为阳中之阳；中午到黄昏，阳气由旺盛到衰弱，则属阳中之阴；黑夜属阴，合夜到鸡鸣，为阴中之阴；鸡鸣到平旦，阴气由旺盛到衰弱，则属阴中之阳。人身中的阴阳也与此相应。就人体阴阳而论，外部属阳，内部属阴。就身体的部位来分阴阳，则背部为阳，腹部为阴。从脏腑的阴阳划分来说，则脏属阴，腑属阳，肝、心、脾、肺、肾五脏都属阴；胆、胃、大肠、小肠、膀胱、三焦，六腑都属阳。为什么要了解阴中有阴，阳中有阳的道理呢？这是为了分析四时疾病的在阴还是在阳，以作为治疗的依据，如冬病在阴，夏病在阳，春病在阴，秋病在阳，都要根据疾病的部位来施用针刺和砭石的疗法。此外，背为阳，阳中之阳为心，阳中之阴为肺。腹为阴，阴中之阴为肾，阴中之阳为肝，阴中的至阴为脾。以上这些都是人体阴阳、表里、内外、雌雄相互联系又相互对应的例证。所以人与自然界的阴阳是相应的。

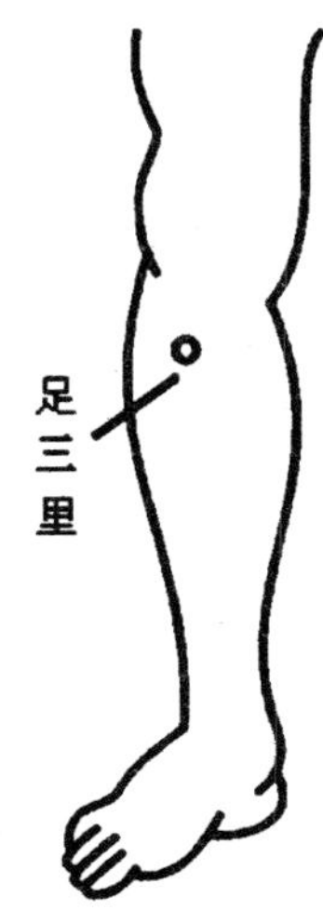

足三里穴位

黄帝询问：五脏除与四时相应之外，他们各自还有相类似的事物可以总结起来吗？

岐伯说：当然有。就像东方青色，与肝相通。肝开窍于目，精气内藏于肝，发病常表现为惊骇，在五味为酸，与草木同类，在五畜为鸡，在五谷为麦。在四时中上应岁星，所以其病多发生在筋。在五音为角，其成数为八，在嗅味为腥臊。

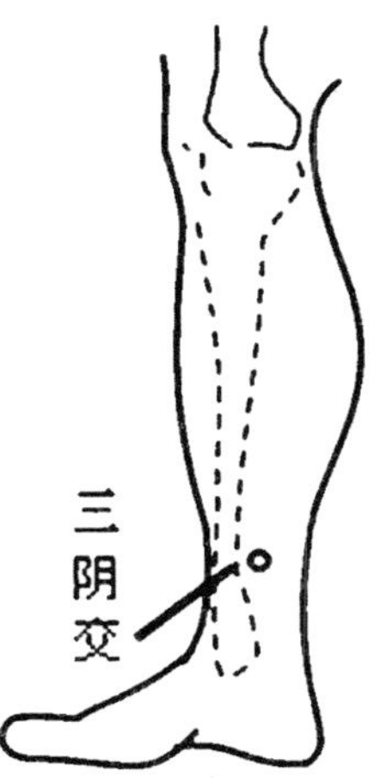

三阴交穴位

南方赤色，与心相通。心开窍于舌，精气内藏于心，因此病发于五脏。在五味为苦，与火同类，在五畜为羊，在五谷为黍，在四时中上应荧惑星，它的疾病多发生在血脉。在五音为徵，其成数为七，在嗅味为焦。

中央黄色，与脾相通。脾开窍于口，精气内藏于脾，所以它的疾病多发于背。在五味为甘，与土同类，在五畜为牛，在五谷为稷。与四时中的长夏相应，在天体为土星，因此疾病多发生在舌根和肌肉。在五音为宫，其成数为五，在嗅味为香。

西方白色，与肺相通。肺开窍于鼻，精气内藏于肺，因此疾病发于背。在五味为辛，与金同类，在五畜为马，在五谷为稻。在四时中上应

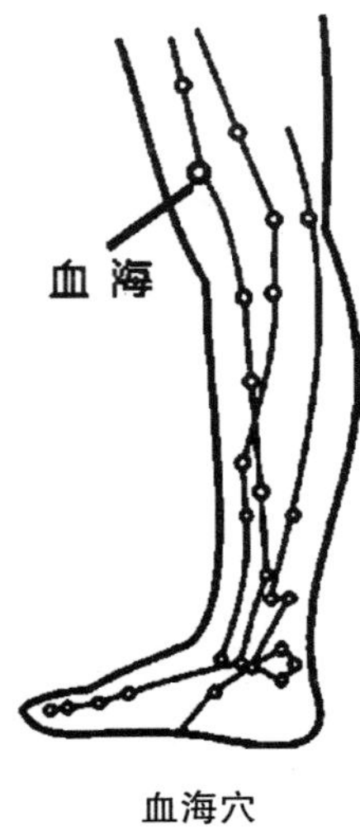

血海穴

于金星，它的疾病多发生在皮毛。在五音为商，其成数为九，在嗅味为腥。

北方黑色，与肾相通。肾开窍于前后二阴，精气内藏于肾，因此疾病多发于四肢。在五味为咸，与水同类，在五畜为猪，在五谷为豆。在四时中上应于水星，它的疾病多发生在骨骼。在五音为羽，其成数为六，其嗅味为腐。

所以善于诊脉的医生，能够谨慎细心地审查五脏六腑的变化，了解其顺逆的情况，把逆从、阴阳、表里、雌雄的对应和联系纲目分明地加以归纳，并把这些精深的道理深深地记在心中。这些经验都是非常珍贵的东西，因此，不要传给不适合的人，不是真正的医学理论也不要传授给人，这是医术的传授之道。

阴阳应象大论篇第五

| 原文 |

黄帝曰：阴阳者，天地之道也，万物之纲纪[①]，变化之父母，生杀之本始，神明之府也，治病必求于本。故积阳为天，积阴为地。阴静阳躁，阳生阴长，阳杀阴藏。阳化气，阴成形，寒极生热，热极生寒。寒气生浊，热气生清。清气在下，则生飧泄。浊气在上，则生䐜胀[②]。此阴阳反作，病之逆从也。

故清阳为天，浊阴为地。地气上为云，天气下为雨。雨出地气，云出天气。故清阳出上窍，浊阴出下窍。清阳发腠理，浊阴走五脏。清阳实四支，浊阴归六腑。

水为阴，火为阳。阳为气，阴为味。味归形，形归气。气归精，精归化。精食气，形食味。化生精，气生形。味伤形，气伤精。精化为气，气伤于味。

阴味出下窍，阳气出上窍。味厚者为阴，薄为阴之阳。气厚者为阳，薄为阳之阴。味厚则泄，薄则通。气薄则发泄，厚则发热。壮火之气衰，少火之气壮。壮火食气，气食少火。壮火散气，少火生气。气味，辛、甘发散为阳，酸、苦涌泄[③]为阴。

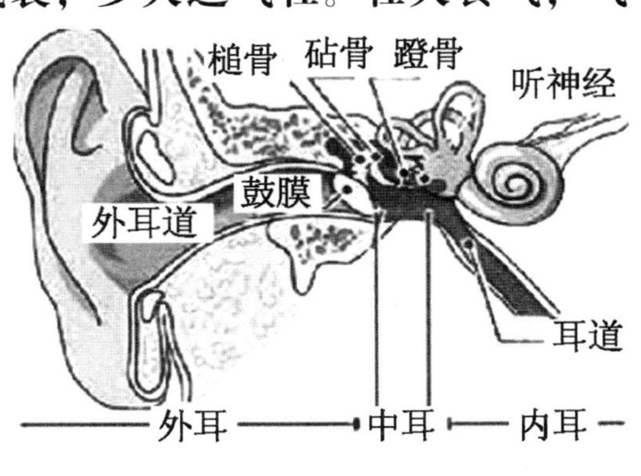

耳朵经络图

阴胜则阳病，阳胜则阴病。阳胜则热，阴胜则寒。重寒则热，重热则寒。寒伤形，热伤气。气伤痛，形伤肿。故先痛而后肿者，气伤形也；先肿而后痛者，形伤气也。风胜则动，热胜则肿，燥胜则干，寒胜则浮，湿胜则濡泻[④]。

天有四时五行，以生长收藏，以生寒暑燥湿风。人有五脏化五气，以生喜怒悲忧恐。故喜怒伤气，寒暑伤形；暴怒伤阴，暴喜伤阳。厥气上行，满脉去形。喜怒不节，寒暑过度，生乃不固。故重阴必阳，重阳必阴。

故曰：冬伤于寒，春必温病；春伤于风，夏生飧泄；夏伤于暑，秋必痎疟；秋伤于湿，冬生咳嗽。

帝曰：余闻上古圣人，论理人形，列别脏腑；端络经脉，会通六合[⑤]，各从其经；气穴所发，各有处名；谿谷[⑥]

属骨，皆有所起；分部逆从，各有条理；四时阴阳，尽有经纪[⑦]。外内之应，皆有表里。其信然乎？

岐伯对曰：东方生风，风生木，木生酸，酸生肝，肝生筋，筋生心。肝主目。其在天为风，在地为木，在体为筋，在藏为肝，在色为苍，在音为角，在声为呼，在变动为握，在窍为目，在味为酸，在志为怒。怒伤肝，悲胜怒；风伤筋，燥胜风；酸伤筋，辛胜酸。

南方生热，热生火，火生苦，苦生心，心生血，血生脾。心主舌。其在天为热，在地为火，在体为脉，在脏为心，在色为赤，在音为徵，在声为笑，在变动为忧，在窍为舌，在味为苦，在志为喜。喜伤心，恐胜喜；热伤气，寒胜热；苦伤气，咸胜苦。

中央生湿，湿生土，土生甘，甘生脾，脾生肉，肉生肺。脾主口。其在天为湿，在地为土，在体为肉，在藏为脾，在色为黄，在音为宫，在声为歌，在变动为哕[⑧]，在窍为口，在味为甘，在志为思。思伤脾，怒胜思；湿伤肉，风胜湿；甘伤肉，酸胜甘。

西方生燥，燥生金，金生辛，辛生肺，肺生皮毛，皮毛生肾。肺主鼻。其在天为燥，在地为金，在体为皮毛，在脏为肺，在色为白，在音为商，在声为哭，在变动为咳，在窍为鼻，在味为辛，在志为忧。忧伤肺，喜胜忧；热伤皮毛，寒胜热；辛伤皮毛，苦胜辛。

北方生寒，寒生水，水生咸，咸生肾，肾生骨髓，髓生肝。肾主耳。其在天为寒，在地为水，在体为骨，在脏为肾，在色为黑，在音为羽，在声为呻，在变动为栗，在窍为耳，在味为咸，在志为恐。恐伤肾，思胜恐；寒伤血，燥胜寒；咸伤血，甘胜咸。

故曰：天地者，万物之上下也；阴阳者，血气之男女也；左右者，阴阳之道路也；水火者，阴阳之征兆也；阴阳者，万物之能始也。故曰：阴在内，阳之守也；阳在外，阴之使也。

帝曰：法阴阳奈何？

岐伯曰：阳胜则身热，腠理闭，喘粗为之俯仰。汗不出而热，齿干以烦冤，腹满死。能冬不能夏。阴胜则身寒，汗出，身常清，数栗而寒，寒则厥，厥则腹满死。能夏不能冬。此阴阳更胜之变，病之形能也。

帝曰：调此二者，奈何？

岐伯曰：能知七损八益[9]，则二者可调；不知用此，则早衰也。年四十，而阴气自半也，起居衰矣；年五十，体重，耳目不聪明矣；年六十，阴痿，气大衰，九窍不利，下虚上实，涕泣俱出矣。故曰：知之则强，不知则老，故同出而名异耳。智者察同，愚者察异。愚者不足，智者有余。有余则耳目聪明，身体轻强，老者复壮，壮者益治。是以圣人为无为之事，乐恬惔之能，从欲快志于虚无之守，故寿命无穷，与天地终。此圣人之治身也。

天不足西北，故西北方阴也，而人右耳目不如左明也。地不满东南，故东南方阳也，而人左手足不如右强也。

帝曰：何以然？

岐伯曰：东方阳也，阳者其精并于上，并于上则上明而下虚，故使耳目聪明而手足不便也。西方阴也，阴者其精并于下，并于下则下盛而上虚，故其耳目不聪明而手足便也。故俱感于邪，其在上则右甚，在下则左甚，此天地阴阳所不能全也，故邪居之。

故天有精，地有形。天有八纪[⑩]，地有五里[⑪]。故能为万物之父母。清阳上天，浊阴归地。是故天地之动静，神明为之纲纪。故能以生长收藏，终而复始。惟贤人上配天以养头，下象地以养足，中傍人事以养五脏。天气通于肺，地气通于嗌[⑫]，风气通于肝，雷气通于心，谷气通于脾，雨气通于肾。六经为川，肠胃为海，九窍为水注之气。以天地为之阴阳，人之汗，以天地之雨名之；人之气，以天地之疾风名之。暴气象雷，逆气象阳。故治不法天之纪，不用地之理，则灾害至矣。

故邪风之至，疾如风雨，故善治者治皮毛，其次治肌肤，其次治筋脉，其次治六腑，其次治五脏。治五脏者，半死半生也。故天之邪气，感则害人五脏；水谷之寒热，感则害于六腑；地之湿气，感则害皮肉筋脉。

故善用针者，从阴引阳，从阳引阴。以右治左，以左治右。以我知彼，以表知里，以观过与不及之理。见微得过，用之不殆。善诊者，察色按脉，先别阴阳。审清浊，而知部分；视喘息，听音声，而知所苦；观权衡规矩[⑬]，而知病所主；按尺寸，观浮沉滑涩，而知病所生。以治无过，以诊则不失矣。

故曰：病之始起也，可刺而已；其盛，可待衰而已。故因其轻而扬之，因其重而减之，因其衰而彰之。形不足者，温之以气；精不足者，补之以味。其高者，因而越之；其下者，引而竭之；中满者，泻之于内；其有邪者，渍形以为汗；其在皮者，汗而发之；其慓悍者，按而收之；其实者，散而泻之。审其阴阳，以别柔刚。阳病治阴，阴病治阳。定其血气，各守其乡，血实宜决之，气虚宜掣引之。

注释

①纲纪：总的为纲，分支为纪。②䐜(chēn)胀：胸膈间胀闷。③涌泄：吐泻也。④濡泻：泄泻。⑤六合：十二经分为六个表里关系，如少阴与太阳合，太阴与阳明合，厥阴与少阳合，手足各三，共成六合。⑥谿谷：肉的大会为谷，小会为谿，分肉之间，是谿谷之会。本篇所说的谿谷，是指骨骼之间的连属部位。⑦经纪：当规律讲。⑧哕(yuè)：气逆而口发音，有声无物称为哕，俗谓干哕。⑨七损八益：就是上古天真论中所说的女子七七中的五七至七七为三损，男子八八中的五八至八八为四损，合为七损；女子一七至四七为四益，男子一八至四八为四益，合为八益。七损八益是说明男女在生理发育中的盛衰时期。⑩八纪：即八节，为立春、春分、立夏、夏至、立秋、秋分、立冬、冬至。⑪五里：古里与理通用，即五行的条理。⑫嗌：食道的上口。⑬权衡规矩：象征着冬石（权）、秋毛（衡）、春弦（规）、夏洪（矩）的四时脉象。

译文

黄帝说：所谓的阴阳，是天地的规律，万物运转的纲领，是所有事物演变的根源，是万物生长消亡的根本，是万物生发的力量之源，因此，医治病患，必须求得病情变化的根本。清阳之气聚于上，而成为天，浊阴之气积于下，而成为地。阴是比较静止的，阳是比较躁动的；阳主生成，阴主成长；阳主肃杀，阴主收藏。阳能化生力量，阴能构成形体，寒到极点会生热，热到极点会生寒。寒气能产生浊阴，热气能产生清阳。清阳之气居下而不升，就会发生泄泻之病。浊阴之气居上而不降，就会发生胀满之病。这就是阴阳的正常运作和反常变化，因此疾病也就有逆症和顺症的分别。

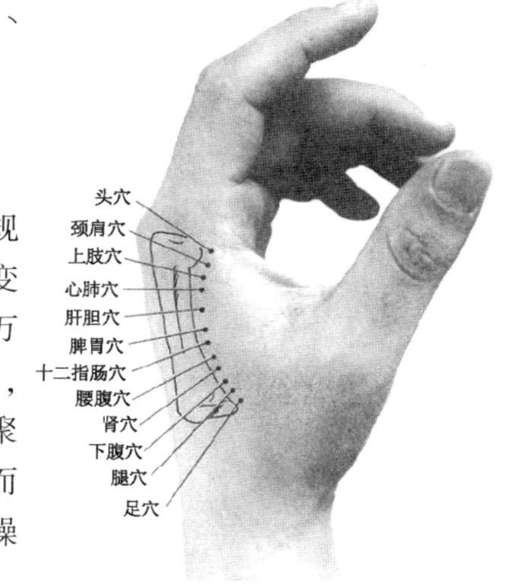

手的第二掌骨全息穴位图

所以天地的清阳之气上升为天，浊阴之气下降为地。地气蒸发上升为云，天气凝聚下降为雨。雨是地气上升之云转变而成的，云是天气蒸发水气而成的。人体的变化也是这样，清阳之气出于上窍，浊阴之气出于下窍。清阳发泄于腠理，浊阴内注于五脏。清阳充实于四肢，浊阴内走于六腑。

水属阴，火属阳。阳是气，阴是味。就人体来说，功能属阳，食物属阴，食物可以滋养形体，而形体的生成又要赖气化的功能。功能是由精所产生的，也就是精可以化生功能。而精又是由气化而产生的，因此形体的滋养全靠食物。食物经过生化作用而产生精，再经过气化作用滋养形体。如果饮食不节，反会损伤形体。机能活动太过，亦可以使精气耗伤。精可以产生功能，但功能也会因为饮食不节而受到损伤。

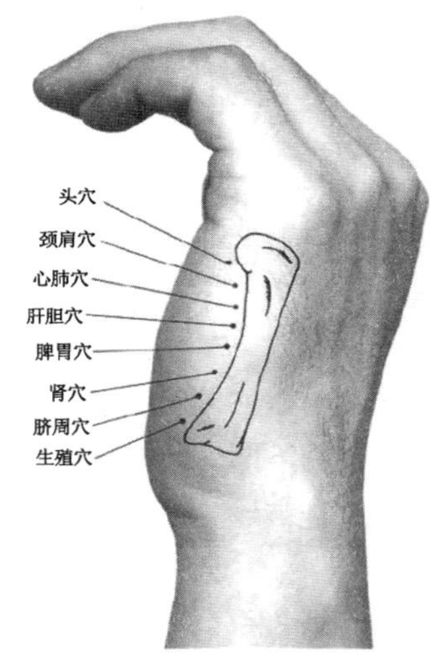

手的第五掌骨全息穴位图

味属于阴，所以趋向下窍；气属于阳，所以趋向上窍。味厚的属纯阴，味薄的属于阴中之阳；气厚的属纯阳，气薄的属于阳中之阴。味厚的有泻下的作用，味薄的有疏通的作用。气薄的能向外发泄，气厚的能助阳生热。阳气太过，能使元气衰弱；阳气稍弱，能使元气旺盛。因为过度亢奋的阳气会损害元气，而元气却依赖稍弱的阳气。所以过度旺盛的阳气会耗散元气，稍弱的阳气能增强元气。凡气味辛甘而有发散功用的，属于阳，气味酸苦而有涌泄功用的，属于阴。

人体内的阴阳是相对平衡的。如果阴气偏胜，则阳气受损而为病；阳气偏胜，则阴气耗损而为病。阳偏胜则表现为热性病症，阴偏胜则表现为寒性病症。寒到极点，会表现热象；热到极点，会表现寒象。寒能伤形体，热能伤气分。气分受伤，会产生疼痛，使形体受伤，形体会发生肿胀。因此先痛而后肿的，是气分先伤而后及于形体；先肿而后痛的，是形体先病后伤及气分。风邪太过，则痉挛动摇；热邪太过，则红肿；燥气太过，则干枯；寒气太过，则浮肿；湿气太过，则能发生濡泻。

宇宙的变化，有春、夏、秋、冬四时的交替，有木、火、土、金、水五行的变化，因此，产生寒、暑、燥、湿、风的气候，它影响了自然界的万物，形成生、长、化、收、藏的规律。人有肝、心、脾、肺、肾五脏，五脏之气化生五志，产生了喜、怒、悲、忧、恐五种不同的情志活动。喜怒等情绪变化可以伤气，寒暑外侵可以伤形。突然大怒，会损伤阴气；突然大喜，会损伤阳气。气逆上行，充满经脉，则神气浮越，离形体而去。而喜怒不加以节制，寒暑不善于调适，生命就不能稳固。所以阴极可以转化为阳，阳极可以转化为阴。

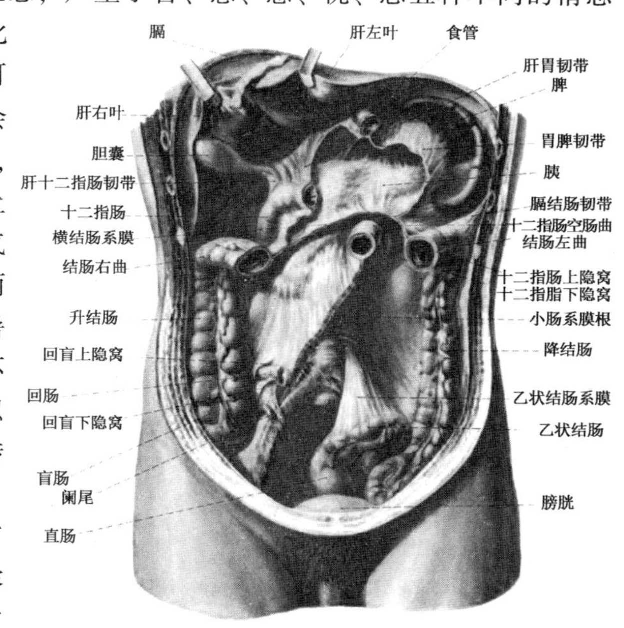

腹部脏器

所以说：冬季受了寒气的伤害，春天就容易发生温病；春天受了风气的伤害，夏季就容易发生飧泄；夏季受了暑气的伤害，秋天就容易发生疟疾；秋季受了湿气的伤害，冬天就容易发生咳嗽。

黄帝问道：我听说上古时代的圣人，讲求人体的形态，分辨内在的脏腑，了解经脉的分布，交会、贯通有六合，各依其经之循行路线；气穴之处，各有名称；肌肉空隙以及关节，各有其起点；分属部位或逆或顺，各有条理；与天之四时阴阳，都有经纬纪纲。外面的环境与人体内部相关联，都有表有里。这些说法是否是真的？

岐伯回答说：春主东方，阳气这时上扬而日暖风和，然后草木生发，木气能生酸味，酸味能滋养肝气，肝气又能滋养筋，筋膜柔和则又能生养于心。肝气关联于目。它在天为六气中的风，在地为五行中的木，在人体为筋，在五脏为肝，在五色为苍，在五音为角，在五声为呼，在人身的变动表现为握，在七窍为目，在五味为酸，在情志的变动为怒。怒气能伤肝，悲能够抑制怒；风气能伤筋，燥能够抑制风；过食酸味能伤筋，辛味能抑制酸味。

南方应夏，阳气盛而生热，热甚则生火，火气能产生苦味，苦味能滋长心气，心气能化生血气，血气充足，则又能生脾。心气关联于舌。它的变化在天为热气，在地为火气，在人体为血脉，在五脏为心，在五色为赤，在五音为徵，在五声为笑，在病变的表现为忧，在窍为舌，在五味为苦，在情志的变动为喜。喜能伤心，以恐惧抑制喜；热能伤气，以寒气抑制热；苦能伤气，咸味能抑制苦味。

中央应长夏，长夏生湿，湿与土气相应，土气能产生甘味，甘味能滋养脾气，脾气能滋养肌肉，肌肉丰满，则又能养肺。脾气关联于口。它的变化在天为湿气，在地为土气，在人体为肌肉，在五脏为脾，在五色为黄，在五音为宫，在五声为歌，在人身的变化为干哕，在窍为口，在五味为甘，在情志的变动为思。思虑伤脾，以怒气抑制思虑；湿气能伤肌肉，以风气抑制湿气；甘味能伤肌肉，酸味能抑制甘味。

西方应秋，秋天天气急而生燥，燥与金气相应，金能产生辛味，辛味能滋养肺气，肺气能滋养皮毛，皮毛润泽则又能养肾。肺气关联于鼻。它的变化在天为燥气，在地为金气，在人体为皮毛，在五脏为肺，在五色为白，在五音为商，在五声为哭，在人身的变动为咳，在窍为鼻，在五味为辛，在情致的变动为忧。忧能伤肺，以喜抑制忧；热能伤皮毛，寒能抑制热；辛味能伤皮毛，苦味能抑制辛味。

北方应冬，冬天生寒，寒气与水气相应，水气能产生咸味，咸味能滋养肾气，肾气能滋长骨髓，骨髓充实，则又能养肝。肾气关联于耳。它的变化在天为寒气，在地为水气，在人体为骨髓，在五脏为肾，在五色为黑，在五音为羽，在五声为呻，在人身的变动为战栗，在窍为耳，在五味为咸，在情志的变动为恐。恐能伤肾，思能够抑制恐；寒能伤血，燥（湿）能够抑制寒；咸能伤血，甘味能抑制咸味。

所以说：天地是在万物的上下；阴阳如血气，为形成男女的根源；左右为阴阳运行不息的道路；水火，是阴阳的象征；阴阳，是万物生长的原始能量。所以说：阴阳是互相为用的，阴在内，为阳之镇守；阳在外，为阴之役使。

黄帝道：阴阳的法则怎样运用于医学上呢？

岐伯回答说：如阳气太过，则身体发热，腠理紧闭，气粗喘促，呼吸困难，身体亦为之俯仰摆动。无汗发热，牙齿干燥，烦闷，如见腹部胀满则为死症，这是属于阳性之病，所以冬天尚能支持，夏天就不能耐受了。阴气盛则身发寒而汗多，或身体常觉冷而不时战栗发寒，甚至手足厥逆，如见手足厥逆而腹部胀满的则为死症。这是属于阴性的病，所以夏天尚能支持，冬天就不能耐受了。这就是阴阳偏胜所引发的病症。

黄帝问道：那么怎样调摄体内的阴阳呢？

岐伯说：如果懂得了七损八益的养生之道，则人身的阴阳就可以调摄，如果不懂得这些道理，就会产生早衰现象。一般的人，年到四十，阴气已经自然地衰减一半了，其起居动作，亦渐渐衰退；到了五十岁，觉得身体沉重，耳目也不够聪明了；到了六十岁，阴气痿弱，肾气大衰，九窍不能通利，出现下虚上实的现象，常常会流眼泪和鼻涕。所以说：知道调摄的人身体就强健，不知道调摄的人身体就容易衰老，本来是同样的身体，结果却出现了强弱两种不同的情况。懂得养生之道的人，能够注意共有的健康本能；不懂得养生之道的人，生病了才会去调养。不善于调摄的人，常感不足，而重视调摄的人，就常能有余；有余则耳目聪明，身体轻强，即使已经年老，亦可以身体强壮，当然本来强壮的就更健康了。所以圣人不做勉强的事情，不胡思乱想，有乐观、愉快的意趣，常使心态平和，保持着安逸的生活，就能够增加自己的寿命到一个理想的年龄。这些都是前人养身的宝贵经验。

天气在西北方不足，所以西北方属阴，而人的右耳也不及左耳灵敏；地气在东南方不满，所以东南方属阳，而人的左手足也不及右边的强。

黄帝问道：这是什么道理？

岐伯说：东方属阳，阳气的精华聚集在上部，上部就旺盛了，下部就会虚弱了，因此会出现耳聪目明，而手足不便利的情况。西方属阴，阴气的精华聚集在下部，下部就旺盛了，上部就会虚弱了，所以就会出现耳不聪、目不明，而手足却仍旧便利的情况。如虽左右同样感受了外邪，但在上部则身体的右侧较重，在下部则身体的左侧较重，这是天地阴阳之所不能全的，而人身亦有阴阳左右之不同，因此邪气就能乘虚而留居了。

因此才说天有精气，地有形体，天有八节之纲纪，地有五方天的道理。因此天地是万物生长的根本。无形的清阳上升于天，有形的浊阴下归于地，所以天地的运动与静止，是由阴阳的神妙变化为纲纪的，而能使万物春生、夏长、秋收、冬藏，周而复始，循环不休。懂得这些道理的人，他把人体上部的头来对应天，下部的足来对应地，中部的五脏来对应人事以调养身体。天的轻清之气通于肺，地的水谷之气通于嗌，风木之气通于肝，雷火之气通于心，谿谷之气通于脾，雨水之气通于肾。六经犹如河流，肠胃犹如大海，上下九窍以水津之、以气贯注。如以天地来比喻人体的阴阳，则阳气发泄的汗，像天下的雨；人体的阳气，像天地疾风。人的暴怒之气，像天有雷霆；逆上之气，像炙热的火。因此修身养性假如不取法于天地，那么疾病就要发生了。

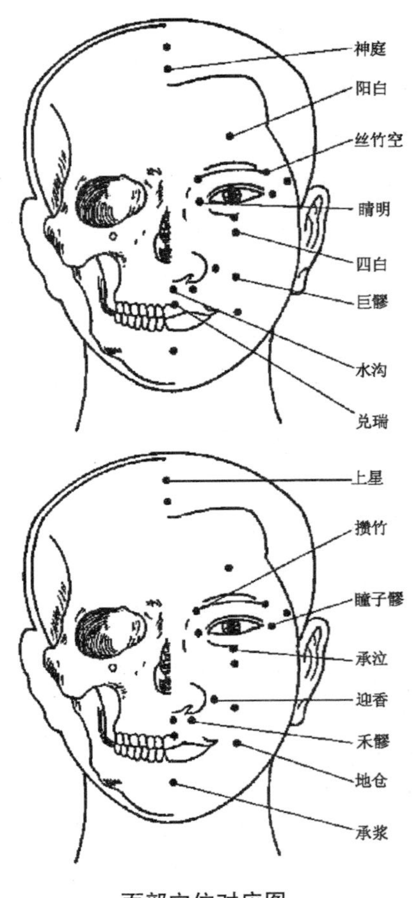

面部穴位对应图

因此，外感致病因素伤害人体，急如疾风暴雨。所以善于治病的医生，于邪在皮毛的时候，就给予治疗；技术较差的，至邪在肌肤才治疗；更差的，至邪在五脏才治疗。假如病邪传入到五脏，就非常严重了，这时的治疗就如同生死各半，难以料定。因此自然界中的邪气，侵袭了人体就会伤害五脏；饮食之或寒或热，就会损害人的六腑；地之湿气，感受了就能损害皮肉筋脉。

所以善于运用针法的，病在阳，从阴以诱导之，病在阴，从阳以诱导之。取右边以治疗左边的病，取左边以治疗右边的病。以自己的正常状态来比较病人的异常状态，以在表的症状，了解里面的病变，并且判断太过或不及，就能在疾病初起的时候，便知道病邪之所在，此时进行治疗，不致使病情发展到危险的地步了。因此那些高明、富有经验的医生，都要先去诊察病人的脸色和经脉，查看病症的属阴属阳。审察脉之五色的清浊，从而知道病的部位。观察呼吸，听病人发出的声音，可以得知病人的痛苦为何。诊察四时的脉象，来分析是哪一个脏腑的病。诊察寸口的脉，从它的浮、沉、滑、涩来了解疾病产生的原因。这样在诊断上就不会有差错，治疗也没有过失了。

因此说：在疾病刚刚萌芽的时候，可用刺法而愈；其病势正盛时，必须待病势稍微衰退，然后刺之而愈。因此病轻的，使用发散轻扬之法治之；病重的，使用消减之法治之；其气血衰弱的，应用补益之法治之。形体虚弱的，当温补其气；精气不足的，当补之以厚味。如病在上的，可用吐法；病在下的，可用疏导之法；病在中为胀满的，可用泻下之法；其邪在外表，可用汤药浸渍以使其出汗；邪在皮肤，可用发汗之法使其外泄；病势急暴的，可用抑收法；实症，则用散法或泻法。观察病的阴阳，以辨别其刚柔。阳病应当治阴，阴病应当治阳。一定要注意防止病根伤及气血，尤其是勿使血病伤到人的气上，反之就会使血轮回受害，因此血病最好采用泄血的方法，气病则可以采用导引的办法来解决。

阴阳离合论篇第六

| 原文 |

黄帝问曰：余闻天为阳，地为阴，日为阳，月为阴，大小月三百六十日成一岁，人亦应之。今三阴三阳，不应阴阳，其故何也?

岐伯对曰：阴阳者，数之可十，推之可百，数之可千，推之可万，万之大不可胜数，然其要一也。天覆地载，万物方生，未出地者，命曰阴处，名曰阴中之阴；则出地者，命曰阴中之阳。阳予之正，阴为之主。故生因春，长因夏，收因秋，藏因冬，失常则天地四塞。阴阳之变，其在人者，亦数之可数。

帝曰：愿闻三阴三阳之离合①也。

岐伯曰：圣人南面而立，前曰广明②，后曰太冲，太冲③之地，名曰少阴，少阴之上，名曰太阳，太阳根起于至阴，结于命门，名曰阴中之阳。中身而上，名曰广明，广明之下，名曰太阴，太阴之前，名曰阳明，阳明根起于厉兑，名曰阴中之阳。厥阴之表，名曰少阳，少阳根起于窍阴，名曰阴中之少阳。是故三阳之离合也，太阳为开④，阳明为阖，少阳为枢。三经者，不得相失也，搏而勿浮，命曰一阳。

帝曰：愿闻三阴。

岐伯曰：外者为阳，内者为阴，然则中为阴，其冲在下，名曰太阴，太阴根起于隐白，名曰阴中之阴。太阴之后，名曰少阴，少阴根起于涌泉，名曰阴中之少阴。少阴之前，名曰厥阴，厥阴根起于大敦，阴之绝阳，名曰阴之绝阴。是故三阴之离合也，太阴为开⑤，厥阴为阖，少阴为枢。三经者，不得相失也，搏而勿沉，名曰一阴。阴阳䨓䨓⑥，积传为一周，气里形表而为相成也。

| 注释 |

①离合：离，各行其是。合，互相为用。②广明：古人以阳为明，广明是阳盛的意思。以身体的前后来说，则前为广明；以身体的上下来

说，则半身以上为广明。③太冲：即太冲脉。在本篇指部位言，位居下焦，上循背里。④开：当为“关”之误。人体阴阳之气虽然要与外界出入交流，但总体来说必须持守于内而不能外泄，因此，这里的开当是“关”之误。⑤开：同上，当为“关”之误。⑥霕(chōng)霕：阴阳之气往来的意思。

译文

黄帝问道：我听说天属阳，地属阴，日属阳，月属阴，大月和小月合起来三百六十天为一年，人体也大致相应。如今听说人体的三阴三阳，和天地阴阳之数不相符合，这是什么道理？

岐伯回答说：天地阴阳的范围，极其广泛，在具体运用时，经过进一步的演绎，则可以由一到十，由十到百，由百到千，由千到万，再推演下去，恐怕是数不尽的，然而其总的原则仍不外乎阴阳对立统一的道理。天地之间，万物初生，未长出地面的时候，叫作居于阴处，称之为阴中之阴；若已长出地面，就叫作阴中之阳。有阳气，万物方能生长，有阴气，万物方能成形。所以万物的发生，是由于春气的温暖；万物的生长，是由于夏气的炎热；万物的收成，是由于秋气的凉爽；万物的闭藏，是由于冬气的寒冷。如果阴阳四时失序，气候无常，天地间的生长收藏变化就会失常。这种阴阳变化的道理，对人来说，也是有一定规律可循的，而且是可以提前预知的。

黄帝说：我真希望听你讲讲三阴三阳的离合情况。

岐伯说：圣人面向南方站立，前方名叫广明，后方名叫太冲，行于太冲部位的经脉，叫作少阴。在少阴经上面的经脉，名叫太阳，太阳经的下端起于足小趾外侧的至阴穴，其上端结于睛明穴，因太阳为少阴之表，故称为阴中之阳。再以人身上下而言，上半身属于阳，称为广明，广明之下称为太阴，太阴前面的经脉，名叫阳明，阳明经的下端起于足大趾侧、次趾之端的厉兑穴，因阳明是太阴之表，故称为阴中之阳。厥阴为里，少阳为表，故厥阴经之表为少阳经，少阳经下端起于窍阴穴，因少阳居厥阴之表，故称为阴中之少阳。因此，三阳经的离合，分开来说，太阳主表为关，阳明主里为阖，少阳介于表里之间为枢。但三者之间，不是各自为政，而是紧密联系着的，所以合起来称为一阳。

黄帝说：请你再详细讲讲三阴。

岐伯说：在外的为阳，在内的为阴，所以在里的经脉称为阴经，行于少阴前面的称为太阴，太阴经的根起于足大趾之端的隐白穴，称为阴中之阴。太阴的后面，称为少阴，少阴经的根起于足心的涌泉穴，称为阴中之少阴。少阴的前面，称为厥阴，厥阴经的根起于足大趾之端的大敦穴，由于两阴相合而无阳，厥阴又位于最里，所以称之为阴之绝阴。因此，三阴经之离合，分开来说，太阴为三阴之表为关，厥阴为三阴之里为阖，少阴位于表里之间为枢。但三者之间，不能各自为政，而是相互协调、紧密联系着的，脉象有力不过沉，因此合起来称为一阴。宇宙的阴阳之气，无穷无尽、周而复始地运行于人的身上，气在内循环，外形上也得到一定的体现。所以说阴阳离合、表里相成，一起完成整个生命活动。

阴阳别论篇第七

| 原文 |

黄帝问曰：人有四经十二从，何谓？

岐伯对曰：四经应四时，十二从应十二月，十二月应十二脉。脉有阴阳，知阳者知阴，知阴者知阳。凡阳有五，五五二十五阳。所谓阴者，真脏也。见则为败，败必死也。所谓阳者，胃脘之阳也。别于阳者，知病处也；别于阴者，知死生之期。三阳在头，三阴在手，所谓一也。别于阳者，知病忌时；别于阴者，知死生之期。谨熟阴阳，无与众谋。所谓阴阳者，去者为阴，至者为阳；静者为阴，动者为阳；迟者为阴，数者为阳。凡持真脉之脏脉者，肝至悬绝急，

十八日死；心至悬绝，九日死；肺至悬绝，十二日死；肾至悬绝，七日死；脾至悬绝，四日死。

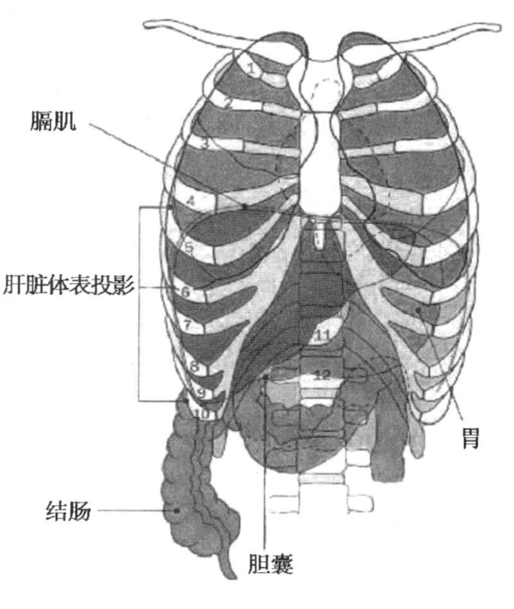

肝脏图

曰：二阳之病，发心脾，有不得隐曲，女子不月；其传为风消[①]，其传为息贲[②]者，死不治。

曰：三阳为病，发寒热，下为痈肿，及为痿厥腨痟[③]。其传为索泽[④]，其传为颓疝[⑤]。

曰：一阳发病，少气善咳善泄。其传为心掣，其传为隔。

二阳一阴发病，主惊骇背痛，善噫善欠，名曰风厥。

二阴一阳发病，善胀心满善气。

三阳三阴发病，为偏枯、痿易[⑥]、四支不举。

鼓一阳曰钩，鼓[⑦]一阴曰毛[⑧]，鼓阳胜急曰弦，鼓阳至而绝曰石，阴阳相过曰溜[⑨]。

阴争于内，阳扰于外，魄汗未藏，四逆而起，起则熏肺，使人喘鸣。阴之所生，和本曰和。是故刚与刚，阳气破散，阴气乃消亡。淖[⑩]则刚柔不和，经气乃绝。

死阴之属，不过三日而死；生阳之属，不过四日而已。所谓生阳死阴者，肝之心谓之生阳，心之肺谓之死阴，肺之肾谓之重阴，肾之脾谓之辟阴，死不治。

结阳者，肿四支。结阴者，便血一升，再结二升，三结三升。阴阳结斜[11]，多阴少阳，曰石水[12]，少腹肿；二阳结，谓之消[13]；三阳结，谓之隔；三阴结，谓之水；一阴一阳结，谓之喉痹。阴搏阳别，谓之有子。阴阳虚，肠辟死。阳加于阴，谓之汗。阴虚阳搏，谓之崩。

三阴俱搏，二十日夜半，死。二阴俱搏，十三日夕时，死。一阴俱搏，十日，死。三阳俱搏且鼓，三日，死。三阴三阳俱搏，心腹满，发尽，不得隐曲，五日，死。二阳俱搏，其病温，死不治，不过十日，死。

注释

①风消：肌肉消瘦。②息贲：喘息气逆。③腨（shuàn）痟（yuān）：是腓肠肌。当酸痛讲。④索泽：是皮肤甲错（粗糙燥裂）。⑤颓疝：阴囊肿大。⑥痿易：筋痿无力。⑦鼓：当动讲。⑧一阳、一阴：在本篇中指脉象言。一阳是微有力的形象，一阴是微无力的形象。⑨溜：同流。⑩淖（nào）：阴气太过。⑪斜：同邪。⑫石水：腹水的一种。⑬消：消渴、消瘅，相当于糖尿病。

译文

黄帝问道：为什么人会有四经十二从呢？请讲讲其中的含义。

岐伯回答说：四经，是指一个人与四时相对应的正常脉象，十二从，是指与十二个月相对应的十二条经脉。脉有阴、有阳，能了解什么是阳脉，就能知道什么是阴脉，能了解什么是阴脉，就能知道什么是阳脉。阳脉有五种，就是春微弦，夏微钩，长夏微缓，秋微毛，冬微石。五时各有五脏的阳脉，因此五时配合五脏，则为二十五种阳脉。所谓阴脉，就是脉没有胃气，称为真脏脉象。真脏脉是胃气已经败坏的象征。败相已见，就可以断其必死。所谓阳脉，就是指有胃气之脉。辨别阳脉的情况，就可以知道病变的所在；辨别真脏脉的情况，就可以知道死亡的时期。三阳经脉的诊察部位，在喉结两旁的人迎穴，三阴经脉的诊察部位，在手鱼际之后的寸口。一般在健康状态之下，人迎与寸口的脉象是一致的。辨别属阳的胃脉，能知道时令气候和疾病的宜忌；辨别属阴的真脏脉，能知道病人的死期。临证时谨慎而熟练地辨别阴脉与阳脉，就不致疑惑不决而众说纷纭了。凡诊得无胃气的真藏脉，例如：肝脉来的形征，如一线孤悬，似断似绝，或者来得弦急而硬，十八日当死；心脉来时，孤悬断绝，九日当死；肺脉来时，孤悬断绝，十二日当死；肾脉来时，孤悬断绝，七日当死；脾脉来时，孤悬断绝，四日当死。

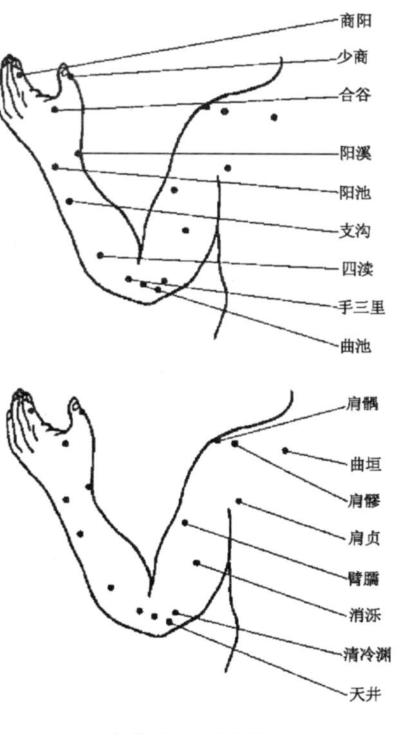

人体穴位对应图

一般来说：阳明经有病，则可影响心脾，病人往往有难以告人的隐情（病情），如果是女子就会月经不调，甚至闭经。若病久传变，或者形体逐渐消瘦，成为“风消”，或者呼吸短促，气息上逆，成为“息贲”，就不可治疗了。

一般地说：太阳经发病，多有寒热之症，或者下部发生痈肿，或者两足痿弱无力而逆冷，腿肚酸痛。若病久传化，或为皮肤干燥而不润泽，或变为颓疝。

一般来说：少阳经发病，生发之气减少，或易患咳嗽，或易患泄泻。若病久传变，或为心虚掣痛，或为饮食不下，阻塞不通。

阳明与厥阴发病，主病惊骇、背痛，常常嗳气、呵欠，名曰风厥。

少阴和少阳发病，腹部作胀，心下满闷，时欲叹气。

太阳和太阴发病，则为半身不遂的偏枯症，或者变易常用而痿弱无力，或者四肢不能举动。

脉搏鼓动于指下，来时有力，去时力衰，叫作钩脉；稍无力，来势轻虚而浮，叫作毛脉；有力而紧张，如按弓弦，叫作弦脉；有力而必须重按，轻按不足，叫作石脉；既非无力，又不过于有力，一来一去，脉象和缓，流通平顺，叫作滑脉。

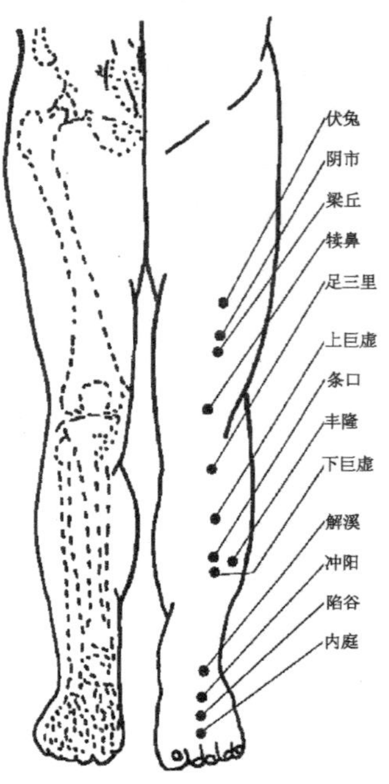

人体穴位对应图之二

阴阳失去平衡，阴气争胜于内，阳气扰乱于外，以致汗出不止，四肢厥冷，下厥上逆，浮阳熏肺，发生喘鸣。阴之所以能生化，源于阴阳平衡。如果刚与刚合，则阳气破散，阴气亦必随之消亡；倘若阴阳失序、亦为刚柔不和，经脉气血亦致败绝。

属于死阴的病，不过三日就要死；属于生阳的病，不过四天就会痊愈。所谓生阳、死阴：肝病传心，为木生火，得其生气，叫作生阳；心病传肺，为火克金，金被火消亡，叫作死阴；肺病传肾，以阴传阴，无阳之候，叫作重阴；肾病传脾，水反侮土，叫作辟阴，是不治的死症。

邪气郁结于阳经，则四肢浮肿，以四肢为诸阳之本。邪气郁结于阴经，则大便下血，以阴络伤则血下溢，初结一升，再结二升，三结三升。阴经、阳经都有邪气郁结，而阴经偏重、阳经郁结得少，就会发生“石水”之病，少腹肿胀；邪气郁结于二阳（足阳明胃、手阳明大肠），则肠胃俱热，多为消渴之症；邪气郁结于三阳（足太阳膀胱、手太阳小肠），则多为上下不通的隔症；邪气郁结于三阴（足太阴脾、手太阴肺），多为水肿、膨胀的病；邪气郁结于厥阴和少阳多为喉痹之病。阴脉搏动有力，与阳脉有明显的区别，这是怀孕的现象。阴阳脉（尺脉、寸脉）俱虚而患痢疾的，是为死症；阳脉倍于阴脉，当有汗出。阴脉虚而阳脉搏击，火迫血行，在妇人为血崩。

三阴（指手太阴肺、足太阴脾）之脉，俱搏击于指下，大约到二十天半夜时死亡。二阴（指手少阴心、足少阴肾）之脉俱搏击于指下，大约到十三天傍晚时死亡。一阴（指手厥阴心包经络、足厥阴肝）之脉俱搏击于指下，而鼓动过甚的，三天就要死亡。三阴三阳之脉俱搏，心腹胀满，阴阳之气发泄已尽，因此导致大小便不通畅，这样就活不到五天。二阳（指足阳明胃、手阳明大肠）之脉俱搏击到指头下的时候，就算是患有温病了，是不治之症，一般在十天内就会死亡。

灵兰秘典论篇第八

原文

黄帝问曰：愿闻十二脏之相使，贵贱何如？

岐伯对曰：悉乎哉问也！请遂言之。心者，君主之官也，神明出焉。肺者，相傅[①]之官，治节出焉。肝者，将军之官，谋虑出焉。胆者，中正之官，决断出焉。膻中[②]者，臣使之官，喜乐出焉。脾胃者，仓廪之官，五味出焉。大肠者，传道[③]之官，变化出焉。小肠者，受盛之官，化物出焉。肾者，作强之官[④]，伎巧出焉。三焦者，决渎[⑤]之官，水道出焉。膀胱者，州都之官，津液藏焉，气化则能出矣。凡此十二官者，不得相失也。故主明则下安，以此养生则寿，殁世不殆，以为天下则大昌。主不明则十二官危，使道闭塞而不通，形乃大伤，以此养生则殃，以为天下者，其宗大危，戒之戒之！至道在微，变化无穷，孰知其原？窘[⑥]乎哉！消[⑦]者瞿瞿[⑧]，孰知其要？闵闵[⑨]之当，孰者为良？恍惚[⑩]之数，生于毫氂，毫氂之数，起于度量，千之万之，可以益大，推之大之，其形乃制。

黄帝曰：善哉！余闻精光之道，大圣之业。而宣明大

道，非斋戒择吉日，不敢受也。黄帝乃择吉日良兆，而藏灵兰之室，以传保焉。

| 注释 |

①相傅：古代宰相。②膻中：两层含义，广义上指胸腔，狭义上指心包。③传道：道同导，即传导糟粕的意思。④作强之官：肾是人的先天之本，所以肾气充盛，则身体强健，因而叫作“作强之官”。⑤决渎：疏通水道。⑥窘：困难的意思。⑦消：研究的意思。⑧瞿瞿：焦思苦虑而不得其所以然。⑨闵闵：忧愁的意思。⑩恍惚：指最微小的物体。

| 译文 |

黄帝问道：我想听你讲一讲，人的五脏六腑之间有什么关系，它们之间有贵贱之分吗？

岐伯回答说：你问得真详细啊！就让我来谈一谈这个问题。心，主宰全身，是君主之官，人的意识精神、思维活动都由此出。肺，是宰相之官，犹如宰相辅佐着君主，因主一身之气而调节全身的活动。肝，主怒，就像将军一样勇武，称为将军之官，谋略由此出。胆，为清净之府，有决断能力。膻中，围护着心而接受其命令，是臣使之官，心志的喜乐，靠它传达出来。脾和胃司饮食的受纳和布化，是仓廪之官，五味的营养靠它们的作用而得以消化、吸收和运输。大肠是传送之官，能传送食物的糟粕，使其转化为粪便排出体外。小肠是受盛之官，承接胃中下行的食物而进一步分化清浊。肾，是作强之官，能够使人发挥力量而产生各种技巧。三焦，是决渎之官，能够疏通水道。膀胱是州郡之官，蓄藏津液，通过气化作用排出尿液。以上这十二官，虽各有分工，但其作用应协调起来而不能相互脱节。因此君主如果明智通达，则下属也会安稳正常，用这样的道理来养生，就可以使人长寿，终生不会遇到重病，用来治理天下，就可以使国家繁荣昌盛。君主如果不明智通达，那包括其本身在内的十二官就会发生危险，各种器官发挥作用的途径就会闭塞不通，形体就会受到严重伤害。在这种情况下，谈养生长寿是不可能的，只会招致灾祸，缩短生命。同样的道理，如果让一个昏君治理天下，百姓就会遭殃、政权就会不稳，作为国家治理者必须谨慎再谨慎呀！医术至深的道理是微妙难测的，其变化也没有穷尽，谁能清楚地知道它的本源！实在是困难得很呀！有人一天天消瘦，让人惊疑不已，但有谁明白为什么会这样？纵使十分担心自己的健康，但是有谁知道应该怎么做呢？那似有若无的东西，产生于毫毛之间，或起于更小的度量，只不过把他们千万倍地积累扩大，集思广益，逐渐发展成为各种明显的现象。疾病的发展亦是如此。

黄帝说：真是有幸啊！我知道了这些让人心惠智明的理论，这肯定将成为圣人做出巨大事业的基础，面对这些富有意义的道理和宏论，不经过斋戒静心，选择良辰吉日，就不能接受。黄帝于是立即选择最好的日子，将这些宝贵的资料和心得放到灵台兰室用心收藏，以备后世流传和实践。

六节脏象论篇第九

原文

黄帝问曰：余闻天以六六之节，以成一岁，地以九九制会，计人亦有三百六十五节以为天地，久矣。不知其所谓也？

岐伯对曰：昭乎哉问也！请遂言之。夫六六之节，九九制会者，所以正天之度，气之数也。天度者，所以制日月之行也，气数者，所以纪化生之用也。天为阳，地为阴；日为阳，月为阴。行有分纪，周有道理。日行一度，月行十三度而有奇[①]焉。故大小月三百六十五日而成岁，积气余而盈闰矣。立端于始，表正于中，推余于终，而天度毕矣。

帝曰：余已闻天度矣，愿闻气数，何以合之？

岐伯曰：天以六六为节，地以九九制会。天有十日，日六竟而周甲，甲六复而终岁，三百六十日法也。夫自古通天者，生之本，本于阴阳。其气九州、九窍，皆通乎天气。故其生五，其气三。三而成天，三而成地，三而成人，三而三之，合则为九，九分为九野，九野为九脏，故形脏四，神脏五，合为九脏以应之也。

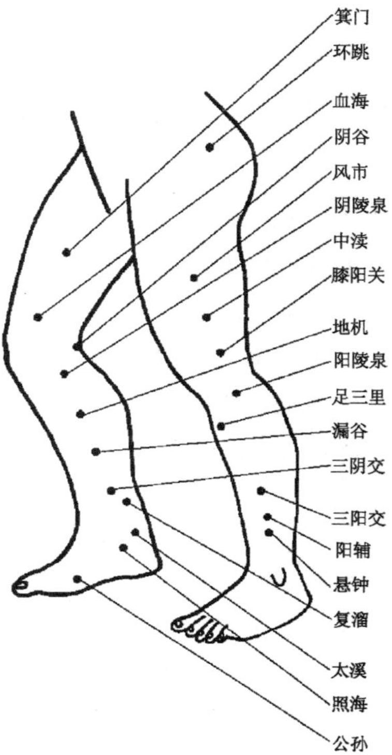

帝曰：余已闻六六九九之会也，夫子言积气盈闰，愿闻何谓气？请夫子发蒙解惑焉！

岐伯曰：此上帝所秘，先师传之也。

人体穴位对应图之三

帝曰：请遂闻之。

岐伯曰：五日谓之候，三候谓之气；六气谓之时，四时谓之岁。而各从其主治焉。五运相袭，而皆治之；终期[②]之日，周而复始。时立气布，如环无端，候亦同法。故曰：不知年之所加，气之盛衰，虚实之所起，不可以为工矣。

帝曰：五运终始，如环无端，其太过不及何如？

岐伯曰：五气更立，各有所胜，盛虚之变，此其常也。

帝曰：平气何如？

岐伯曰：无过者也。

帝曰：太过不及奈何？

岐伯曰：在经有也。

帝曰：何谓所胜？

岐伯曰：春胜长夏，长夏胜冬，冬胜夏，夏胜秋，秋胜春。所谓得五行时之胜，各以其气命其脏。

帝曰：何以知其胜？

岐伯曰：求其至也，皆归始春。未至而至，此谓太过。则薄所不胜，而乘所胜也，命曰气淫。至而不至，此谓不及。则所胜妄行，而所生受病，所不胜薄之也，命曰气迫。所谓求其至者，气至之时也，谨候其时，气可与期。失时反候，五治不分，邪僻内生，工不能禁也。

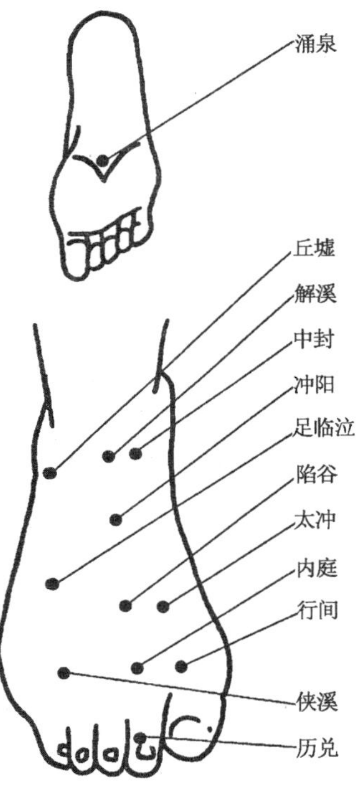

人体穴位对应图之四

帝曰：有不袭乎？

岐伯曰：苍天之气，不得无常也。气之不袭，是谓非常，非常则变矣。

帝曰：非常而变，奈何？

岐伯曰：变至则病。所胜则微，所不胜则甚。因而重感于邪则死矣。故非其时则微，当其时则甚也。

帝曰：善！余闻气合而有形，因变以正名，天地之运，阴阳之化，其于万物，孰少孰多，可得闻乎？

岐伯曰：悉乎哉问也！天至广不可度，地至大不可量，大神灵问，请陈其方。草生五色，五色之变，不可胜视；草生五味，五味之美，不可胜极。嗜欲不同，各有所通。

天食人以五气，地食人以五味。五气入鼻，藏于心肺，上使五色修明，音声能彰；五味入口，藏于肠胃，味有所藏，以养五气。气和而生，津液相成，神乃自生。

帝曰：脏象何如？

岐伯曰：心者，生之本，神之处也；其华在面，其充在血脉，为阳中之太阳，通于夏气。肺者，气之本，魄之处也；其华在毛，其充在皮，为阳中之太阴，通于秋气。肾者，主蛰，封藏之本，精之处也；其华在发，其充在骨，为阴中之太阴，通于冬气。肝者，罢[③]极之本，魂之居也；其华在爪，其充在筋，以生血气，其味酸，其色苍，此为阴中之少阳，通于春气。脾者，仓廪之本，营之居也；其华在唇四白，其充在肌，此至阴之类，通于土气。胃、大肠、小肠、三焦、膀胱，名曰器，能化糟粕，转味而出入者也。凡十一脏取决于胆也。

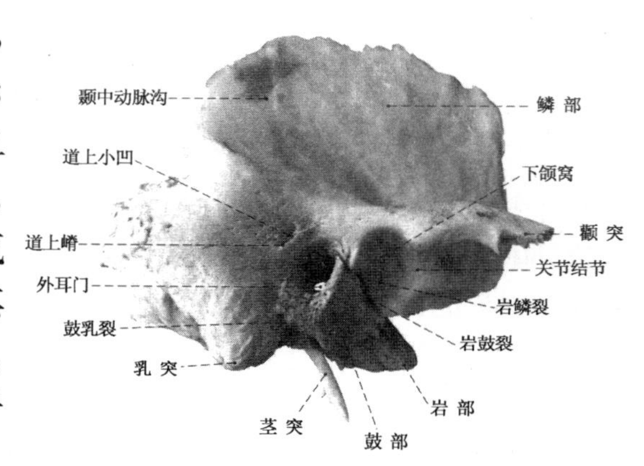

人体解剖之颞骨

故人迎一盛，病在少阳，二盛病在太阳，三盛病在阳明，四盛已[④]上为格阳。寸口一盛，病在厥阴，二盛病在少阴，三盛病在太阴，四盛已上为关阴。人迎与寸口俱盛四倍已上为关格，关格之脉羸[⑤]，不能极于天地之精气，则死矣。

注释

①奇：当单数讲，在本篇当余数讲。②期（jī）：一周年。③罢（pí）：当疲劳讲。④已：通“以”。⑤赢：古与“盈”通用，当盛极讲。

译文

黄帝问道：甲、乙、丙、丁、戊、己、庚、辛、壬、癸这十天干与子、丑、寅、卯、辰、巳、午、未、申、酉、戌、亥十二地支，他们排列组合成纪年、纪月、纪日，这六十日就是一个周，也叫一“节”，我听说过天体的运行是以六个甲子构成一年的，地则以九九极数的变化来配合天道的准度，况且人也有三百六十五穴，这正好与天地相对称，这种认识，已听到很久了，只是希望你告知其中的原因。

岐伯答道：你提的问题很高明啊！请让我就此问题谈谈看法。六六之节和九九制会，是用来确定天度和气数的。天度，是计算日月行程的。气数，是标志万物生生不息的。天属阳，地属阴，日属阳，月属阴。他们的运行有一定的部位和秩序，其环周也有一定的道路。每一昼夜，日行一度，月行十三度有余，所以大月、小月合起来三百六十五天成一年，由于月份的不足、节气有盈余，产生了闰月。确定了岁首冬至并以此为开始，用圭表的日影推正时节气，随着日月的运行推算节气的盈余，直到岁尾，整个天度的变化就可以完全计算出来了。

黄帝说：我已经明白了天度，还想知道气数是怎样与天度配合的？

岐伯说：天以六六为节度，地以九九之法配合天道的准度，天有十干，代表十日，十干循环六次而成一个周甲，周甲重复六次而一年终了，这是三百六十日的计算方法。自古以来，都天气为生命的根本，而这个根本不外乎天之阴阳。地的九州，人的九窍，都与天气相通，天衍生五行，而阴阳又依盛衰消长各分为三。三气合而成天，三气合而成地，三气合而成人，三三而合成九气，在地分为九野，在人体分为九脏，形脏四，神脏五，合成九脏，以应天气。

黄帝说：我已经明白了六六、九九配合的道理，先生说气的盈余积累成为闰月，我想听你讲一下是什么气？请你来启发我的蒙昧，解我的疑惑！

岐伯说：这是上帝秘而不宣的理论，先师传授给我的。

黄帝说：就请全部讲给我听。

岐伯说：五日称为候，三候称为气，六气称为时，四时称为岁，一年四时，各随其五行的配合而分别当旺。木、火、土、金、水五行随时间的变化而传递承袭，各有当旺之时；到一年终结时，再从头开始循环。一年分立四时，四时分布节气，逐步推移，如环无端，节气中再分候，也是这样推移下去。所以说，不知当年气的盛衰、虚实的起因等情况，就不能做个好医生。

黄帝说：五行的推移，周而复始，如环无端，它的太过与不及是怎样的呢？

岐伯说：五行之气更迭主时，互有胜克，从而有盛衰的变化，这是正常的现象。

黄帝说：平气是怎样的呢？

岐伯说：就是没有太过和不及。

黄帝说：太过和不及的情况是怎样的呢？

岐伯说：这些情况在经书中已有记载。

黄帝说：什么叫作所胜？

岐伯说：春胜长夏，长夏胜冬，冬胜夏，夏胜秋，秋胜春，这就是时令依循五行规律互相胜负的情况。同时，时令又依其五行之气的属性分别影响各脏。

黄帝说：怎样知道他们之间的相胜情况呢？

岐伯说：首先要推求气候到来的时间，一般从立春开始向下推算。如果时令未到而气候先期来到，称为太过，某气太过就会侵侮所不胜之气，欺凌其所胜之气，这就叫作气淫；时令已到而气候未到，称为不及，某气不及，则其所胜之气因缺乏制约而妄行，其所生之气因缺乏资助而困弱，其所不胜则更会加以侵迫，这就叫作气迫。所谓求其至，就是要根据时令推求气候到来的早晚，要谨慎地等候时令的变化，气候的到来是可以预期的。如果搞错了时令或违反了时令与气候相合的关系，以至于分不出五行之气当旺的时间，那么，当邪气内扰，病及于人的时候，好的医生也不能控制了。

黄帝说：五行之气有不相承袭的吗？

岐伯说：天的五行之气，在四时中的分布不能没有常规。如果五行之气不按规律依次相承，就是反常的现象，反常就会使人发生病变。

黄帝说：反常而使人发生的病变，又是怎样的呢？

岐伯说：如在某一时令出现反常的气候，为当旺之气之所胜者，则其病轻微，若为当旺之气之所不胜者，则其病深重，而若同时感受其他邪气，就会造成死亡。因此反常气候的出现，不在其所克制的某气当旺之时令，病就轻微，若恰在其所克制的某气当旺之时令发病，则病深重。

黄帝说：好。我听说由于天地之气的化合而有万物的形体，又由于其变化多端以至万物形态差异而定有不同的名称。天地的气运，阴阳的变化，他们对于万物的生成，就其作用而言，哪个多，哪个少，可以听你讲一讲吗？

岐伯说：问得实在详细呀！天极其广阔，不可测度，地极其博大，也很难计量，既然你提出如此深奥的道理，就请让我陈述一下其中的道理吧。草木显现五色，而五色的变化是看也看不尽的；草木产生五味，而五味的醇美，是尝也尝不完的。人的嗜欲各异，对色和味的嗜好就不一样。天供给人们以五气。五气由鼻吸入，储藏于心肺，其气上升，使面部的五色明润，声音洪亮。五味入于口中，储藏于肠胃，经消化吸收，五味精微内注五脏以养五脏之气，脏气和谐而保有生化机能，津液随之生成，神气也就在此基础上自然产生了。

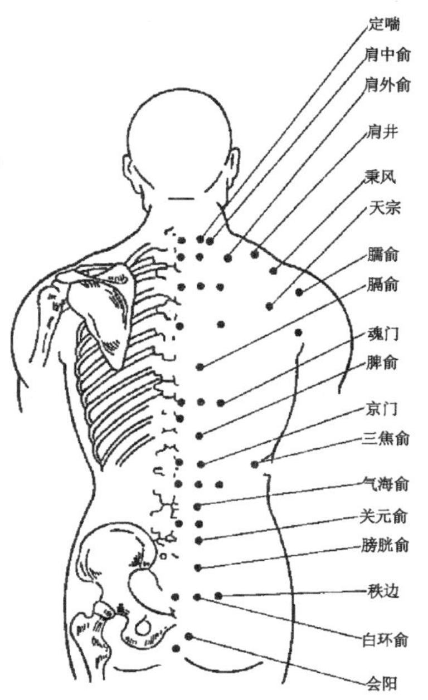

人体穴位对应图之五

黄帝说：脏象是怎样的呢？

岐伯说：心，是生命的根本，为神所居之处，其荣华表现于面部，其充养的组织在血脉，为阳中的太阳，与夏气相通。

肺，是气的根本，为魄所居之处，其荣华表现在毫毛，其充养的组织在皮肤，是阳中的太阴，与秋气相通。肾，主蛰伏，是封藏经气的根本，为精所居之处，其荣华表现在头发，其充养的组织在骨，为阴中之太阴，与冬气相通。

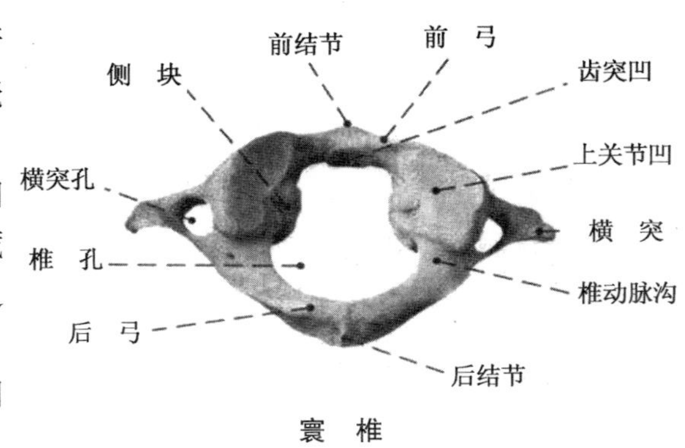

寰椎

肝，是四肢之本，为魄所居之处，其荣华表现在爪甲，其充养的组织在筋，可以生养血气，其味酸，其色苍青，为阴中之少阳，与春气相通。脾，是仓廪之本，为营气所居之处，其荣华在口唇四旁的白肉，其充养的组织在肌肉，其味甘，其色黄，属于至阴之类，与土气相通。胃、大肠、小肠、三焦、膀胱，因其功能像是盛贮食物的器皿，故称为器，他们能吸收水谷精微，化生为糟粕，管理饮食五味的转化、吸收和排泄。以上十一脏功能的发挥，都取决于胆气的升发。

人迎脉大于平时一倍，病在少阳，大两倍，病在太阳，大三倍，病在阳明，大四倍以上，为阳气太过，阴无以通，是为格阳。寸口脉大于平时一倍，病在厥阴，大两倍，病在少阴，大三倍，病在太阴，大四倍以上，为阴气太过，阳无以交，是为关阴。若人迎脉与寸口脉俱大于常时四倍以上，为阴阳气俱盛，不得相荣，是为关格。关格之脉盈盛太过，标志着阴阳极亢，也就失去了天地阴阳精气的平衡，这样的生命肯定不长久。

五脏生成篇第十

原文

心之合脉也，其荣色也，其主肾也。肺之合皮也，其荣毛也，其主心也。肝之合筋也，其荣爪也，其主肺也。脾之合肉也，其荣唇也，其主肝也。肾之合骨也，其荣发也，其主脾也。是故多食咸，则脉凝泣[1]而变色；多食苦，则皮槁而毛拔；多食辛，则筋急而爪枯；多食酸，则肉胝䐢[2]而唇揭；多食甘，则骨痛而发落。此五味之所伤也。故心欲苦，肺欲辛，肝欲酸，脾欲甘，肾欲咸。此五味之所合也。五脏之气，故色见青如草兹者死，黄如枳实者死，黑如炲[3]者死，赤如衃[4]血者死，白如枯骨者死。此五色之见死也。青如翠羽者生，赤如鸡冠者生，黄如蟹腹者生，白如豕膏者生，黑如乌羽者生。此五色之见生也。生于心，如以缟裹朱；生于肺，如以缟裹红；生于肝，如以缟裹绀[5]；生于脾，如以缟裹栝楼实；生于肾，如以缟裹紫。此五脏所生之外荣也。

色味当[6]五脏。白当肺、辛，赤当心、苦，青当肝、酸，黄当脾、甘，黑当肾、咸。故白当皮，赤当脉，青当筋，黄当肉，黑当骨。

诸脉者皆属于目，诸髓者皆属于脑，诸筋者皆属于节，诸血者皆属于心，诸气者皆属于肺。此四支[7]八谿[8]之朝夕也。故人卧血归于肝。目受血而能视，足受血而能步，掌受血而能握，指受血而能摄。卧出而风吹之，血凝于肤者为痹，凝于脉者为泣，凝于足者为厥。此三者，血行而不得反其空，故为痹厥也。人有大谷[⑨]十二分，小谿[⑩]三百五十四名，少十二俞。此皆卫气之所留止，邪气之所客也，针石缘而去之。

诊病之始，五决为纪。欲知其始，先建其母[⑪]。所谓五决者，五脉[⑫]也。是以头痛巅疾，下虚上实，过在足少阴、巨阳，甚则入肾。徇蒙招尤[⑬]，目冥耳聋，下实上虚，过在足少阳、厥阴，甚则入肝。腹满䐜胀，支鬲胠[⑭]胁，下厥上冒，过在足太阴、阳明。咳嗽上气，厥在胸中，过在手阳明、太阴，甚则入肺。心烦头痛，病在鬲中，过在手巨阳、少阴，甚则入心。

夫脉之小大滑涩浮沉，可以指别；五脏之象，可以类推；五脏相音，可以意识；五色微诊，可以目察。能合脉色，可以万全。赤，脉之至也，喘而坚，诊曰有积气在中，时害于食，名曰心痹，得之外疾思虑而心虚，故邪从之。白，脉之至也，喘而浮，上虚下实，惊，有积气在胸中，喘而虚，名曰肺痹，寒热，得之醉而使内也。青，脉之至也，长而左右弹，有积气在心下支胠，名曰肝痹，得之寒湿，与疝同法，腰痛足清头痛。黄，脉之至也，大而虚，有积气在腹中，有厥气，名曰厥疝，女子同法，得之疾使四支，汗出当风。黑，脉之至也，下坚而大，有积气在小腹与阴，名曰肾痹，得之沐浴清水而卧。

凡相五色，面黄目青，面黄目赤，面黄目白，面黄目黑者，皆不死也。面青目赤，面赤目白，面青目黑，面黑目白，面赤目青，皆死也。

注释

①泣：与涩同。②胝（zhī）䐢（zhòu）：胝是皮肤厚，䐢是敛缩，胝䐢是皮肤皱缩而厚的意思。③炲（tái）：当黑色讲。④衃（pēi）：即败血凝结后之赤黑色。⑤绀（gàn）：即红青色，俗称天青色。⑥当：作合字讲。⑦四支：即两手、两足。⑧八谿：手的腋与肘和足的腘与胯叫作八谿。⑨大谷：手部的肩、肘、腕和足部的腘、膝、腕，四肢各有三处，合为十二处。⑩小谿：为骨的小关节。⑪母：指胃气。⑫五脉：指五脏之脉。⑬徇（xùn）蒙招尤：目动叫徇。蒙，是目半合貌。招尤，是摇动不定。徇蒙招尤，是描写病人患眩晕时候的情状。⑭胠（qū）：是胁的上部。

译文

心脏与脉象相合，其荣华就体现在面部，因为肾属水，心属于火，因此心脏要受到肾脏的影响、支配。肺脏配合的是皮，它的光华表现于毫毛，制衡肺脏的是心。与肝脏配合的是筋，它的光华表现于爪甲，制衡肝脏的是肺。与脾脏配合的是肉，它的光华表现于唇，制衡脾脏的是肝。与肾脏配合的是骨，它的光华表现于发，制衡肾脏的是脾。假如长期食用过咸，则使血脉凝塞不畅，而颜面色泽发生变化；过食苦味，则使皮肤枯槁而毫毛脱落；过食辛味，则使筋脉拘挛而爪甲枯干；过食酸味，则使肌肉粗厚皱缩而口唇掀揭。过食甘味，则使骨骼疼痛而头发脱落。这是偏食五味所造成的损害。因而心欲得苦味，肺欲得辛味，肝欲得酸味，脾欲得甘味，肾欲得咸味，这是五味分别与五脏之气相合的对应关系。五脏之气表现在面容之上：面色出现青如死草、枯暗无华的，为死症；出现黄如枳实的，为死症；出现黑如烟灰的，为死症；出现红如凝血的，为死症；出现白如枯骨的，为死症。这是五色中表现为死症的情况。面色青如翠鸟的羽毛，主生；红如鸡冠的，主生；黄如蟹腹的，主生；白如猪脂的，主生；黑如乌鸦毛的，主生。这是五色中表现有生机而预后良好的情况。心有生机，面色就像细白的薄绢裹着朱砂；肺有生机，面色就像细白的薄绢裹着粉红色的丝绸；肝有生机，面色就像细白的薄绢裹着天青色的丝绸；脾有生机，面色就像细白的薄绢裹着栝楼实；肾有生机，面色就像细白的薄绢裹着天紫色的丝绸。这些都是五脏的生机显露于外的荣华。

色、味与五脏相应。白色和辛味应于肺，赤色和苦味应于心，青色和酸味应于肝，黄色和甘味应于脾，黑色和咸味应于肾。因五脏外合五体，所以白色应于皮，赤色应于脉，青色应于筋，黄色应于肉，黑色应于骨。

各条脉络，都属于目，而诸髓都属于脑，诸筋都属于骨节，诸血都属于心，诸气都属于肺。同时，气血的运行则朝夕来往，不离于四肢八谿的部位。因此当人躺卧时，血归藏于肝。目得血之濡养，则能视物；足得血之濡养，就能行走；手掌得血之濡养，就能握物；手指得血之濡养就能拿取。如果刚刚睡醒就外出受风，血液的循环就要凝滞。凝于肌肤的，发生痹症；凝于经脉的，发生气血运行的滞涩；凝于足部的，该部发生厥冷。这三种情况，都是由于气血不能返回组织间隙的孔穴之处，造成痹厥等症。全身有大谷十二处，小谿三百五十四处，这里面减除了十二脏腑各自的腧穴。这些都是卫气留止的地方，也是邪气客居之所。治病时，可循着这些部位施以针石，以祛除邪气。

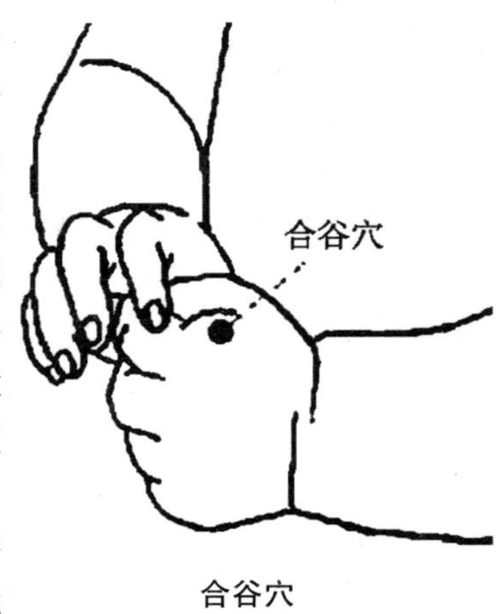

合谷穴

诊病的根本，要以五决为纲纪。要想知道疾病从哪脏发生，必先考察那一脏脉的胃气如何。所谓五决，就是五脏之脉。比如头痛等巅顶部位的疾患，属于下虚上实的，病变在足少阴和足太阳经，病甚的，可内传于肾。头晕眼花，身体摇动，目暗耳聋，属下实上虚的，病变在足少阳和足厥阴经，病甚的，可内传于肝。腹满膜胀，胸膈和胠胁像有东西支撑一样，下体厥冷，上体眩晕，病变在足太阴和足阳明经。咳嗽气喘，气机逆乱于胸中，病变在手阳明和手太阴经，重则入肺。心烦头痛，胸膈不适的，病变在手太阳和少阴经，重则入心。

脉象的小、大、滑、涩、浮、沉等，可以通过医生的手指加以甄别；

五脏功能表现于外，可以通过相类事物的比象加以推测；五脏各自的声音，可以凭意会而识别；五色的微小变化，可以用眼睛来观察。诊病时，如能将色、脉两者合在一起进行分析，就可以万无一失了。外现赤色，脉来急疾而坚实的，可诊为邪气积聚于中脘，常表现为妨害饮食，病名叫作心痹。这种病得之于外邪的侵袭，是由于思虑过度以致心气虚弱，邪气才随之而入的。外现白色，脉来急疾而浮，这是上虚下实，故常出现惊骇，病邪积聚于胸中，迫肺而作喘，但肺气本身是虚弱的，这种病的病名叫作肺痹，它有时发寒热，常因醉后行房而诱发。青色外现，脉来长而左右搏击手指，这是病邪积聚于心下，支撑胁肋，这种病的病名叫作肝痹，多因受寒湿而得，与疝的病理相同，它的症状有腰痛、足冷、头痛等。外现黄色，而脉来虚大的，这是病邪积聚在腹中，有逆气产生，病名叫作厥疝，女子也有这种情况，多由四肢剧烈的活动，汗出当风所诱发的。外现黑色，下部脉象坚实而大，这是病邪积聚在小腹与前阴，病名叫作肾痹，多因冷水沐浴后睡卧受凉所引起。

大凡观察五色，面黄目青、面黄目赤、面黄目白、面黄目黑的皆不为死亡的症状。如见面青目赤、面赤目白、面青目黑、面黑目白、面赤目青的，都是死亡的症状。

异法方宜论篇第十二

原文

黄帝问曰：医之治病也，一病而治各不同，皆愈，何也?

岐伯对曰：地势使然也。故东方之域，天地之所始生也，鱼盐之地。海滨傍水，其民食鱼而嗜咸，皆安其处，美其食。鱼者使人热中，盐者胜血[①]。故其民皆黑色疏理，

其病皆为痈疡。其治宜砭石，故砭石[②]者，亦从东方来。

西方者，金玉之域，沙石之处，天地之所收引也。其民陵居[③]而多风，水土刚强。其民不衣而褐荐[④]，华食而脂肥，故邪不能伤其形体，其病生于内。其治宜毒药，故毒药者，亦从西方来。

北方者，天地所闭藏之域也。其地高陵居，风寒冰冽。其民乐野处而乳食，脏寒生满病。其治宜灸焫[⑤]，故灸焫者，亦从北方来。

南方者，天地之所长养，阳之所盛处也。其地下，水土弱，雾露之所聚也。其民嗜酸而食胕[⑥]，故其民皆致理而赤色，其病挛痹。其治宜微针，故九针者[⑦]，亦从南方来。

中央者，其地平以湿，天地所以生万物也众。其民食杂而不劳，故其病多痿厥寒热。其治宜导引按跻，故导引按跻者，亦从中央出也。

故圣人杂合以治，各得其所宜，故治所以异而病皆愈者，得病之情，知治之大体也。

| 注释 |

①盐者胜血：这是说盐之味咸，咸为肾味，多食咸就能益肾水而制心火，心主血脉，所以说盐能胜血。②砭石：古人用以刺病处的一种石类医疗器械，其作用相当于现在针灸疗法中的刺法。③陵居：依山陵而居，可能就是现在我国西北一带居民所住的窑洞。④褐荐：褐指毛布，荐指草席。⑤灸焫（ruò）：以艾灼烧皮肤治病，就是现在的灸法。⑥食胕（fǔ）：人工制成的糜烂的鱼肉类食物。⑦微针：就是现在针灸疗法中所使用的毫针。九针：针刺疗法所常备的九种针。

| 译文 |

黄帝问道：医生在治病时，对于同样的疾病采用不同的治疗方法，却同样都能治愈，这是什么道理？

岐伯回答说：这是因为地理形式不同，而疗法各有所宜的缘故。例如东方得天地始生之气，气候温润，是出产鱼和盐的地方。由于东方地处海滨而近水，因此该地的人多食用鱼类而嗜好咸味，当地人安居在这个地方，以鱼、盐为美食。由于多食鱼类，鱼性属火会使人积热于内，食盐过多，因为盐能走血，会耗伤血液。所以当地的人大多肤色黝黑，肌理疏松，多生痈疡之类的疾病。在给他们治疗时，宜采用砭石刺法。因此砭石的治疗方法也是从东方传来的。

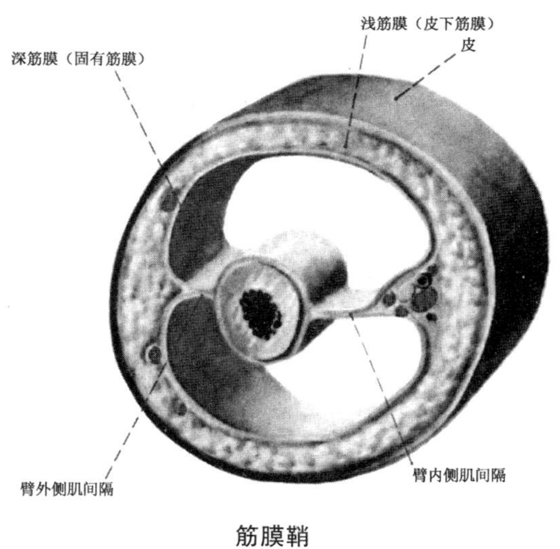

筋膜鞘

西方地区，盛产金玉，遍地沙石，这里的自然环境，如秋令之气，有一种收敛引急的气象。当地的人依山陵而居，其地多风，水土的性质比较刚强。而当地人对衣着不甚考究，穿毛布、睡草席，但饮食都是鲜美酥酪骨肉之类，因此体肥，外来的邪气不易侵犯他们的形体，他们发病大都是内伤类疾病。在给他们治疗时，宜用药物。因此药物疗法也是从西方传来的。

北方地区，自然气候如同冬天的闭藏气象，地形较高。人们依山陵而居住，经常处在风寒冰冽的环境中。当地的人，喜好游牧生活，四野临时住宿，吃的是牛、羊乳汁，因此内脏受寒，易生胀满的疾病。在给他们治疗时，大多宜采用艾火灸灼。因此艾火灸灼的治疗方法是从北方传来的。

南方地区，像自然界万物长养的气候、阳气最盛的地方，地势低下，水土薄弱，因此雾露经常聚集。当地的人们，喜欢吃酸类和腐熟的食品，其皮肤腠理致密而带红色，易发生筋脉拘急、麻木不仁等疾病。在给他们治疗时，大多宜采用微针针刺。因此九针的治病方法是从南方传来的。

中央之地，地形平坦而多潮湿，物产丰富，所以人们的食物种类很多，生活比较安逸，这里发生的疾病，多是痿弱、厥逆、寒热等病。治疗这些疾病，大多宜采用导引按跻的方法。因此导引按跻的治法是从中央地区推广出去的。

从以上情况来看，一个高明的医生，能够将这许多治病方法综合起来，根据具体情况，随机应变，灵活运用，使患者得到适宜的治疗。所以治法尽管各有不同，而结果是疾病都能治愈。这是由于医生能够了解病情，并掌握了治疗大法。

移精变气论篇第十三

原文

黄帝问曰：余闻古之治病，惟其移精变气，可祝由[①]而已。今世治病，毒药治其内，针石治其外，或愈或不愈，何也？

岐伯对曰：往古人居禽兽之间，动作以避寒，阴居以避暑。内无眷慕之累，外无伸宦[②]之形。此恬惔之世，邪不能深入也。故毒药不能治其内，针石不能治其外，故可移精变气，祝由而已。当今之世不然。忧患缘其内，苦形伤其外，又失四时之从，逆寒暑之宜，贼风数至，虚邪朝夕，内至五藏骨髓，外伤空窍肌肤，所以小病必甚，大病必死，故祝由不能已也。

帝曰：善。余欲临病人，观死生，决嫌疑，欲知其要，如日月光，可得闻乎？

岐伯曰：色脉者，上帝之所贵也，先师之所传也。上古使僦贷季[3]，理色脉而通神明，合之金木水火土，四时、八风、六合，不离其常，变化相移，以观其妙，以知其要。欲知其要，则色脉是矣。色以应日，脉以应月，常求其要，则其要也。夫色之变化，以应四时之脉。此上帝之所贵，以合于神明也。所以远死而近生，生道以长，命曰圣王。

中古之治病，至而治之。汤液十日，以去八风五痹[4]之病，十日不已，治以草苏草荄[5]之枝。本末为助，标本已得，邪气乃服。暮世之治病也则不然。治不本四时，不知日月，不审逆从，病形已成，乃欲微针治其外，汤液[6]治其内，粗工兇兇，以为可攻，故病未已，新病复起。

帝曰：愿闻要道。

岐伯曰：治之要极，无失色脉。用之不惑，治之大则。逆从倒行，标本不得，亡神失身。去故就新，乃得真人。

帝曰：余闻其要于夫子矣。夫子言不离色脉，此余之所知也。

岐伯曰：治之极于一。

帝曰：何谓一？

岐伯曰：一者因问而得之。

帝曰：奈何？

岐伯曰：闭户塞牖，系之病者，数问其情，以从其意。得神者昌，失神者亡。

帝曰：善。

| 注释 |

①祝由：对神祷告。这是古人治病的一种方法。②伸宦：追求利禄的意思。③僦（jiù）贷季：古人名。④五痹：即五脏之痹。⑤草苏草荄：草苏即草茎，草荄即草根。⑥汤液：即清酒之类。

| 译文 |

黄帝问道：我听说古时治病，只要对病人移易精神和改变气的运行，用一种“祝由”的方法，病就可以好了。现在医病，要用药物治其内，针石治其外，疾病还是有治好、治不好的，这是什么缘故呢？

岐伯回答说：古时候的人们，生活简单，巢穴居处，在禽兽之间追逐生存，寒冷到了，利用活动以除寒冷，暑热来了，就到阴凉的地方避免暑气，在内没有眷恋羡慕的情志牵挂，在外没有奔走求官的劳累形役，处在一个安静淡薄、不谋势利、精神内守的意境里，邪气是不可能深入侵犯人的。因此既不需要药物治其内，也不需要针石治其外。即使有疾病发生，亦只要对病人移易精神和改变气的运行，用一种祝由的方法，病就可以好了。现在，内则为忧患所牵累，外则为劳苦所形役，又不能顺从四时气候的变化，常常遭受到“虚邪贼风”的侵袭，正气先馁，外邪乘虚而入，内犯五脏骨髓，外伤孔窍肌肤，如此轻病必重，重病必死，因此用祝由的方法就不能医好病人了。

黄帝道：很好！我想要临诊病人，能够察其死生、决断疑惑、掌握要领，如同日月之光一样心中明了，这种诊法可以讲给我听吗？

岐伯曰：在诊法上，色和脉的诊察方法是上帝所珍重、先师所传授的。上古有位名医叫僦贷季，他研究色和脉的道理，通达神明，能够联系到金、木、水、火、土以及四时、八风、六合，从正常的规律和异常的变化，综合分析，观察它的变化之奥妙，从而知道其中的要领。我们如果要想懂得这些要领，就只有研究色脉。气色像太阳有阴晴，脉息像月亮有盈亏，多观察气色明晦，脉象虚实，就能得其要领，正是诊病的关键。而气色的变化，与四时的脉象是相应的，这是上古帝王十分珍重的，若能明白原理，心领神会，便可运用无穷。所以他能从这些观察中，掌握情况，知道去回避死亡而实现生命的安全。要能够做到这样就可以长寿，而人们亦将称奉你为“圣王”了。

中古时候的医生治病，多在疾病一发生就能及时治疗，先用汤液十天，以祛除“八风”“五痹”的病邪。如果十天不愈，再用草药治疗。医生病人想互配合，处理得当，因而邪气就被征服、身体也就痊愈。至于后世的医生治病，就不是这样了，治病不能根据四时的变化，不知道阴阳色脉的关系，也不能够辨别病情的顺逆，等到疾病已经形成了，才想用微针治其外、汤液治其内。医术浅薄、工作粗枝大叶的医生，还认为可以用攻法，不知病已形成，非攻可愈，以至原来的疾病没有治愈，又因为治疗错误产生了新的疾病。

黄帝道：我愿听听有关临证方面的重要道理。

岐伯说：诊治疾病的关键在于不要搞错色诊脉诊，能够运用色诊脉诊而没有丝毫疑惑，这是临证诊治最大的原则。如果色诊脉诊法掌握了，但对病情的顺逆无从理解，而处理亦将有倒行逆施的危险。医生的认识与病情不能取得一致，这样去治病，会损害病人的精神，若用以治国，是要使国家灭亡的！因此末世的医生，赶快去掉旧习，对新的色诊脉诊的学问要钻研，努力进取，是可以达到上古真人的地步的。

黄帝道：我已听到你讲的这些重要道理，你说的主要精神是不离色脉，这是我已知道的。

岐伯说：诊治疾病的关键，还有一个。

黄帝道：是什么？

岐伯说：就是从与病人接触中问得病情。

黄帝道：怎样问？

岐伯说：选择一个安静的环境，关好门窗，与病人取得密切联系，耐心细致地询问病情，务必使病人毫无顾虑、尽情倾诉，从而得知其中的真情，参考色脉之后观察病人的神气：有神气的，预后良好；没有神气的，预后不良。

黄帝说：讲得很好。

汤液醪醴论篇第十四

原文

黄帝问曰：为五谷汤液及醪醴[1]奈何？

岐伯对曰：必以稻米，炊之稻薪。稻米者完，稻薪者坚。

帝曰：何以然？

岐伯曰：此得天地之和，高下之宜，故能至完，伐取得时，故能至坚也。

帝曰：上古圣人作汤液醪醴，为而不用，何也？

岐伯曰：自古圣人之作汤液醪醴者，以为备耳，夫上古作汤液，故为而弗服也。中古之世，道德稍衰，邪气时至，服之万全。

帝曰：今之世不必已，何也？

岐伯曰：当今之世，必齐毒药攻其中，镵石[2]针艾治其外也。

帝曰：形弊血尽而功不立者何？

岐伯曰：神不使也。

帝曰：何谓神不使？

岐伯曰：针石，道也。精神不进，志意不治，故病不可愈。今精坏神去，荣卫不可复收。何者？嗜欲无穷，而忧患不止，精气弛坏，荣泣卫除，故神去之而病不愈也。

帝曰：夫病之始生也，极微极精，必先入结于皮肤。

今良工皆称曰，病成名曰逆，则针石不能治，良药不能及也。今良工皆得其法，守其数，亲戚兄弟远近，音声日闻于耳，五色日见于目，而病不愈者，亦何暇不早乎？

岐伯曰：病为本，工为标；标本不得，邪气不服。此之谓也。

帝曰：其有不从毫毛而生，五脏阳以竭也。津液充郭，其魄③独居，孤精④于内，气耗于外，形不可与衣相保，此四极⑤急而动中。是气拒于内，而形施于外。治之奈何？

岐伯曰：平治于权衡。去宛陈莝⑥，微动四极，温衣，缪刺其处，以复其形。开鬼门，洁净府⑦，精以时服。五阳已布，疏涤五脏，故精自生，形自盛，骨肉相保，巨气乃平。

帝曰：善。

注释

①醪（láo）醴：醪，浊酒叫醪。醴，甜酒叫醴。②镵石：就是尖锐的石针。③魄：在本篇是指阴气说的。④孤精：有阴无阳。⑤四极：指四肢。⑥去宛（yù）陈莝（cuò）：宛与菀通用。宛当积讲，陈当久讲，莝当斩讲。去宛陈莝，就是排除郁积的腐败物质的意思。⑦鬼门……净府：鬼门就是汗孔，净府就是膀胱。

译文

黄帝问道：用五谷来做成汤液及醪醴，应该怎样？

岐伯回答说：必须要用稻米作原料，以稻秆作燃料，因为稻米之气完备，稻秆又很坚劲。

黄帝问道：何以见得？

岐伯说：稻禀天地之和气，生长于高下适宜的地方，因此得气最完备。收割在秋时，故其秆坚实。

黄帝道：上古时代有学问的医生，制成汤液和醪醴，虽然制好，却备在那里不用，这是什么道理？

岐伯说：古代有学问的医生，他做好的汤液和醪醴，是以备万一的，因为上古太和之世，人们身心康泰，很少有疾病，所以虽制成了汤液，还是放在那里不用。到了中古时代，养生之道稍衰，人们的身心比较虚弱，因此外界邪气时常能够乘虚伤人，但只要服些汤液醪醴，病就可以好了。

黄帝道：现在的人，虽然服了汤液醪醴，而病不一定好，这是什么缘故呢？

岐伯说：现在的人和中古时代又不同了，一有疾病，必定要用药物内服，砭石、针灸外治，身体才能痊愈。

黄帝道：病情发展到了形体弊坏、气血竭尽的地步，治疗就没有办法见效，这里有什么道理？

岐伯说：这是因为病人的神气已经不能发挥应有作用了。

黄帝道：什么叫作神气不能发挥应有的作用？

岐伯说：针石治病，这不过是一种引导的方法而已。如果病人的精神已经衰微，意志已经散乱，那么病人的病就不会好。况且现在病人的情况严重，已经达到精神败坏、神气离去、荣卫不可以再恢复的地步了。为什么病情会发展到这样的地步呢？是由于不懂得养生之道，嗜好欲望没有穷尽，忧愁患难又没有止境，以至于一个人的精气败坏、荣血枯涩、卫气作用消失，因而神气失去应有的作用，对治疗上的方法已失去反应，当然他的病就不会好了。

黄帝道：凡病初起，固然是精微难测，但大致情况是必先侵袭于皮肤，就是所谓的表症。现在经过医生一看，都说是病已经成，而且发展和预后很不好，用针石不能治愈，吃汤药亦不能达到病所。现在的医生都懂得法度、操守术数、与病人像亲戚兄弟一样亲近，声音的变化每日都能听到，五色的变化每日都能看到，然而病却医不好，这是不是治疗得不够早才这样呢？

岐伯说：这是因为病人为本，医生为标，病人与医生不能很好地合作，病邪就不能制服，道理就在这里。

黄帝道：有的病不是从外表毫毛之间而生的，是由于五脏的阳气衰竭，以至水气充满于皮肤，而阴气独盛，阴气独居于内，则阳气更耗于外，形体浮肿，不能穿原来的衣服，四肢肿急而影响到内脏，这是阴气格拒于内，而水气弛张于外，对这种病的治疗方法怎样呢？

岐伯说：要平复水气，当根据病情衡量轻重，驱除体内的积水，并叫病人四肢做些轻微的运动，令阳气渐次宣行，穿衣服温暖一些，助其肌表之阳，而阴凝易散。用缪刺方法，针刺肿处，去水以恢复原来的形态。用发汗和利小便的方法，开汗孔，泻膀胱，使阴精归于平复，五脏阳气输布，以疏通五脏的郁积。这样，经气自会生成，形体也强盛，骨骼与肌肉保持着常态，正气也就恢复正常了。

黄帝道：讲得很好。

平人气象论篇第十八

| 原文 |

黄帝问曰：平人何如？

岐伯对曰：人一呼脉再动[①]，一吸脉亦再动。呼吸定息脉五动，闰以太息[②]，命曰平人。平人者不病也。常以不病调病人，医不病，故为病人平息，以调之为法。人一呼脉一动，一吸脉一动，曰少气。人一呼脉三动，一吸脉三动而躁，尺[③]热曰病温；尺不热脉滑曰病风。人一呼脉四动以上曰死，脉绝不至曰死，乍疏乍数曰死。平人之常气禀于胃，胃者，平人之常气也。人无胃气曰逆，逆者死。春胃微弦曰平，弦多胃少曰肝病。但弦无胃曰死；胃而有毛曰秋病；毛甚曰今病。脏真[④]散于肝，肝藏筋膜之气也。夏胃微钩曰平，钩多胃少曰心病。但钩无胃曰死；胃而有石曰冬病；石甚曰今病。脏真通于心，心藏血脉之气也。长夏

胃微软弱曰平，弱多胃少曰脾病。但弱无胃曰死；软弱有石曰冬病；石甚曰今病。脏真濡于脾，脾藏肌肉之气也。秋胃微毛曰平，毛多胃少曰肺病。但毛无胃曰死；毛而有弦曰春病；弦甚曰今病。脏真高于肺，肺藏皮毛之气也。冬胃微石曰平，石多胃少曰肾病。但石无胃曰死；石而有钩曰夏病；钩甚曰今病。脏真下于肾，肾藏骨髓之气也。

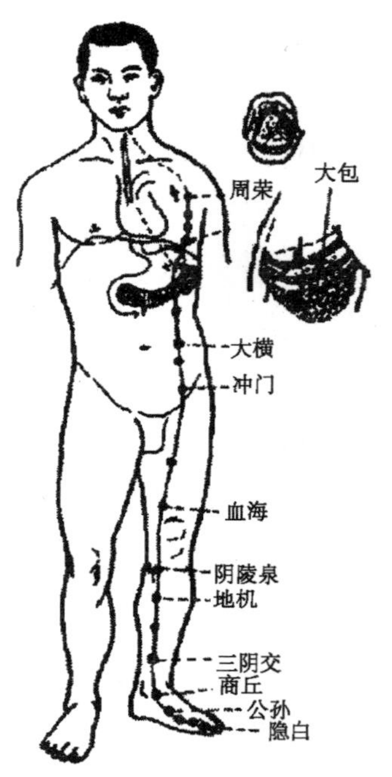

脾 经

胃之大络，名曰虚里。贯鬲络肺，出于左乳下，其动应手，脉宗气[5]也。盛喘数绝者，则病在中；结而横[6]，有积矣；绝不至曰死。乳之下，其动应衣，宗气泄也。

欲知寸口太过与不及。寸口之脉中手[7]短者，曰头痛。寸口脉中手长者，曰足胫痛。寸口脉中手促上击者，曰肩背痛。寸口脉沉而坚者，曰病在中。寸口脉浮而盛者，曰病在外。寸口脉沉而弱，曰寒热及疝瘕少腹痛。寸口脉沉而横，曰胁下有积，腹中有横积痛。寸口脉沉而喘[8]，曰寒热。脉盛滑坚者，曰病在外。脉小实而坚者，病在内。脉小弱以涩，谓之久病。脉滑浮而疾[9]者，谓之新病。脉急[10]者，曰疝瘕少腹痛。脉滑曰风，脉涩曰痹。缓而滑曰热中。盛而紧曰胀。脉从阴阳，病易已；脉逆阴阳，病难已。脉得四时之顺，曰病无他；脉反四时及不间脏[11]，曰难已。臂多青脉，曰脱血。尺脉缓涩，谓之解㑊[12]安卧。尺热脉盛，谓之脱血。尺涩脉滑，谓之多汗。尺寒脉细，谓之后泄。

脉尺粗常热者，谓之热中。

肝见庚辛死；心见壬癸死；脾见甲乙死；肺见丙丁死；肾见戊己死。是谓真脏见，皆死。

颈脉动喘疾咳，曰水。目裹微肿，如卧蚕起之状，曰水。溺黄赤安卧者，黄疸。已食如饥者，胃疸。面肿曰风，足胫肿曰水，目黄者曰黄疸。妇人手少阴脉动甚者，妊子也。

脉有逆从四时，未有脏形，春夏而脉瘦，秋冬而脉浮大，命曰逆四时也。风热而脉静；泄而脱血[13]脉实；病在中，脉虚；病在外，脉涩坚者。皆难治，命曰反四时也。

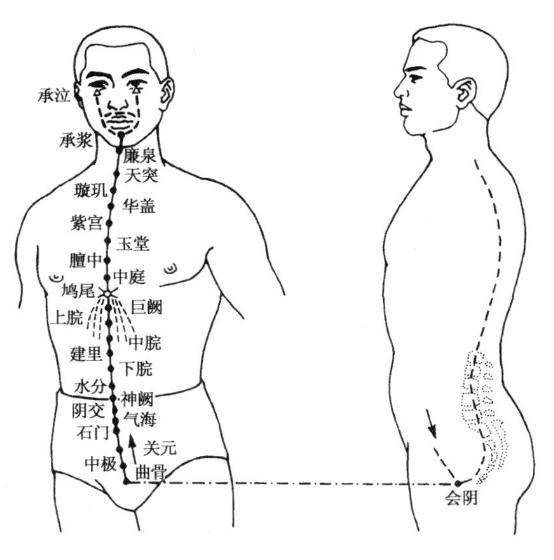

任脉循行图

人以水谷为本，故人绝水谷则死。脉无胃气亦死。所谓无胃气者，但得真脏脉。不得胃气也。所谓脉不得胃气者，肝不弦，肾不石[14]也。

少阳脉至，乍数乍疏，乍短乍长；阳明脉至，浮大而短；太阳脉至，洪大以长。

夫平心脉来，累累如连珠，如循琅玕[15]，曰心平，夏以胃气为本。病心脉来，喘喘连属，其中微曲，曰心病。死心脉来，前曲后居，如操带钩，曰心死[16]。

平肺脉来，厌厌聂聂，如落榆荚，曰肺平，秋以胃气

为本。病肺脉来，不上不下，如循鸡羽[17]，曰肺病。死肺脉来，如物之浮，如风吹毛，曰肺死。

平肝脉来，软弱招招[18]，如揭长竿末梢，曰肝平，春以胃气为本。病肝脉来，盈实而滑，如循长竿，曰肝病。死肝脉来，急益劲，如新张弓弦，曰肝死。

平脾脉来，和柔相离，如鸡践地[19]，曰脾平。长夏以胃气为本。病脾脉来，实而盈数，如鸡举足[20]，曰脾病。死脾脉来，锐坚如乌之喙[21]，如鸟之距[22]，如屋之漏，如水之流，曰脾死。

平肾脉来，喘喘累累[23]如钩，按之而坚，曰肾平，冬以胃气为本。病肾脉来，形如引葛，按之益坚，曰肾病。死肾脉来，发如夺索，辟辟如弹石，曰肾死。

注释

①动：当至讲。②闰以太息：闰作加讲，太息是一呼一吸之间的空隙。③尺：在本节指皮肤说的，尺热即皮肤热。④脏真之气：就是五脏的真气。⑤宗气：就是大气。⑥结而横：迟而中止兼有弦硬的脉象。⑦中手：当着手讲。⑧沉而喘：喘当急促讲。⑨疾：当快讲。⑩急：当弦急讲。⑪不间脏：不传其所生，而传其所胜，此谓贼邪，故死。⑫解㑊：四肢懒于行动的形态。⑬脱血：血少的意思。⑭肝不弦，肾不石：是指肝不微弦，肾不微石说的。⑮琅玕：音浪干，是形状如珠的玉石。⑯按：以下五节各言五脏之平脉、病脉与死脉的区别。并于每节中指出脉中必须具有胃气，这是脉的根本。⑰不上不下，如循鸡羽：不上不下是涩象，如循鸡羽是轻虚之象，总的来说是形容轻虚兼涩的脉象。⑱招招：是柔软起伏的意思。⑲和柔相离，如鸡践地：和柔是从容不迫，相离是匀净分明，总起来说，是形容脉来和缓而至数分明，也就是微而软的脉象。⑳举足：疾走貌。㉑喙（huì）：鸟嘴。㉒距：鸟爪。㉓喘喘累累：是形容沉疾而滑利的脉象。

译文

黄帝问：一个正常的健康人的脉象是怎样的呢？

岐伯答：健康脉象若用呼吸来确定搏动的频率，呼气一次脉跳动两次，吸气一次脉也跳动两次，在呼气与吸气之间的停顿时间内，脉又跳动一次，这样一息便是五次。此外，人们呼吸偶尔有一次长叹气，脉又会跳动一次。这样，平均起来看，在人一呼一吸的时间内，脉搏动五次到六次之间属于正常范围，这就是“平人”的脉象。所谓平人，也就是健康无病的正常人。诊脉的法则，通常是以没病的正常人的呼吸，作为衡量患者脉搏的标准。大夫是没病的，因此可以调匀自己的呼吸，来诊察患者的脉搏。如果见到一呼脉跳动一次，一吸脉跳动一次，脉象过迟，这是正气不足的反映；若见到一呼脉跳动三次，一吸脉也跳动三次，脉象太数，而且躁动急疾，又兼见尺肤部发热，那是“温病”的表现；如果脉象数而急疾，但又兼有滑利之象，而且尺肤部不发热，那是由风邪引起的疾病。如果见到一呼脉跳动四次以上，叫作“死脉”；如果脉搏中断，绝而不再来的，也叫作“死脉”；若脉搏忽快忽慢，混乱无伦，同样叫作“死脉”。健康人脉气来源于胃，胃为水谷之海，胃气就是健康人的脉气。脉象中如果没有胃气，就叫作“逆”。逆，便可能导致死亡。春天有胃气的脉弦而柔和的微弦脉，乃是无病之平脉；如果弦象很明显而缺少柔和之胃气，为肝脏有病。脉见纯弦而无柔和之象的真脏脉，主死；若虽有胃气而兼见轻虚以浮的毛脉，是春见秋脉，故预测其到了秋天就要生病，如毛脉太甚，则木被金伤，现时就会发病。

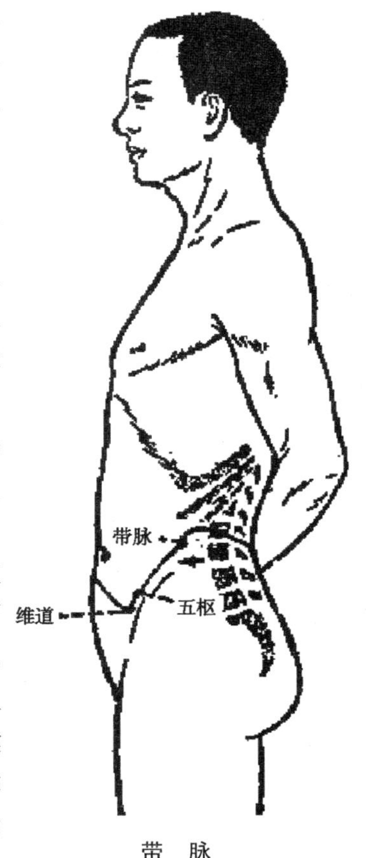

带 脉

肝旺于春，春天真脏之气散于肝，以养筋膜之气。夏天有胃气的脉钩而柔和的为心脏有病。脉见纯钩而无柔和之象的真脏脉，主死；若虽有胃气而兼见沉象的石脉，是夏见冬脉，故预测其到了冬天就要生病；如石脉太甚，则火被水伤，现时就会发病。心旺于夏，故夏天真脏之气通于心，心主血脉，而心之所藏则是血脉之气。长夏有胃气的脉微软弱而冲和的脉乃是无病之平脉，如果无力又缺少柔和之胃气，为脾脏有病。如果见无胃气的代脉，主死；若软弱脉中兼见沉石，是长夏见冬脉，这是火土气衰而水反侮的现象，故预测其到了冬天就要生病；如石脉太甚，现时就会发病。脾旺于长夏，故长夏真脏之气濡养于脾，脾主肌肉，故脾藏肌肉之气。秋天有胃气的脉轻虚以浮而柔和的微毛脉，乃是无病之平脉；如果脉见轻虚以浮而缺少柔和之胃气，为肺脏有病。如见纯毛脉而无胃气的真脏脉，就要死亡；若毛脉中兼见弦象，这是金气衰而木反侮的现象，故预测其到了春天就要生病；如弦脉太甚，现时就会发病。肺旺于秋而居上焦，故秋季真脏之气上藏于肺，肺主皮毛之气。如果脉见沉石而缺少柔和的胃气，为肾脏有病；如脉见纯石而不柔和的真脏脉，主死；若沉石脉中兼见钩脉，是水气衰而火反侮的现象，故预测其到了夏天就要生病；如钩脉太甚，现时就会发病。肾旺于冬而居人体的下焦，冬天真脏之气下藏于肾，肾主骨，故肾藏骨髓之气。

胃经的大络，名叫虚里，其络从胃贯膈而上络于肺，其脉出于左乳下，搏动时手可以感觉得到，这是脉的宗气。如果虚里脉搏动急数而兼有短时中断之象，这是中气不守的现象，是病在膻中的征候；如脉来迟而有歇止兼见长而坚、位置横移的主有积滞，如脉断绝而不至，主死。如果虚里跳动甚剧而外见于衣，这是宗气失藏而外泄的现象。

切脉要知道寸口脉的太过和不及。寸口脉象应指短的，主头痛。寸口脉应指长的，主足胫痛。寸口应指急促而有力，上搏指下的，主肩背痛。寸口脉沉而坚硬的，主病在中。寸口脉浮而盛大的，主病在外。寸口脉沉而弱的，主寒热、疝瘕少腹疼痛。寸口脉沉而横居的，主胁下有积病，或腹中有横积而疼痛。寸口脉沉而急促的，主病寒热。脉盛大滑而坚的，主病在外。脉小实而坚的，主病在内。脉小弱而涩的，是为久病。脉来滑利浮而疾数的，是为新病。脉来紧急，主疝瘕少腹疼痛。脉来滑利的，主病风。脉来涩滞，主痹症。脉来缓而滑利，为脾胃有热，主病热中。脉来盛紧的，为寒气痞满，主胀病。脉与病之阴阳相一致，如阳病见阳脉，阴病见阴脉，病易愈；脉与病之阴阳相反，如阳病见阴脉，阴病见阳脉，病难愈。脉与四时相应为顺，如春弦、夏钩、秋毛、冬石，即使患病，亦无什么危险；如脉与四时相反，及不间脏而传变的，病难愈。手臂多青脉，乃血少脉空，失血才这样。尺肤缓而脉来涩，主气血不足，多为倦怠懈惰，但欲安卧。尺肤发热而脉象盛大，是火盛于内，主脱血。尺肤涩而脉象滑，阳气有余于内，故为多汗。尺肤寒而脉象细，阴寒之气盛于内，故为泄泻。脉象粗大而尺肤常热的，阳盛于内，为热中。

肝的真脏脉出现，至庚辛日死；心的真脏脉出现，至壬癸日死；脾的真脏脉出现，至甲乙日死；肺的真脏脉出现，至丙丁日死；肾的真脏脉出现，至戊己日死。这是说的真脏脉见，均主死亡。

颈部之脉搏动甚，且气喘咳嗽，主水病。眼睑浮肿如卧蚕之状，也是水病。小便颜色黄赤，而且嗜卧，是黄疸病。食后还是饥饿的，是胃疸病。面部浮肿的为风，足胫肿的为水，眼白睛发黄，是黄疸病。妇人手少阴心脉搏动明显，是怀孕的征象。

脉有与四时相反的，就是不出现当旺之脏的脉象，反现他脏之脉气，如春夏而不见弦、洪，而反见沉、涩，秋冬而不见毛、石，而反见浮大，这都是与四时相反的脉象。风热为阳邪脉应浮大，今反沉静；泄利脱血，津血受伤，脉应虚细，今反实大；病在内，脉应有力，乃正气尚盛足以抗邪，今反脉虚；病在外，脉应浮滑，乃邪气仍在于表，今反见脉强坚。脉症相反的，都是难治之病，这就叫作“反四时”。

人依靠水谷的营养而生存，所以人断绝水谷后，就要死亡。胃气化生于水谷，如脉无胃气也要死亡。所谓无胃气的脉，就是单见真脏脉，而不见柔和的胃气脉。所谓不得胃气的脉，就是肝脉见不到微弦脉，肾脉见不到微石脉等。

少阳所主之时，脉来不定，忽快忽慢，忽长忽短；阳明所主之时，脉来浮大而短；太阳所主之时，脉来洪大而长。

正常的心脉来时，圆润像珠子一样，相贯而至，又像安抚琅玕美玉一样柔滑，这是心脏的平脉。夏天以胃气为本，脉当柔和而微钩。如果脉来时急促，连串急数之中，带有微曲之象，这是心的病脉。将死的心脉来时，脉前曲回，后则端直，如摸到如革带之钩一样坚硬、全无和缓之意的，是心的死脉。

正常的肺脉来时，轻虚而浮，像榆荚下落一样的轻浮和缓，这是肺的平脉。秋天以胃气为本，脉当柔和而微毛。有病的肺脉来时，不上不下，如抚摸鸡毛一样，这是肺的病脉。将死的肺脉来时，轻浮而无根，如物之漂浮，如风吹毛一样，飘忽不定，散动无根，这是肺的死脉。

正常的肝脉来时，柔软而弦长，如长竿之末梢一样柔软摆动，这是肝的平脉。春天以胃气为本，脉当柔和而微弦。有病的肝脉来时，弦长硬满而滑利，如以手摸长竿一样长而不软，这是肝的病脉。将死的肝脉来时，弦急而坚劲，如新张弓弦一样紧绷而强劲，这是肝的死脉。

正常的脾脉来时，和柔相附有神，像鸡爪落地一样和缓，这是平脉。长夏季节以胃气为本。如果脉来充实而数，像鸡往来急走，就是病脉。如果脉来如雀嘴啄物一样坚硬，如鸟跳跃一样快速，如屋漏水一样点滴无伦，如水流之连，去而不返，这是死脉。

正常的肾脉来时圆滑连续而又有生动曲回之象，按之坚实有根，是肾的平脉，冬季以胃气为本。肾病的脉象表现是，像被牵引的葛藤越接越硬，这就是肾脏的死脉。肾病垂危时脉象表现像从两端拉夺的绳索，坚硬劲急，或如石弹撞击手指那样急促而毫无和缓之象，这便是肾脏死脉之象了。

玉机真藏论篇第十九

| 原文 |

黄帝问曰：春脉如弦，何如而弦？

岐伯对曰：春脉者肝也，东方木也，万物之所以始生也。故其气来，软弱轻虚而滑，端直以长，故曰弦。反此者病。

帝曰：何如而反？

岐伯曰：其气来实而强，此谓太过，病在外；其气来不实而微，此谓不及，病在中。

帝曰：春脉太过与不及，其病皆何如？

岐伯曰：太过则令人善忘，忽忽眩冒而巅疾；其不及，则令人胸痛引背，下则两胁胠满。

帝曰：善。

帝曰：夏脉如钩，何如而钩？

岐伯曰：夏脉者心也，南方火也，万物之所以盛长也。故其气来盛去衰，故曰钩。反此者病。

帝曰：何如而反？

岐伯曰：其气来盛去亦盛，此谓太过，病在外；其气来不盛去反盛，此谓不及，病在中。

帝曰：夏脉太过与不及，其病皆何如？

岐伯曰：太过则令人身热而骨痛，为浸淫；其不及则令人烦心，上见咳唾，下为气泄。

帝曰：善。

帝曰：秋脉如浮，何如而浮？

岐伯曰：秋脉者肺也，西方金也，万物之所以收成也。故其气来，轻虚以浮，来急去散，故曰浮。反此者病。

帝曰：何如而反？

岐伯曰：其气来，毛而中央坚，两傍虚，此谓太过，病在外；其气来，毛而微，此谓不及，病在中。

帝曰：秋脉太过与不及，其病皆何如？

岐伯曰：太过则令人逆气而背痛，愠愠[①]然；其不及，则令人喘，呼吸少气而咳，上气见血，下闻病音。

帝曰：善。

帝曰：冬脉如营[②]，何如而营？

岐伯曰：冬脉者肾也，北方水也，万物之所以合藏也。故其气来沉以濡，故曰营。反此者病。

帝曰：何如而反？

岐伯曰：其气来如弹石者，此谓太过，病在外；其去如数者，此谓不及，病在中。

帝曰：冬脉太过与不及，其病皆何如？

岐伯曰：太过则令人解㑊，脊脉痛，而少气，不欲言；其不及，则令人心悬如病饥，䏚[③]中清，脊中痛，少腹满，小便变。

帝曰：善。

帝曰：四时之序，逆从之变异也，然脾脉独何主？

岐伯曰：脾脉者土也，孤脏以灌四傍者也。

帝曰：然则脾善恶，可得见之乎？

岐伯曰：善者不可得见，恶者可见。

帝曰：恶者何如可见？

岐伯曰：其来如水之流者，此谓太过，病在外；如鸟之喙者，此谓不及，病在中。

帝曰：夫子言脾为孤脏，中央土以灌四傍，其太过与不及，其病皆何如？

岐伯曰：太过则令人四支不举；其不及则令人九窍不通，名曰重强[④]。

帝瞿然而起，再拜稽首曰：善。吾得脉之大要，天下至数。五色脉变，揆度奇恒，道在于一[⑤]。神转不迴，迴则不转，乃失其机。至数之要，迫近以微，著之玉版，藏之脏腑，每旦读之，名曰《玉机》。

五脏受气于其所生，传之于其所胜，气舍于其所生，死于其所不胜。病之且死，必先传行至其所不胜，病乃死，此言气之逆行也。

肝受气于心，传之于脾，气舍于肾，至肺而死。

心受气于脾，传之于肺，气舍于肝，至肾而死。

脾受气于肺，传之于肾，气舍于心，至肝而死。

肺受气于肾，传之于肝，气舍于脾，至心而死。

肾受气于肝，传之于心，气舍于肺，至脾而死。

此皆逆死也。一日一夜五分之，此所以占死者之早暮也。

黄帝曰：五脏相通，移皆有次。五脏有病，则各传其所胜。不治，法三月若六月，若三日若六日，传五脏而当死，是顺传所胜之次。故曰：别于阳者，知病从来；别于阴者，知死生之期，言至其所困而死。

是故风者百病之长也。今风寒客于人，使人毫毛毕直，皮肤闭而为热，当是之时，可汗而发也；或痹不仁肿痛，当是之时，可汤熨及火灸刺而去之。弗治，病入舍于肺，名曰肺痹，发咳上气。弗治，肺传之肝，病名曰肝痹，一名曰厥，胁痛出食，当是之时，可按若刺耳。弗治，肝传之脾，病名曰脾风，发瘅，腹中热，烦心出黄，当此之时，可按可药可浴。弗治，脾传之肾，病名曰疝瘕，少腹冤热而痛，出白，一名曰蛊[⑥]，当此之时，可按可药。弗治，肾传之心，筋脉相引而急，病名曰瘛[⑦]，当此之时，可灸可药。弗治，满十日，法当死。肾因传之心，心即复反传而行之肺，发寒热，法当三日死，此病之次也。然其卒发者，不必治于传，或其传化有不以次，不以次入者。忧恐悲喜怒，令不得以其次，故令人有卒病矣。因而喜则肾气乘矣，怒则肺气乘矣，思则肝气乘矣，恐则脾气乘矣，忧则心气乘矣。此其道也。故病有五，五五二十五变，反其传化。传，乘之名也。

大骨枯槁，大肉陷下，胸中气满，喘息不便，其气动形，期六月死，真脏脉见，乃予之期日。大骨枯槁，大肉陷下，胸中气满，喘息不便，内痛引肩项，期一月死，真脏见，乃予之期日。大骨[8]枯槁，大肉[9]陷下，胸中气满，喘息不便，内痛引肩项，身热，脱肉破䐃[10]，真脏见，十月之内死。大骨枯槁，大肉陷下，肩髓内消，动作益衰，真脏来见，期一岁死，见其真脏，乃予之期日。大骨枯槁，大肉陷下，胸中气满，腹内痛，心中不便，肩项身热，破䐃脱肉，目匡陷，真脏见，目不见人，立死；其见人者，至其所不胜之时则死。急虚身中卒至，五脏绝闭，脉道不通，气不往来，譬于堕溺，不可为期。其脉绝不来，若人一息五六至，其形肉不脱，真脏虽不见，犹死也。

真肝脉至，中外急，如循刀刃责责然，如新张弓弦，色青白不泽，毛折，乃死。真心脉至，坚而搏，如循薏苡子累累然，色赤黑不泽，毛折，乃死。真肺脉至，大而虚，如以毛羽中人肤，色白赤不泽，毛折，乃死。真肾脉至，搏而绝，如指弹石辟辟然，色黑黄不泽，毛折，乃死。真脾脉至，弱而乍数乍疏，色黄青不泽，毛折，乃死。诸真脏脉见者，皆死不治也。

黄帝曰：见真脏曰死，何也？

岐伯曰：五脏者，皆禀气于胃，胃者五脏之本也。脏气者，不能自致于手太阴，必因于胃气，乃至于手太阴也。故五脏各以其时，自为而至于手太阴也。故邪气胜者，精气衰也。故病甚者，胃气不能与之俱至于手太阴，故真脏之气独见。独见者病胜脏也，故曰死。

帝曰：善。

黄帝曰：凡治病，察其形气色泽，脉之盛衰，病之新故，乃治之，无后其时。形气相得，谓之可治；色泽以浮，谓之易已；脉从四时，谓之可治。脉弱以滑，是有胃气，命曰易治。取之以时。形气相失，谓之难治；色夭不泽，谓之难已；脉实以坚，谓之益甚；脉逆四时，为不可治。必察四难而明告之。

所谓逆四时者，春得肺脉，夏得肾脉，秋得心脉，冬得脾脉，其至皆悬绝沉涩者，命曰逆。四时未有脏形，于春夏而脉沉涩，秋冬而脉浮大，名曰逆四时也。病热脉静，泄而脉大，脱血而脉实，病在中脉实坚，病在外脉不实坚者，皆难治。

黄帝曰：余闻虚实，以决死生，愿闻其情。

岐伯曰：五实死，五虚死。

帝曰：愿闻五实五虚。

岐伯曰：脉盛、皮热、腹胀、前后不通、闷瞀⑪，此谓五实。脉细、皮寒、气少、泄利前后、饮食不入，此谓五虚。

帝曰：其时有生者，何也？

岐伯曰：浆粥入胃，泄注止，则虚者活；身汗得后利，则实者活。此其候也。

注释

①愊愊：倦闷不舒的意思。②营：是兵营，因冬主闭藏，所以脉象沉潜，像兵固守于营一样。③眇（miǎo）：在季肋下夹背两旁空软之处。④重强：就是胃气过强的意思。⑤道在于一：是指人身之神气，也就是说五脏的神气。五脏的互相贯通，必须在神气充足的情况下进行，才能

维持其正常规律，如有某一个脏的神气偏盛或偏衰，那么，五脏的遗传就不能正规了，因而说道在于一。⑥蛊（gǔ）：在久病的情况下，病人日趋消瘦，好像被虫蚀一样叫作蛊。⑦瘛（chì）：与瘈同义，为全身筋脉拘急的现象。⑧大骨：指人体肩、脊、腰、膝等较大的骨骼。⑨大肉：指人体之腿、臂、臀等肌肉较肥厚的部位。⑩破䐃（jùn）：肘髀高起的肉叫䐃，破䐃是说久病的人，该处的肌肉破败。⑪闷瞀（mào）：目昏而视物不明。

译文

黄帝问：春季脉象如琴弦而称弦脉，怎样才能算弦呢？

岐伯答：春脉与肝脏对应，属东方之木，因此春脉也就是肝脉。春季万物开始生发，所以脉气来时，软弱轻虚而滑，正、直而长，这便称为弦，是春季正常的脉象，如与这种脉象相反则是病脉。

黄帝问：怎样才称作相反呢？

岐伯说：其脉气来时，实而有力，这叫作太过，主病在外；如脉来不实而微弱，这叫作不及，主病在里。

黄帝道：春脉太过与不及，发生的病变怎样？

岐伯说：太过会使人记忆力衰退，精神恍惚，头昏而两目视物旋转，而发生巅顶疾病；其不及会使人胸部作痛，牵连背部，往下则两侧胁肋部位胀满。

黄帝道：讲得对！

黄帝问：夏时的脉象如钩，怎样才算钩？

岐伯说：夏脉主应心脏，属南方之火，在这个季节里，万物生长茂盛，因此脉气来时充盛，去时轻微，犹如钩之形象，所以叫作钩脉，假如违反了这种现象，就是病脉。

黄帝道：怎样才称作相反呢？

岐伯说：其脉气来盛去亦盛，这叫作太过，主病在外；如脉气来时不盛，去时反充盛有余，这叫作不及，主病在里。

黄帝道：夏脉太过与不及，发生的病变怎样？

岐伯说：太过会使人身体发热，骨痛，热邪侵淫成疮；不及会使人心虚作烦，上部出现咳嗽涎沫，下部出现失气下泄。

黄帝道：讲得对！

黄帝问：秋天的脉象如浮，怎样才算浮？

岐伯说：秋脉主应肺脏，属西方之金，在这个季节里，万物收成，因此脉气来时轻虚以浮，来急去散，所以叫作浮。假如违反了这种现象，就是病脉。

黄帝道：怎样才称作相反呢？

岐伯说：其脉气来浮软而中央坚、两旁虚，这叫作太过，主病在外；其脉气来浮软而微，这叫作不及，主病在里。

黄帝道：秋脉太过与不及，发生的病变怎样？

岐伯说：太过会使人气逆、背部作痛，倦闷而不舒畅；其不及会使人呼吸气短，咳嗽气喘，其上逆而出血，喉间有喘息声音。

黄帝道：讲得对！

黄帝问：冬时的脉象如营，怎样才算营？

岐伯说：冬脉主肾脏，属北方之水，在这个季节里，万物闭藏，因此脉气来时沉而濡润，所以叫作营。假如违反了这种现象，就是病脉。

黄帝道：怎样才称作相反呢？

岐伯说：其脉来如弹石一般坚硬，这叫作太过，主病在外；如脉象浮软，这叫作不及，主病在里。

黄帝道：冬脉太过与不及，发生的病变怎样？

岐伯说：太过会使人精神不振、身体懈怠、脊骨疼痛、气短、懒于说话；不及则使人心如悬，如同腹中饥饿一般，季胁下空软部位清冷，脊骨作痛，少腹胀满，小便异常。

黄帝道：讲得对！

黄帝道：春夏秋冬四时的脉象，有逆有从，其变化各异，但独未论及脾脉，究竟脾脉主何时令？

岐伯说：脾脉属土，位居中央为孤脏，以灌溉四旁。

黄帝道：脾脉的正常与异常可以得见吗？

岐伯说：正常的脾脉不可能见到，有病的脾脉是可以见到的。

黄帝道：有病的脾脉怎样？

岐伯说：其来如水之流散，这叫作太过，主病在外；其来尖锐如鸟之喙，这叫作不及，主病在中。

黄帝道：先生说脾为孤脏，位居中央属土，以灌溉四旁，它的太过和不及各发生什么病变呢？

岐伯说：太过会使人四肢不能举动，不及则使人九窍不通，身重难舒。

黄帝惊悟肃然起立，拜礼道：很好！我懂得诊脉的要领了，这是天下极其重要的道理。考察五色和四时脉象的变化，诊察脉象的正常和异常，总的精神在于一个“神”字。神的功用运转不息，向前而不能回却，倘若回而不转，就失掉它的生机了。极其重要的道理往往迹象不显而尽于微妙之中，把它著录在玉版上面，藏于枢要内府，每天早上诵读，称它为《玉机》。

五脏疾病的转变，是受病气于其所生之脏，传于其所胜之脏，病气留舍于生我之脏，死于我所不胜之脏。当病到将要死的时候，必先传行于克我之脏，病者乃死。这是病气的逆传。

肝受病气于心脏，而又传行于脾脏，其病气留舍于肾脏，传到肺脏而死。

心受病气于脾脏，而又传行于肺，其病气留舍于肝脏，传到肾脏而死。

脾受病气于肺脏，而又传行于肾，其病气留舍于心脏，传到肝脏就死了。

肺受病气于肾脏，传行于肝脏，病气留舍于脾脏，传到心脏而死。

这些都为病气逆转致死。以一日一夜划分为五个阶段，分属五脏，就可以推测死的时间的早晚。

肾受病气于肝脏，传行于心脏，病气留舍于肺，传到脾脏而死。

黄帝道：五脏是相通的，病气的转移都有一定的次序。假如五脏有病，则各传其所胜。若不能掌握治病的时机，那么三个月或六个月，少则三天或六天，传遍五脏就会死了，这是相克的传变情况。所以说：能辨别三阳的，可以知道病从何经而来；能辨别三阴的，可以知道病人的死生之期，这就是说，直到他至其所不胜则死。

风为六淫之首，所以说它是百病之长。风寒中人，使人毫毛直竖，皮肤闭而发热，在这个时候，可用发汗的方法治疗；至风寒入于经络，发生麻痹或肿痛等症状，此时可用汤熨（热敷）及火罐、艾灸、针刺等方法来祛散。如果不及时治疗，病气内传于肺，叫作肺痹，发为咳嗽上气。如果还不治疗，就会从肺传到肝，这就叫作肝痹，又叫作肝厥，发生胁痛、不欲食的症状，在这个时候，可用按摩或针刺等方法，如不及时治疗，就会传行于脾，叫作脾风，发生黄疸、腹中热、烦心、小便黄等症状，在这个时候，可用按摩、药物或汤浴等方法。如再不治，就会传行于肾，叫作疝瘕，少腹蓄热疼痛、小便色白而混浊，又叫作蛊病，在这个时候，可用按摩，或用药物。如再不治，病就由肾传心，发生筋脉牵引拘挛，叫作瘛病，在这个时候，可用灸法，或用药物。如再不治，十日之后当会死亡。倘若病邪由肾传心，心又复反传于肺脏，发为寒热，就会三日即死，这是疾病传行的一般次序。假如忽然暴发的病，就不必根据这个相传的次序而治。有些病不是依这个次序传变的，如忧、恐、悲、喜、怒情志之病，病邪就不依照这个次序相传，而使人大病。如因喜极伤心，心虚则肾气相乘；或因大怒，则肺气乘肝；或因思虑，则肝气乘脾；或因惊恐，则肾气虚，脾气乘肾；或因大忧，则肺气内虚，心气乘肺。这是五志激动，使病邪不以次序传变的道理。所以病虽有五，及其传化，就有五五二十五变。所谓传化，就是相乘的名称。

大骨软弱，大肉瘦削，胸中气满，呼吸困难，呼吸时身体振动，为期六个月就要死亡，见了真脏脉，就可以预知死日。大骨软弱，大肉瘦削，胸中气满，呼吸困难，胸中疼痛，牵引肩颈，一个月之内就要死亡，若见到真脏脉，就可以预知死日。大骨软弱，大肉瘦削，胸中气满，呼吸困难。胸中疼痛，牵引肩项，全身发热，脱肉破䐃，真脏脉现，十个月之内就要死亡。大骨软弱，大肉瘦削，两肩下垂，骨髓内消，动作衰颓，真脏脉未出现，为期一年死亡，若见到真脏脉，就可以预知死日。大骨软弱，大肉瘦削，胸中气满，腹中痛，心中气郁不舒，肩项身上俱热，破䐃脱肉，目眶下陷，真脏脉出现，精脱目不见人，立即死亡。如尚能见人，是精未全脱，到了其所不胜之时便死亡了。如果正气暴虚，外邪陡然中人，仓促获病，五脏气机闭塞，周身脉道不通，气不往来，如从高坠下，或落水淹溺一样，猝然的病变，就无法预测死期了。其脉息绝而不至，一吸脉来五六至，虽然形肉不脱，真脏不见，仍然是要死亡的。

肝脏之真脏脉至，中外劲急，如按在刀口上一样锋利，或如按在琴弦上一样硬直，面部显青白颜色而不润泽，毫毛枯焦乃死。心脏之真脏脉至，坚实而搏于指，就如抚按薏苡子一般，面色赤黑、没有光泽，毫无枯焦，即死。肺脏的真脏脉至，大而空虚，好像毛羽触人皮肤一般轻虚，面部显白赤颜色而不润泽，毫毛枯焦，就要死亡。肾脏的真脏脉至，脉象坚而沉，或如以指弹石一样坚实，面部显黑黄之色而不润泽，毫毛枯焦，就要死亡。脾脏的真脏脉至，软弱无力，快慢不匀，面部显黄青颜色而不润泽，毫毛枯焦，就要死亡。总之，凡是见到五脏真脏脉的，皆为不治之死候。

黄帝道：见到真脏脉象，就要死亡，是什么道理？

岐伯说：五脏的营养，都赖于胃腑水谷之精微，因此胃是五脏的根本。故五脏之脏气不能自行到达于手太阴寸口，必须赖借胃气的敷布，才能达于手太阴。因此五脏之气能够在其所主之时出现于手太阴寸口，就是有了胃气。如果邪气胜，必定使精气衰。因此病气严重时，胃气就不能与五脏之气一起到达手太阴，而为某一脏真脏脉象单独出现，真脏独见，是邪气胜而脏气伤，所以说是要死亡的。

黄帝道：讲得对！

黄帝道：大凡治病，必先诊察形体盛衰，气之强弱，色之润枯，脉之虚实，病之新久，然后及时治疗，不能错过时机。病人形气相称，是可治之症；面色光润鲜明，病亦易愈；脉搏与四时相适应，亦为可治；脉来弱而流利，是有胃气的现象，属于容易治的病。以上的病都是易治的，必须抓紧时间进行治疗。形气不相称，此谓难治；面色枯槁、没有光泽，病亦难愈；脉实而坚，病必加重；脉与四时相逆，为不可治。必须审察这四种难治之症，清楚地告诉病人。

所谓脉与四时相逆，是春见到肺脉，夏见到肾脉，秋见到心脉，冬见到脾脉，其脉皆悬绝无根，或沉涩不起，这就叫作逆四时。如五脏脉气不能随着时令表现于外，在春夏的时令，反见沉涩的脉象，秋冬的时令，反见浮大的脉象，这也叫作逆四时。热病脉宜洪大而反静，泄泻脉应小而反大，脱血脉应虚而反实，病在中而脉不实坚，病在外而脉反坚实。这些都是症脉相反的情况，皆难治。

黄帝道：我听说根据虚实的病情可以预决死生，希望告诉我其中的道理！

岐伯说：五实死，五虚亦死。

黄帝道：请问什么叫作五实、五虚？

岐伯说：脉盛是心受邪盛，皮热是肺受邪盛，腹胀是脾受邪盛，二便不通是肾受邪盛，闷瞀是肝受邪盛，这叫作五实。脉细是心气不足，皮寒是肺气不足，气少是肝气不足，泄泻是肾气不足，饮食不入是脾气不足，这叫作五虚。

黄帝问：为什么有人患了五实、五虚也可以痊愈呢？

岐伯答：经治疗如能吃些粥浆之类的流食，慢慢使胃气得到恢复，大便泄泻也会逐渐停止，由于正气不再损散，五虚也可以痊愈；假如原本五虚身热无汗，经治疗而得汗，大小便通畅、邪气外达则五实也可以得到痊愈。这便是有的五虚、五实能够治愈的诀窍。

三部九候论篇第二十

原文

黄帝问曰：余闻九针于夫子，众多博大，不可胜数。余愿闻要道，以属子孙，传之后世，著之骨髓，藏之肝肺，歃血[①]而受，不敢妄泄，令合天道，必有终始，上应天光星辰历纪，下副四时五行。贵贱更立，冬阴夏阳，以人应之奈何？愿闻其方。

岐伯对曰：妙乎哉问也！此天地之至数。

帝曰：愿闻天地之至数，合于人形血气，通决死生，

为之奈何？

岐伯曰：天地之至数，始于一，终于九焉。一者天，二者地，三者人，因而三之，三三者九，以应九野。故人有三部，部有三候，以决死生，以处百病，以调虚实，而除邪疾。

帝曰：何谓三部？

岐伯曰：有下部，有中部，有上部，部各有三候，三候者，有天有地有人也，必指而导之，乃以为真。故下部之天以候肝，地以候肾，人以候脾胃之气。

帝曰：中部之候奈何？

岐伯曰：亦有天，亦有地，亦有人。天以候肺，地以候胸中之气，人以候心。

帝曰：上部以何候之？

岐伯曰：亦有天，亦有地，亦有人。天以候头角之气，地以候口齿之气，人以候耳目之气。三部者，各有天，各有地，各有人。三而成天，三而成地，三而成人，三而三之，合则为九。九分为九野，九野为九脏。故神脏五，形脏四，合为九脏。五脏已败，其色必夭，夭必死矣。

帝曰：以候奈何？

岐伯曰：必先度其形之肥瘦，以调其气之虚实，实则泻之，虚则补之。必先去其血脉，而后调之，无问其病，以平为期。

帝曰：决死生奈何？

岐伯曰：形盛脉细，少气不足以息者危。形瘦脉大，胸中多气者死。形气相得者生，参伍[②]不调者病。三部九候皆相失者死。上下左右之脉相应如参舂[③]者病甚。上下左右相失不可数者死。中部之候虽独调，与众脏相失者死，中部之候相减者死。目内陷者死。

帝曰：何以知病之所在？

岐伯曰：察九候独小者病，独大者病，独疾者病，独迟者病，独热者病，独寒者病，独陷下者病。

以左手足上，上去踝五寸按之，庶右手足当踝而弹之，其应过五寸以上蠕蠕然者，不病；其应疾，中手浑浑然者，病；中手徐徐然者，病；其应上不能至五寸，弹之不应者，死。

是以脱肉身不去者，死。中部乍疏乍数者，死。其脉代而钩者，病在络脉。九候之相应也，上下若一，不得相失。一候后则病，二候后则病甚，三候后则病危。所谓后者，应不俱也。察其腑脏，以知死生之期。必先知经脉，然后知病脉。真脏脉见者，胜死。足太阳气绝者，其足不可屈伸，死必戴眼④。

帝曰：冬阴夏阳，奈何？

岐伯曰：九候之脉，皆沉细悬绝者为阴，主冬，故以夜半死。盛躁喘数者为阳，主夏，故以日中死。是故寒热病者，以平旦死。热中及热病者，以日中死。病风者，以日夕死。病水者，以夜半死。其脉乍疏乍数、乍迟乍疾者，日乘四季死。形肉已脱，九候虽调，犹死。七诊虽见，九候皆从者，不死。所言不死者，风气之病，及经月之病，似七诊⑤之病而非也，故言不死。若有七诊之病，其脉候亦败者死矣。必发哕噫。必审问其所始病，与今之所方病，而后各切循其脉，视其经络浮沉，以上下逆从⑥循之。其脉疾者不病，其脉迟者病，脉不往来者死。皮肤著者死。

帝曰：其可治者奈何？

岐伯曰：经病者，治其经；孙络病者，治其孙络血；

血病身有痛者，治其经络。其病者在奇邪，奇邪[7]之脉则缪刺[8]之。留瘦不移，节而刺之。上实下虚，切而从之，索其结络脉，刺出其血，以见通之。瞳子高者，太阳不足；戴眼者，太阳已绝。此决死生之要，不可不察也。手指及手外踝上五指留针。

注释

①歃（shà）血：古时有歃血定盟的仪式，是坚决执行自己誓言。②参伍：当错综复杂讲。形容脉象不匀整。③参舂（chōng）：用石臼捣谷物，形容脉象没有次序。④戴眼：目睛上窜。⑤七诊：脉来独大、独小、独迟、独疾、独寒、独热、独陷下，谓之七诊。⑥逆从：逆是逆治，从是从治。逆治是治其病势，如以寒攻热之类。从治是从其病情，如寒因寒用之类。⑦奇邪：邪留于络脉，而不传于经的叫奇邪。⑧缪刺：是左病刺右，右病刺左的针刺方法。

译文

黄帝问：我听了先生讲述九候的道理后，觉得丰富广博，难以尽述。我现在希望了解其中主要的道理，以便嘱咐子孙、传于后世。我一定会将这些话铭藏肺腑，永志不忘，并遵守誓约，永不妄泄，使这些道理合于天体的运行规律，终始不息，上与日月星辰的运转相应，下与四时五行阴阳盛衰的变化相合。就五行来说有盛有衰，人怎样适应四气更迭、秋冬为阴、春夏为阳的规律？希望你讲解一下这里的道理。

岐伯回答说：问得多好啊！这是天地间至为深奥的道理。

黄帝道：我愿闻天地的至数，让它与人的形体气血相通，并决断死生，怎么才能做到？

岐伯说：天地的至数，开始于一，终止于九。一，奇数，为阳，代表天；二，偶数，为阴代表地。人生天地之间，故以三代表人。天地人合而为三，三三为九，以应九野之数。所以人有三部，每部各有三候，可以用其来决断死生，诊断百病，从而调治虚实、祛除病邪。

黄帝道：什么叫作三部呢？

岐伯说：有下部，有中部，有上部。每部各有三候，所谓三候，是以天、地、人来代表的。必须有老师的当面指导，方能懂得部候准确之处。下部之天可以诊察肝脏的病变，下部之地可以诊察肾脏之病变，下部之人可以诊察脾胃之病变。

黄帝道：中部的诊察情况如何？

岐伯说：中部亦有天、地、人三候。中部之天可以诊察肺脏之病变，中部之地可以诊察胸中之病变，中部之人可以诊察心脏之病变。

黄帝道：上部的诊察情况如何？

岐伯说：上部也有天、地、人三候。上部之天可以候头角之病变，上部之地可以诊察口齿之病变，上部之人可以诊察耳目之病变。三部之中，各有天、各有地、各有人。三候为天，三候为地，三候为人，三三相乘，合为九候。脉之九候以应地之九野，地之九野以应人之九脏。所以人有肝、肺、心、脾、肾五神脏和膀胱、胃、大肠、小肠四形脏，合为九脏。若五脏已败，必见神色枯槁，枯槁者是病情危重，乃至死亡征象。

黄帝道：诊察的方法如何？

岐伯说：必先度量病人的身形肥瘦，了解它的虚实，实症用泻法，虚症用补法。但必先去除血脉中的凝滞，而后调补气血的不足，不论治疗什么病都以达到气血平调为准则。

黄帝道：怎样决断死生？

岐伯说：形体盛，脉反细，气短，呼吸困难，则危。如形体瘦弱，脉反大，胸中喘满而多气的是死症。一般而论，形体与脉一致的主生，若脉来三五不调者主病。三部九候之脉与疾病完全不相适应的，主死。上下、左右之脉，相应指如舂杵捣谷，参差不齐，病必严重。若见上下、左右之脉相差甚大，而又息数错乱不可计数的，是死亡的征候。中部之脉虽然独自调匀，而与其他众脏不相协调的，也是死候。中部之脉衰减，与其他各部不相协调的，也是死候。目内陷的为正气衰竭的现象，也是死候。

黄帝道：怎样知道病的部位呢？

岐伯说：从诊察九候脉的变化，就能得知病变部位。九候之中，有一部独小，或独大，或独疾，或独迟，或独热，或独寒，或独陷下（沉伏），都是有病的现象。

以左手加于病人的左足上，距离内踝五寸处按着，以右手指在病人足内踝上弹之，医者之左手即有振动的感觉。如其振动的范围超过五寸以上，蠕蠕而动，为正常现象；如其振动急剧而大，应手快速而浑乱不清的，为病态；若振动微弱，应手迟缓，应为病态；如若振动不能上及五寸，用较大的力量弹之，仍没有反应，是为死候。

身体极度消瘦，体弱不能行动，是死征。中部之脉或快或慢，无规律，为气脉败乱之兆，亦为死征。如脉代而钩，为病在络脉。九候之脉，应相互适应，上下如一，不应该有参差。如九候之中有一候不一致，则病必危险。所谓不一致，就是九候之间脉动的不相应。诊察病邪所在之脏腑，以知死生的时间。临症诊察，必先知道正常之脉，然后才能知道有病之脉。若见到真脉脉象，胜己的时间便要死亡。足太阳经脉气绝，则两足不能屈伸，死亡之时，必两目上视。

黄帝道：冬为阴，夏为阳，脉象如何与之相应？

岐伯说：九候的脉象，都是沉细悬绝的，为阴，冬令死于阴气极盛之夜半。如脉盛大、躁动、喘而疾数的，为阳，主夏令，所以死于阳气旺盛之日中。寒热交作的病，死于阴阳交会的平旦之时。热中及热之病，死于日中阳极之时。病风，死于傍晚阳衰之时。病水，死于夜半阴极之时。其脉象忽疏忽数，忽迟忽急，乃脾气内绝，死于辰戌丑未之时，也就是平旦、日中、日夕、夜半、日乘四季的时候。若形坏肉脱，虽九候协调，犹是死亡的征象。假使七诊之脉虽然出现，而九候都顺于四时的，就不一定是死候。所说不死的病，指心感风病，或月经之病，虽见类似七诊之病脉，而实不相同，所以说不是死候。若七诊出现、其脉候有败坏现象的，这是死征，死的时候必发呃逆等征候。因此治病之时，必须详细询问他的起病情形和现在的症状，然后按各部分，切其脉搏以观察其经络的浮沉，以及上下逆顺。如其脉来流利的，不病；脉来迟缓的，为病；脉不往来的，是死候；久病肉脱，皮肤干枯着于筋骨的，亦是死候。

黄帝道：那些可治的病，应怎样治疗呢？

岐伯说：病在经的，刺其经；病在孙络的，刺孙络使其出血；血病而有身痛症状的，则治其经与络。若病邪留在大络，则用右病刺左、左病刺右的缪刺法治之。若邪气久留不移，应根据情况刺之。上实下虚，当切按其脉来探索其脉络郁结的所在，刺出其血，以通其气。两目上视而又眼珠凝定不动的，为太阳经脉之气败绝，必死无疑。这是判断疾病预后死生的要诀，临床中不可不认真研究。

经脉别论篇第二十一

原文

黄帝问曰：人之居处、动静、勇怯，脉亦为之变乎？

岐伯对曰：凡人之惊恐恚劳动静，皆为变也。是以夜行则喘出于肾，淫气[①]病肺。有所堕恐，喘出于肝，淫气害脾。有所惊恐，喘出于肺，淫气伤心。度水跌仆，喘出于肾与骨，当是之时，勇者气行则已，怯者则着而为病也。故曰：诊病之道，观人勇怯骨肉皮肤，能知其情，以为诊法也。故饮食饱甚，汗出于胃；惊而夺精，汗出于心；持重远行，汗出于肾；疾走恐惧，汗出于肝；摇体劳苦，汗出于脾。故春秋冬夏，四时阴阳，生病起于过用，此为常也。

食气入胃，散精于肝，淫气于筋。食气入胃，浊气归心，淫精于脉。脉气流经，经气归于肺，肺朝百脉，输精于皮毛。脉合精，行气于腑。腑精神明，留于四脏。气归于权衡，权衡以平，气口成寸，以决死生。饮入于胃，游溢精气，上输于脾；脾气散精，上归于肺，通调水道，下

输膀胱。水精四布，五经并行，合于四时五脏阴阳，揆度以为常也。

太阳脏独至[②]，厥喘虚气逆，是阴不足阳有余也，表里当俱泻，取之下俞。阳明脏独至，是阳气重并也，当泻阳补阴，取之下俞。少阳脏独至，是厥气也，跻前卒大，取之下俞。少阳独至者，一阳之过也。太阴脏搏者，用心省真，五脉气少，胃气不平，三阴也，宜治其下俞，补阳泻阴。

一阳独啸[③]，少阳厥也，阳并于上，四脉争张，气归于肾，宜治其经络，泻阳补阴。

一阴至，厥阴之治也，真虚痟心[④]，厥气留薄，发为白汗[⑤]，调食和药，治在下俞。

帝曰：太阳脏何象？

岐伯曰：象三阳而浮也。

帝曰：少阳脏何象？

岐伯曰：象一阳也，一阳脏者，滑而不实也。

帝曰：阳明脏何象？

岐伯曰：象大浮也。太阴脏搏，言伏鼓也；二阴搏至，肾沉不浮也。

注释

①淫气：偏胜的病气。②独至：由于一脏偏盛，而其气独至。③啸：在本文中当耳鸣讲。④痟（yuān）心：心痛。⑤发为白汗：白汗二字不知其义，有说是自汗之误，今存疑。

译文

黄帝问道：人们的居住环境、活动、安静、勇敢、怯懦都有所不同，其经脉血气也会随之变化吗？

岐伯回答说：人们处在惊恐、愤怒、疲劳、活动或安静的状态下，其经脉血气都会受到影响而发生变化。所以夜间远行劳累就会扰乱肾气，使肾气不能闭藏而外泄，则气喘出于肾脏，其偏胜之气，就会侵入肺脏。若因坠堕而受到惊吓，就会扰乱肝气，气喘出于肝脏，其偏胜之气就会侵入脾脏。或有所惊恐，惊则神越气乱，扰乱肺气，气喘出于肺脏，其偏胜之气就会侵入心脏。渡水而跌仆，跌仆伤骨，肾主骨，水湿之气通于肾，致肾气和骨气受到扰动，气喘于肾和骨，在这种情况下，身体强健的人，气血通畅，不会出现什么病状，身体衰弱的人，气血留滞，就会出现病状。所以说：诊断疾病，观察病人强衰、骨骼、肌肉、皮肤的变化，便能了解病情，来作为诊病的方法。因此在饮食过饱的时候，食气蒸发而汗出于胃。惊则神气浮越，心气受伤而汗出于心。负重远行的时候，胃劳气越，肾气受伤而汗出于肾。疾走恐惧的时候，由于疾走伤筋，恐惧伤魂，肝气受伤而汗出于肝。疲劳过度的时候，由于脾主肌肉四肢，脾气受伤而汗出于脾。因此春、秋、冬、夏，四季阴阳，其变化都有规律可言，在这些变化中产生的疾病，是过度劳累引起的，这是常理。

五谷入胃，其所化生的一部分精微之气输散到肝脏，再由肝将此精微之气滋养于筋。五谷入胃，其所化生的另一部分精微之气注入于心，再由心将此精气滋养于血脉。血气流行在经脉之中，到达于肺，肺又将血气输送到全身百脉中去，最后把精气输送到皮毛。脉和经脉的精气汇合，又流归于六腑，六腑中精微之气化生神明，周流于四脏。这些正常的生理活动，都要取决于气血阴阳的平衡。气血阴阳平衡，表现在气口的脉搏变化上。气口的脉搏，可以判断疾病的轻重。水液入胃之后，游溢布散其精气，上行输送于脾，经脾的精微布散传输，上归于肺，肺主清肃而司治节，肺气运行，通调水道，下输于膀胱。如此则水精四布，外而布散于皮毛，内而灌输于五脏之经脉，并能合于四时寒暑的变动和五脏阴阳的变化。做出适当的调节，这就是经脉正常的生理现象。

太阳经脉偏盛，则发生厥逆、喘息、虚气上逆等症状，这是阴不足而阳有余，表里两经俱当用泻法，取足太阳经的束骨穴和足少阴经的太溪穴。阳明经脉偏盛，是太阳、少阳之气重并于阳明，当用泻阳补阴的治疗方法，当泻足阳明经的陷谷穴，补太阴经的太白穴。少阳经脉偏盛，是厥气上逆，所以阳跻脉前的少阳脉猝然盛大，当取足少阳经的临泣穴。少阳经脉偏盛而独至，就是少阳太过。太阴经脉鼓搏有力，应当细心地审查是否真脏脉至，若不是真脏外泄，就是五脏之脉均气少，胃气又不平和，这是足太阴脾太过，应当用补阳泻阴的治疗方法，补足阳明之陷谷穴，泻足太阴之太白穴。

二阴经脉偏盛，是少阴厥气上逆，而阳气并越于上，心、肝、脾、肺四脏受其影响，四脏之脉争张于外，病的根源在于肾，应治其表里的经络，泻足太阳经的经穴昆仑、络穴飞扬，补足少阴的经穴复溜，络穴大钟。

一阴经脉偏盛，是厥阴所主，出现真气虚弱，心中酸痛不适的症状，厥气留于经脉与正气相搏而大汗出，应该注意饮食调养和药物的治疗，如用针刺，当取厥阴经下部的太冲穴，以泄其邪。

黄帝说：太阳经的脉象是怎样的呢？

岐伯说：其脉象似三阳之气浮盛于外，所以脉浮。

黄帝说：少阳经的脉象是怎样的呢？

岐伯说：其脉象似一阳经脉一样，滑而不实。

黄帝说：阳明经的脉象是怎样的呢？

岐伯说：其脉象大而浮，太阴经的脉象搏动，虽沉伏而指下仍搏击有力；少阴经的脉象搏动，是沉而不浮。

宝命全形论篇第二十五

| 原文 |

黄帝问曰：天覆地载，万物悉备，莫贵于人。人以天地之气生，四时之法成。君王众庶，尽欲全形，形之疾病，莫知其情，留淫日深，著于骨髓。心私虑之，余欲针除其疾病，为之奈何？

岐伯对曰：夫盐之味咸者，其气令器津泄；弦绝者，其音嘶败；木敷[①]者，其叶发[②]；病深者，其声哕。人有此三者，是谓坏腑，毒药无治，短针无取，此皆绝皮伤肉，血气争矣。

帝曰：余念其痛，心为之乱惑，反甚其病，不可更代。百姓闻之，以为残贼，为之奈何？

岐伯曰：夫人生于地，悬命于天，天地合气，命之曰人。人能应四时者，天地为之父母；知万物者，谓之天子。天有阴阳，人有十二节；天有寒暑，人有虚实。能经天地阴阳之化者，不失四时；知十二节之理者，圣智不能欺也；能存八动[③]之变，五胜[④]更立；能达虚实之数者，独出独入，呿吟[⑤]至微，秋毫在目。

帝曰：人生有形，不离阴阳；天地合气，别为九野，分为四时。月有小大，日有短长，万物并至，不可胜量，虚实呿吟，敢问其方？

岐伯曰：木得金而伐，火得水而灭，土得木而达[⑥]，金得火而缺[⑦]，水得土而绝。万物尽然，不可胜竭。故针有悬布天下者五，黔首[⑧]共余食，莫知之也。一曰治神，二曰知养身，三曰知毒药为真，四曰制砭石小大，五曰知腑脏血气之诊。五法俱立，各有所先。今末世之刺也，虚者实之，满者泄之，此皆众工所共知也。若夫法天则地，随应而动，和之者若响，随之者若影。道无鬼神，独来独往。

帝曰：愿闻其道。

岐伯曰：凡刺之真，必先治神，五脏已定，九候已备，后乃存针。众脉不见，众凶弗闻。外内相得，无以形先，可玩往来，乃施于人。人有虚实，五虚[⑨]勿近，五实[⑩]勿远，

至其当发，间不容瞚[11]。手动若务，针耀而匀。静意视息，观适之变，是谓冥冥[12]，莫知其形，见其乌乌，见其稷稷，徒见其飞，不知其谁，伏如横弩，起如发机。

帝曰：何如而虚？何如而实？

岐伯曰：刺虚者须其实，刺实者须其虚。经气已至，慎守勿失。深浅在志，远近若一。如临深渊，手如握虎，神无营于众物。

| 注释 |

①木敷：在本节是指木气消散。②叶发：在本节是指树叶堕落。③八动：即八风的变动。④五胜：五行各有胜制，胜则贼害，制则生化。⑤呿（qù）吟：开口所出的声叫呿，闭口所出的声叫吟。⑥达："土得木而达"，素问绍识作"土得木而夺"。⑦缺：当破讲。⑧黔（qián）首：当黎民百姓讲。⑨五虚：五脏的精气虚。⑩五实：五邪相乘的实症。⑪瞚（shùn）：目转动。⑫冥冥（míng）：无影无形的意思。

| 译文 |

黄帝问道：天地之间，万物具备，没有一样东西比人更宝贵了。人依靠天地之大气和水谷之精气生存，并随着四时生长收藏规律而生活着，上至君主，下至平民，任何人都愿意保全形体的健康，但是往往有了病，却因病轻而难于察知，让病邪稽留，逐渐发展，日益深沉，乃至深入骨髓，我为之甚感忧虑。我要想解除他们的痛苦，应该怎样办才好？

岐伯回答说：盐味是咸的，当储藏在器具中的时候，看到渗出水来，这就是盐气外泄；琴弦将要断的时候，就会发出嘶破的声音；内部已溃的树木，其枝叶好像很繁茂，实际上外盛中空，极容易萎谢；人在疾病深重的时候，就会产生呃逆。人要是有了这样的现象，说明内脏已有严重破坏，药物和针灸都失去治疗作用，因为皮肤肌肉受伤败坏，血气枯槁，已经很难挽回了。

黄帝道：我很同情病人的痛苦，但思想上有些慌乱疑惑，因治疗不当反使病势加重，又没有更好的方法来替代，人们看到这些，又会认为我残忍粗暴，究竟怎样才好呢？

岐伯说：一个人的生活，和自然界是密切相关联的，天地之气相合，才产生了人。人能适应四时变迁，则自然界的一切，都成为他生命的泉源。能够知道万物生长收藏的道理的人，就是天子了，有条件承受和运用万物。人与自然是相应的，天有阴阳，人有十二骨节；天有寒暑，人有虚实盛衰。能够应天地阴阳的变化，不违背四时的规律，了解十二骨节的道理，就能明达事理，不会被疾病现象弄糊涂了。掌握八风的演变，五行的衰旺，通达病人虚实的变化，就一定能有独到的见解，哪怕对病人的呵欠呻吟及微小的动态，也能够明察秋毫，洞明底细。

黄帝道：人生而有形体，离不开阴阳的变化；天地二气相合而生万物，从经纬上来讲可以分为九野，从气候上来讲可以分为四时，月份有小大，白昼有短长，这都是阴阳消长变化的体现。天地间万物的生长变化更是不可胜数，希望根据患者微细哈欠及呻吟就能判断出疾病的虚实变化。请问运用什么方法，能够提纲挈领，来加以认识和处理呢？

岐伯说：可根据五行变化的道理来分析。木遇到金，就能折伐；火遇到水，就能熄灭；土被木殖，就能疏松；金遇到火，就能熔化；水遇到土，就能遏止。这种变化，万物都是一样的，不胜枚举。所以用针刺来治疗疾病，能够惠泽天下人民的，有五大关键，但人们都弃于不顾，不懂得这些道理。所谓五大关键：一是要精神专一，二是要了解养身之道，三是要熟悉药物真正的性能，四是要注意制定砭石的大小，五是要懂得脏腑血气的诊断方法。能够懂得这五项要道，就可以掌握缓急先后。近世运用针刺，一般的用补法治虚、泻法制满，这是大家都知道的。若能按照天地阴阳的道理，随机应变，那么疗效就能更好，如响之应、如影随形，医学的道理并没有什么神秘的，只要懂得这些道理，就能运用自如了。

黄帝道：希望听你讲讲用针刺的道理。

岐伯说：凡用针，必先集中思想，了解五脏的虚实，三部九候脉象的变化，然后下针。针刺时，必须全神贯注，不为外物所扰。还要注意有没有真脏脉出现，五脏有无败绝现象，外形与内脏是否协调，不能单独以外形为依据，更要熟悉经脉血气往来的情况才可施针于病人。病人有虚实之分，见到五虚，不可草率下针治疗，见到五实，不可轻易放弃针刺治疗，应该掌握针刺的时机，不然在瞬息之间就会错过机会。针刺时手的动作要专一协调，针要洁净而均匀，平心静意，适当的时间好像鸟一样集合，气盛之时好像稷一样繁茂。气之往来，正如见鸟之飞翔，无从捉摸它形迹的起落。所以用针之法，当气未至的时候，应该留针候气，正如横弩之待发，气应的时候，则当迅速起针，正如弩箭之疾出。

黄帝道：怎样治疗虚症？怎样治疗实症？

岐伯说：刺虚症，须用补法，刺实症，须用泻法；当针下感到经气至，则应慎重掌握，不失时机地运用补泻方法。针刺无论深浅，全在灵活掌握，取穴无论远近，候针取气的道理是一致的，针刺时都必须精神专一，好像面临万丈深渊，小心谨慎，又好像手中捉着猛虎那样坚定有力，全神贯注，不为其他事务所分心。

八正神明论篇第二十六

| 原文 |

黄帝问曰：用针之服①，必有法则焉，今何法何则？

岐伯对曰：法天则地，合以天光。

帝曰：愿卒闻之。

岐伯曰：凡刺之法，必候日月星辰，四时八正之气，气定乃刺之。是故天温日明，则人血淖液②而卫气浮；天寒日阴，则人血凝泣而卫气沉。月始生，则血气始精③，卫气始行；月郭④满，则血气实，肌肉坚；月郭空，则肌肉减，经络虚，卫气去，形独居，是以因天时而调血气也。是以天寒无刺，天温无疑；月生无泻，月满无补；月郭空无治。

是谓得时而调之。因天之序，盛虚之时，移光定位[5]，正立而待之。故曰月生而泻，是谓重虚；月满而补，血气盈溢，络有留血，命曰重实；月郭空而治，是谓乱经。阴阳相错，真邪不别，沉以留止，外虚内乱，淫邪乃起。

帝曰：星辰八正四时何候？

岐伯曰：星辰者，所以制日月之行也。八正者，所以候八风之虚邪，以时至者也；四时者，所以分春秋冬夏之气所在，以时调之也。八正之虚邪，而遇之勿犯也。以身之虚，而逢天之虚，两虚相感，其气至骨，入则伤五脏，工候救之，弗能伤也。故曰：天忌不可不知也。

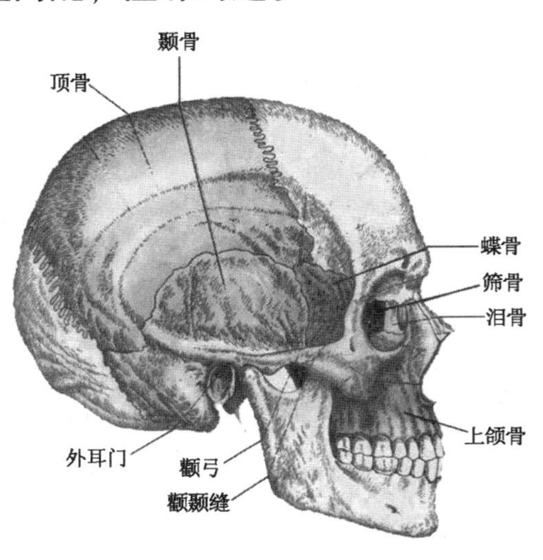

人体骨骼之颅骨侧面

帝曰：善。其法星辰者，余闻之矣，愿闻法往古者。

岐伯曰：法往古者，先知《针经》也。验于来今者，先知日之寒温，月之虚盛，以候气之浮沉，而调之于身，观于立有验也。观于冥冥[6]者，言形气荣卫之不形于外，而工独知之。以日之寒温，月之虚盛，四时气之浮沉，参伍相合而调之。工常先见之，然而不形于外，故曰观于冥冥焉。通于无穷者，可以传于后世也，是故工之所以异也。然而不形见于外，故俱不能见也。视之无形，尝之无味，故谓冥冥，若神仿佛。

虚邪者，八正之虚邪气也。正邪者，身形若用力，汗出，腠理开，逢虚风，其中人也微，故莫知其情，莫见其形。上工救其萌芽，必先见三部九候之气，尽调不败而救之，故曰上工。下工救其已成，救其已败。救其已成者，言不知三部九候之相失，因病而败之也。知其所在者，知诊三部九候之病脉处而治之。故曰守其门户焉，莫知其情而见邪形也。

帝曰：余闻补泻，未得其意。

岐伯曰：泻必用方。方者，以气方盛也，以月方满也，以日方温也，以身方定也。以息方吸而内针，乃复候其方吸而转针，乃复候其方呼而徐引针。故曰泻必用方，其气乃行焉。补必用员。员者行也，行者移也，刺必中其荣，复以吸排针也。故员与方，排针也。故养神者，必先知形之肥瘦，荣卫血气之盛衰。血气者，人之神，不可不谨养。

帝曰：妙乎哉论也！合人形于阴阳四时，虚实之应，冥冥之期，其非夫子孰能通之？然夫子数言形与神，何谓形？何谓神？愿卒闻之。

岐伯曰：请言形，形乎形，目冥冥。问其所病，索之于经，慧然在前。按之不得，不知其情，故曰形。

帝曰：何谓神？

岐伯曰：请言神。神乎神，耳不闻，目明心开而志先，慧然独悟，口弗能言。俱视独见，适若昏，昭然独明，若风吹云，故曰神。三部九候为之原，九针之论不必存也。

| 注释 |

①用针之服：服当事讲。②淖液：就是濡湿润泽的意思。③血气始精：精，流利的意思。④月郭：指月的轮廓而言。⑤移光定位：光指日

光月光言，这是说天的阴晴和月的圆缺。位，指针刺穴位言。就是要根据天的阴晴和月的圆缺，以决定针刺准则。⑥冥冥：就是无形无色。

译文

黄帝问道：用针的技术，必然有一定的方法准则，究竟有什么方法，什么准则呢？

岐伯回答说：要在一切自然现象的演变中去体会。

黄帝道：愿详尽地了解一下。

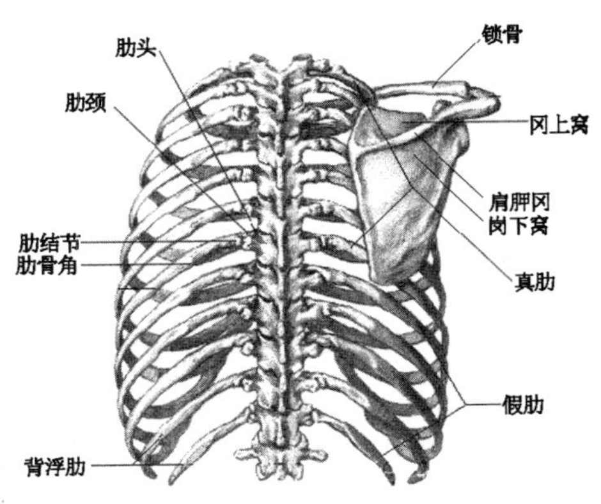

人体胸部骨骼

岐伯说：凡针刺之法，必须观察日月星辰盈亏消长及四时八正之气候变化，方可运用针刺方法。所以气候温和，日色晴朗时，则人的血液流行滑润，而卫气浮于表，血容易泻，气容易行；气候寒冷，天气阴霾，则人的血行也滞涩不畅，而卫气沉于里。月亮初生的时候，血气随月新生，卫气随之畅行；月正圆的时候，则人体血气充实，肌肉坚实；月黑无光的时候，肌肉减弱，经络空虚，卫气衰减，形体独居。所以要顺着天时而调血气。因此，天气寒冷，不要针刺；天气温和，不要迟缓；月亮初生的时候，不可用泻法；月亮正圆的时候，不可用补法；月黑无光的时候，不要针刺。这就是所谓顺着天时而调治气血的法则。因天体运行有一定顺序，故月亮有盈亏盛虚，观察日影的长短，可以定四时八正之气。所以说：月牙初生时而泻，就会使内脏虚弱；月正圆时而补，使血气充溢于表，使络脉中血液留滞，这叫作重实；月黑无光的时候用针刺，就会扰乱经气，叫作乱经。这样的治法必然引起阴阳相错，真气与邪气不分，使病变反而深入，致卫外的阳气虚竭，内守的阴气紊乱，淫邪就将发生了。

黄帝道：星辰、八正、四时如何候察？

岐伯说：观察星辰的方位，可以定出日月循行的度数。观察八节常气的交替，可以测出异常八方之风是什么时候来的、是怎样为害于人的。

观察四时，可以分别春夏秋冬正常气候之所在，以便随时序来调养，可以避免八方不正之气候，不受其侵犯。假如虚弱的体质，再遭受自然界虚邪贼风的侵袭，两虚相感，邪气就可以侵犯筋骨，再深入一步，就可以伤害五脏。懂得气候变化治病的医生，就能及时挽救病人，不至于受到严重的伤害。所以说天时的宜忌，不可不知。

黄帝道：讲得好！关于取法于星辰的道理，我已经知道了，希望你讲讲怎样效法于前人。

岐伯说：要取法和运用前人的学术，先要懂得《针经》。要想把古人的经验验证于现在，必先知道日之寒温，月之盈亏，四时气候的浮沉，而用以调治于病人，就可以看到这种方法是确实有效的。所谓观察其无形无色，就是说荣卫气血的变化虽不显露于外，而医生却能懂得。他从日之寒温、月之盈亏、四时气候之浮沉等，进行综合分析，做出判断，然后进行调治。因此医生对于疾病有先见之明，然而疾病并未显露于外，因此说这是观察于无形无色。能够运用这种方法，通达各种事理，他的经验就可以流传于后世，这是学识经验丰富的医生不同于一般人的地方。然而病情是不显露在表面的，所以一般人都不容易发现，看不到形迹、尝不出味道，所以叫作“冥冥”，好像神灵一般，难以捉摸。

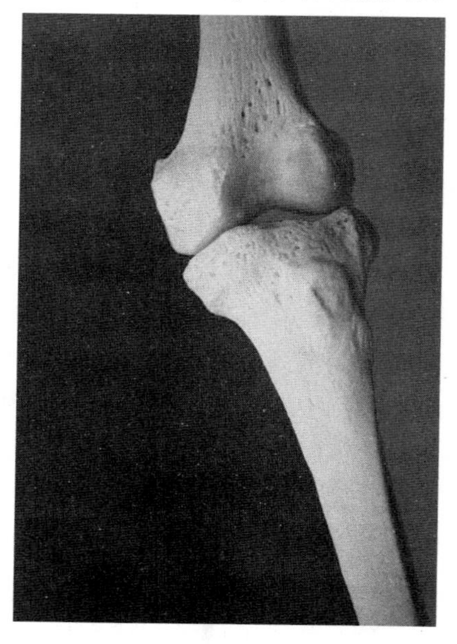

人体骨骼之下部

虚邪，就是四时八节的虚邪贼风。正邪，就是人在劳累时汗出腠理开，偶尔遭受虚风，正邪伤人轻微，没有明显的感觉，也无明显的病状表现，所以一般医生观察不出病情。技术高明的医生，在疾病初起，三部九候之脉气都调和而未败坏之时，就给予早期救治，所以称为“上工”。“下工”临症，是要等疾病已经形成，甚或至于恶化阶段，才进行治疗。所以说下工要等到病成阶段才能治疗，是因为不懂得三部九候的相得相失，致使疾病发展而恶化了。要明了疾病之所在，必从三部九候的脉象中详细诊察，知道疾病的变化，才能进行早期治疗。所以说：掌握三部九候，好像看守门户一样重要，虽然外表尚未见到病情，而医者已经知道疾病的形迹了。

黄帝道：我听说针刺有补泻二法，但不懂得它的意义。

岐伯说：泻法必须掌握一个“方”字。所谓“方”，就是正气方盛，月亮方满，天气方温和，身心方稳定的时候，并且要在病人吸气的时候进针，再等到他吸气的时候转针，还要等他呼气的时候慢慢地拔出针来。所以说泻必用方，才能发挥泻的作用，使邪气泻去而正气运行。补法必须掌握一个“圆”字。所谓“圆”，就是行气，行气就是导移其气以达病所，针刺时必须达到荣分，还要在病人吸气时拔针。所谓“圆”与“方”，并不是指针的形状。一个技术高超且有修养的医生，必须明了病人形体的肥瘦，营卫血气的盛衰。因为血气是人之神的物质基础，不可不谨慎地保养。

黄帝道：多么奥妙的论述啊！把人身之变化和阴阳四时虚实联系起来，这是非常微妙的结合，要不是先生，谁能够弄得懂呢？然而先生屡次说到形如神，究竟什么叫形？什么叫神？请你详尽地讲一讲。

岐伯说：请让我先讲形。所谓形，就是反映于外的体征，体表只能察之概况，但只要问明发病的原因，再仔细诊察经脉变化，则病情就清楚地摆在面前。要是按寻之仍不可得，那么便不容易知道他的病情了，因外部有形迹可察，所以叫作形。

黄帝道：什么叫神？

岐伯说：请让我再讲神。所谓神，就是望而知之，耳朵虽然没有听到病人的主动诉说，但通过望诊，眼中就明了它的变化，亦已心中有数，先得出这一疾病的概念，这种心领神会的迅速独悟，不能用言语来形容。有如观察一个东西，大家没有看到，但他能运用望诊就能够独自看到，有如在黑暗之中，大家都很昏黑，但他能运用望诊就能够昭然独明，好像风吹云散，所以叫作神。诊病时，若以三部九候为之本原，就不必局限于九针的理论了。

热论篇第三十一

原文

黄帝问曰：今夫热病者，皆伤寒之类也。或愈或死，其死皆以六七日之间，其愈皆以十日以上者，何也？不知其解，愿闻其故。

岐伯对曰：巨阳者，诸阳之属也。其脉连于风府，故为诸阳主气也。人之伤于寒也，则为病热，热虽甚不死。其两感于寒[①]而病者，必不免于死。

帝曰：愿闻其状。

岐伯曰：伤寒一日，巨阳受之，故头项痛，腰脊强。二日，阳明受之，阳明主肉，其脉挟鼻络于目，故身热，目疼而鼻干，不得卧也。三日，少阳受之，少阳主胆，其脉循胁络于耳，故胸胁痛而耳聋。三阳经络皆受其病，而未入于脏者，故可汗而已；四日，太阴受之，太阴脉布胃中，络于嗌，故腹满而嗌干。五日，少阴受之，少阴脉贯肾络于肺，系舌本，故口燥舌干而渴。六日，厥阴受之，厥阴脉循阴器而络于肝，故烦懑而囊缩。三阴三阳，五脏六腑皆受病，荣卫不行，五脏不通，则死矣。

其不两感于寒者，七日，巨阳病衰，头痛少愈。八日，阳明病衰，身热少愈。九日，少阳病衰，耳聋微闻。十日，太阴病衰，腹减如故，则思饮食。十一日，少阴病衰，渴止不满，舌干已而嚏。十二日，厥阴病衰，囊纵，少腹微下，大气②皆去，病日已矣。

帝曰：治之奈何？

岐伯曰：治之各通其脏脉，病日衰已矣。其未满三日者，可汗而已；其满三日者，可泄而已。

帝曰：热病已愈，时有所遗者，何也？

岐伯曰：诸遗者，热甚而强食之，故有所遗也。若此者，皆病已衰而热有所藏，因其谷气相薄，两热相合，故有所遗也。

帝曰：善。治遗奈何？

岐伯曰：视其虚实，调其逆从，可使必已矣。

帝曰：病热当何禁之？

岐伯曰：病热少愈，食肉则复，多食则遗，此其禁也。

帝曰：其病两感于寒者，其脉应与其病形何如？

岐伯曰：两感于寒者，病一日，则巨阳与少阴俱病，则头痛，口干而烦懑；二日，则阳明与太阴俱病，则腹满，身热，不欲食，谵言；三日，则少阳与厥阴俱病，则耳聋，囊缩而厥。水浆不入，不知人，六日死。

帝曰：五脏已伤，六腑不通，荣卫不行，如是之后，三日乃死，何也？

岐伯曰：阳明者，十二经脉之长也。其血气盛，故不知人，三日其气乃尽，故死矣。

凡病伤寒而成温者，先夏至日者为病温，后夏至日者为病暑。暑当与汗皆出，勿止。

注释

①两感于寒：伤寒未愈，再感于寒，致脏腑阴阳俱受损伤，叫作两感于寒。②大气：在本文指邪气。

| 译文 |

黄帝问道：现在所说的外感发热的疾病，都属于伤寒一类。其中有的痊愈，有的死亡，死亡的往往在六七日之间，痊愈的都在十日以上，这是什么道理呢？我不知如何解释，想听听其中的道理。

岐伯回答说：太阳经为六经之长，统摄阳分，故诸阳皆隶属于太阳。太阳的经脉连于风府，与督脉、阳维相会，循行于巅背之表，所以太阳为诸阳主气，主一身之表。人感受寒邪以后，就要发热，发热虽重，一般不会死亡；如果阴阳二经表里同时感受寒邪而发病，就难免于死亡了。

黄帝说：我想知道伤寒的症状。

岐伯说：伤寒病一日，为太阳经感受寒邪，足太阳经脉从头下来，侠脊抵腰中，所以头顶痛，腰脊强直不舒。二日阳明经受病，阳明主肌肉，足阳明经脉挟鼻络于目，下行入腹，所以身热目痛而鼻干，不能安卧。三日少阳经受病，少阳主骨，足少阳经脉，循胁肋而上络于耳，所以胸胁痛而耳聋。若三阳经络皆受病，尚未传入脏腑的，都可以发汗而愈。四日太阴经受病，足太阴经脉散布于胃中，上络于咽，所以腹中胀满而咽干。五日少阴经受病，足少阴经脉贯肾、络肺，上系舌本，所以口燥舌干而渴。六日厥阴经受病，足厥阴经脉环阴器而络于肝，所以烦闷而阴囊收缩。如果三阴三阳经脉和五脏六腑均受病，以至营卫不能运行、五脏之气不通，人就要死亡了。

如果病不是阴阳表里两感于寒邪的，则第七日太阳病衰，头痛稍愈；八日阳明病衰，身热稍退；九日少阳病衰，耳聋将逐渐能听到声音；十日太阴病衰，腹满已消，恢复正常，而欲饮食；十一日少阴病衰，口不渴，不胀满，舌不干，能打喷嚏；十二日厥阴病衰，阴囊松弛，渐从少腹下垂。至此，大邪之气已去，逐渐痊愈。

黄帝说：怎么治疗呢？

岐伯说：治疗时，应根据病在何脏何经，分别予以施治，病将日渐衰退而愈。对这类病的治疗原则，一般病未满三日，而邪犹在表的，可发汗而愈；病已满三日，邪已入里的，可以泻下而愈。

黄帝说：热病已经痊愈，常有余邪不尽，是什么原因呢？

岐伯说：凡是余邪不尽的，都是因为在发热较重的时候强进饮食，因而有余热遗留。像这样的病，都是病势虽然已经衰退，但尚有余热蕴藏于内，如勉强病人进食，则必因饮食不化而生热，与残存的余热相搏，则两热相合，又重新发热，因而有余热不尽的情况出现。

黄帝说：好，怎样治疗余热呢？

岐伯说：应诊察病的虚实，或补或泻，予以适当治疗，可使其痊愈。

黄帝说：发热的病人在护理上有什么禁忌呢？

岐伯说：当病人热势稍衰的时候，吃了肉食，病即复发；如果饮食过多，则出现余热不尽，这都是热病应当禁忌的。

黄帝说：表里同伤于寒邪的两感症，其脉和症状是怎样的呢？

岐伯说：阴阳表里同时感受寒邪的两感症：第一日为太阳与少阴两经同时受病，其症状既有太阳的头痛，又有少阴的口干和烦闷；第二日为阳明与太阴两经同时受病，其症状既有阳明的身热、妄语，又有太阳的腹满不欲食；第三日为少阳与厥阴两经同时受病，其症状既有少阳之耳聋，又有厥阴的阴囊收缩和四肢发冷。如果病势发展至水浆不入，神昏不知人的程度，到第六天便死亡了。

黄帝说：病已发展至五脏已伤，六腑不通，营卫不行，像这样的病，三天以后死亡，是什么道理呢？

岐伯说：阴阳为十二经之长，此经脉的气血最盛，所以病人容易神智昏迷。三天以后，阳明的气血已经竭尽，所以死亡。

大凡伤于寒邪而成为温热病的，病发于夏至日以前的就称之为温病，病发于夏至日以后的就称之为暑病。暑病汗出时，可使暑热从汗散泄，所以暑病汗出时，不要制止。

咳论篇第三十八

| 原文 |

黄帝问曰：肺之令人咳，何也？

岐伯对曰：五脏六腑皆令人咳，非独肺也。

帝曰：愿闻其状。

岐伯曰：皮毛者，肺之合也。皮毛先受邪气，邪气以从其合也。其寒饮食入胃，从肺脉上至于肺则肺寒，肺寒则外内合邪，因而客之，则为肺咳。五脏各以其时受病，非其时，各传以与之。人与天地相参，故五脏各以治时感于寒则受病。微则为咳，甚者为泄为痛。乘秋则肺先受邪，乘春则肝先受之，乘夏则心先受之，乘至阴则脾先受之，乘冬则肾先受之。

帝曰：何以异之？

岐伯曰：肺咳之状，咳而喘，息有音，甚则唾血。心咳之状，咳则心痛，喉中介介[①]如梗状，甚则咽肿喉痹。肝咳之状，咳则两胁下痛，甚则不可以转，转则两胠[②]下满。脾咳之状，咳则右胁下痛，阴阴[③]引肩背，甚则不可以动，动则咳剧。肾咳之状，咳则腰背相引而痛，甚则咳涎。

帝曰：六腑之咳奈何？安所受病？

岐伯曰：五脏之久咳，乃移于六腑。脾咳不已，则胃受之；胃咳之状，咳而呕，呕甚则长虫出。肝咳不已，则胆受之；胆咳之状，咳呕胆汁。肺咳不已，则大肠受之，

大肠咳状，咳而遗矢④。**心咳不已，则小肠受之，小肠咳状，咳而失气，气与咳俱失。肾咳不已，则膀胱受之；膀胱咳状，咳而遗溺。久咳不已，则三焦受之；三焦咳状，咳而腹满，不欲食饮。此皆聚于胃，关于肺，使人多涕唾而面浮肿气逆也。**

帝曰：治之奈何？

岐伯曰：治脏者，治其俞；治腑者，治其合；浮肿者，治其经。

帝曰：善。

| 注释 |

①介介：强直之象，形容喉中如有物阻塞的现象。②胠：即胁下。③阴阴：即隐隐之意。④遗矢：矢同屎，遗失指大便不禁。

| 译文 |

黄帝问道：肺脏产生病变会让人咳嗽，这是什么道理？

岐伯回答说：五脏六腑的病变都会使人咳嗽，不止是肺脏而已。

黄帝说：请告诉我各种咳嗽的症状。

岐伯说：皮毛，是与肺脏相配合的。皮毛先感受到了邪气，邪气就会影响到肺脏。再加上吃了寒冷的食物，寒气从胃循着肺脉上于肺脏，引起肺寒，肺寒就会使内外寒邪相合，滞留于肺脏，从而成为肺咳。至于五脏六腑之咳，是五脏各在其所主的时令受病，并非在肺所主之时受病，而是各脏之病传入肺脏的。人和自然界是相应的，故五脏在其所主的时令受到了寒邪就会产生疾病，病状轻微的，会产生咳嗽，严重的，寒气入里就成为腹泻、腹痛。所以在秋天时，肺先受邪；在春天时，肝先受邪；在夏天时，心先受邪；在长夏太阴之时，脾先受邪；在冬天时，肾先受邪。

黄帝道：这些咳嗽怎样鉴别呢？

岐伯说：肺咳的症状，咳而气喘，呼吸有声，甚至唾血。心咳的症状，咳则心痛，喉中好像有东西梗塞一样，甚至咽喉肿痛闭塞。肝咳的症状，咳则两侧胁肋下疼痛，严重的甚至不能行走，如果行走两脚就会浮肿。脾咳的症状，咳则右胁下疼痛，并隐隐然疼痛牵引肩背，甚至不可以动，一动就会使咳嗽加剧。肾咳的症状，咳则腰背互相牵引作痛，甚至咳吐痰涎。

黄帝道：六腑咳嗽的症状如何？是怎样受病的呢？

岐伯说：五脏咳嗽日久不愈，就要传移于六腑。例如脾咳不愈，则胃就受病，胃咳的症状，咳而呕吐，甚至呕出蛔虫。肝咳不愈，则胆就受病，胆咳的症状是咳而呕吐胆汁。肺咳不愈，则大肠受病，大肠咳的症状，咳而大便失禁。心咳不愈，则小肠受病，小肠咳的症状是咳而放屁，而且往往是咳嗽与矢气同时出现。肾咳不愈，则膀胱受病，膀胱咳的症状，咳而遗尿。以上各种咳嗽，如经久不愈，则使三焦受病，三焦咳的症状，咳而腹满，不思饮食。凡此咳嗽，不论由于哪一脏腑的病变，其邪必聚于胃，并循着肺的经脉而影响及肺，才能使人多痰涕，面部浮肿，咳嗽气逆。

黄帝道：治疗的方法怎样？

岐伯说：治五脏的咳，取其腧穴；治六腑的咳，取其合穴；凡咳而浮肿的，可取有关脏腑的经穴分而治之。

黄帝道：讲得好！

痹论篇第四十三

| 原文 |

黄帝问曰：痹之安生？

岐伯对曰：风寒湿三气杂至合而为痹也。其风气胜者为行痹，寒气胜者为痛痹，湿气胜者为著痹也。

帝曰：其有五者何也？

岐伯曰：以冬遇此者为骨痹；以春遇此者为筋痹；以夏遇此者为脉痹；以至阴遇此者为肌痹；以秋遇此者为皮痹。

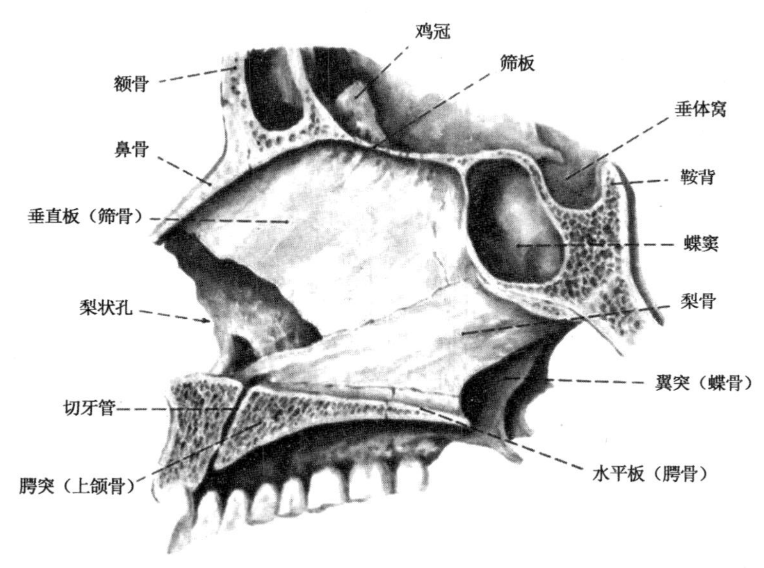

人体解剖之骨性鼻中隔

帝曰：内舍五脏六腑，何气使然？

岐伯曰：五脏皆有合，病久而不去者，内舍其合也。故骨痹不已，复感于邪，内舍于肾；筋痹不已，复感于邪，内舍于肝；脉痹不已，复感于邪，内舍于心；肌痹不已，复感于邪，内舍于脾；皮痹不已，复感于邪，内舍于肺。所谓痹者，各以其时重感于风寒湿之气也。

凡痹之客五脏者，肺痹者，烦满喘而呕。心痹者，脉不通，烦则心下鼓，暴上气而喘，嗌干善噫，厥气上则恐。肝痹者，夜卧则惊，多饮数小便，上为引如怀。肾痹者，

善胀，尻以代踵[①]，脊以代头[②]。脾痹者，四支解堕，发咳呕汁，上为大塞[③]。肠痹者，数饮而出不得，中气喘争，时发飧泄。胞痹者，少腹膀胱按之内痛，若沃以汤[④]，涩于小便，上为清涕。

阴气者，静则神藏，躁则消亡。饮食自倍，肠胃乃伤。淫气[⑤]喘息，痹聚在肺；淫气忧思，痹聚在心；淫气遗溺，痹聚在肾；淫气乏竭，痹聚在肝；淫气肌绝，痹聚在脾。诸痹不已，亦益内也。其风气胜者，其人易已也。

帝曰：痹，其时有死者，或疼久者，或易已者，其故何也?

岐伯曰：其入脏者死，其留连筋骨者疼久，其留皮肤间者易已。

帝曰：其客于六腑者，何也?

岐伯曰：此亦其食饮居处，为其病本也。六腑亦各有俞，风寒湿气中其俞，而食饮应之，循俞而入，各舍其府也。

帝曰：以针治之奈何?

岐伯曰：五脏有俞，六腑有合，循脉之分，各有所发，各随其过，则病瘳也。

帝曰：荣[⑥]卫[⑦]之气，亦令人痹乎?

岐伯曰：荣者，水谷之精气也。和调于五脏，洒陈于六腑，乃能入于脉也，故循脉上下，贯五脏络六腑也。卫者，水谷之悍气也，其气慓疾滑利，不能入于脉也，故循皮肤之中，分肉之间，熏于肓膜，散于胸腹。逆其气则病，从其气则愈。不与风寒湿气合，故不为痹。

帝曰：善。痹，或痛，或不仁，或寒，或热，或燥，或湿，其故何也?

岐伯曰：痛者，寒气多也，有寒故痛也。其不痛不仁者，病久入深，荣卫之行涩，经络时疏，故不痛；皮肤不营，故为不仁。其寒者，阳气少，阴气多，与病相益，故寒也。其热者，阳气多，阴气少，病气胜，阳遭阴，故为痹热。其多汗而濡者，此其逢湿甚也。阳气少，阴气盛，两气相感，故汗出而濡也。

帝曰：夫痹之为病，不痛何也？

岐伯曰：痹在于骨则重，在于脉则血凝而不流，在于筋则屈不伸，在于肉则不仁，在于皮则寒。故具此五者，则不痛也。凡痹之类，逢寒则急，逢热则纵。

帝曰：善。

| 注释 |

①尻以代踵：形容足骨无力不能起立，而以尾骨着地代行的形象。②脊以代头：形容颈骨下倾脊骨上耸的伛偻形象。③大塞：痞闷不通的意思。④若沃以汤：形容皮肤发热，如以热水浸洗一样。⑤淫气：在本节指风寒湿三气而言。⑥荣：当荣养讲，相当于血的功能。⑦卫：当卫护讲，相当于气的功能。

| 译文 |

黄帝问道：痹病是怎样产生的？

岐伯回答说：由风、寒、湿三种邪气杂合伤人而形成痹病。其中风邪偏胜的叫行痹，寒邪偏胜的叫痛痹，湿邪偏胜的叫著痹。

黄帝问道：痹病又可分为五种，为什么？

岐伯说：在冬天得病称为骨痹；在春天得病的称为筋痹；在夏天得病的称为脉痹；在长夏得病的称为肌痹；在秋天得病的称为皮痹。

黄帝问道：痹病的病邪又有内侵而累及五脏六腑的，是什么道理？

岐伯说：五脏都有与其相合的组织器官，若病邪久留不除，就会内犯于相合的内脏。所以，骨痹不愈，再感受邪气，就会内藏于肾；筋痹不愈，再感受邪气，就会内藏于肝；脉痹不愈，再感受邪气，就会内藏于心；肌痹不愈，再感受邪气，就会内藏于脾；皮痹不愈，再感受邪气，就会内藏于肺。总之，这些痹症是各脏在所主季节里重复感受了风、寒、湿气所造成的。

凡痹病侵入到五脏，症状各有不同：肺痹的症状是烦闷胀满，喘逆呕吐；心痹的症状是血脉不通畅，烦躁则心悸，突然气逆上壅而喘息，咽干，易嗳气，厥阴上逆则引起恐惧；肝痹的症状是夜眠多惊，饮水多而小便频数，疼痛循肝经由上而下牵引少腹如怀孕之状；肾痹的症状是腹部易作胀，骨萎而足不能行，行步时臀部着地，脊柱屈曲高耸；脾痹的症状是四肢倦怠无力，咳嗽，呕吐清水，上腹部痞塞不通；肠痹的症状是频频饮水而小便困难，腹中肠鸣，时而发生完谷不化的泄泻；膀胱痹的症状是少腹膀胱部位按之疼痛，如同灌了热水，小便涩滞不爽，上部鼻流清涕。

五脏精气，安静则精神内守，躁动则易于耗散。若饮食过量，肠胃就要受损。致痹之邪引起呼吸喘促，是痹发生在肺；致痹之邪引起忧伤思虑，是痹发生在心；致痹之邪引起遗尿，是痹发生在肾；致痹之邪引起疲乏衰竭，是痹发生在肝；致痹之邪引起肌肉瘦削，是痹发生在脾。总之，各种痹病日久不愈，病变就会进一步向内深入。其中风邪偏胜的容易痊愈。

黄帝问道：患了痹病后，有的死亡，有的疼痛经久不愈，有的容易痊愈，这是什么缘故？

岐伯说：痹邪内犯到五脏则死，痹邪稽留在筋骨间的则痛久难愈，痹邪停留在皮肤间的容易痊愈。

黄帝问道：痹邪侵犯六腑是何原因？

岐伯说：饮食不节、起居失度是导致腑痹的根本原因。六腑也各有腧穴，风、寒、湿邪在外侵及它的腧穴，而内有饮食所伤的病理基础与之相应，于是病邪就循着腧穴入里，留滞在相应的腑。

黄帝问道：怎样用针刺治疗呢？

岐伯说：五脏各有输穴可取，六腑各有合穴可取，循着经脉所行的部位，各有发病的征兆可察，根据病邪所在的部位，取相应的输穴或合穴进行针刺，就可以痊愈了。

黄帝问道：营卫之气亦能使人发生痹病吗？

岐伯说：营是水谷所化生的精气，它平和协调地运行于五脏，散布于六腑，然后汇入脉中，所以营卫气循着经脉上下运行，起到连贯五脏、联络六腑的作用。卫是水谷所化生的悍气，它流动迅疾而滑利，不能进入脉中，所以循行于皮肤肌肉之间，熏蒸于肓膜之间，敷布于胸腹之内。若营卫之气的循行逆乱，就会生病，只要营卫之气顺从调和了，就会痊愈。总的来说，营卫之气若不与风寒湿邪相合，则不会引起痹病。

黄帝说：讲得好！痹病，有的疼痛，有的不痛，有的麻木不仁，有的表现为寒，有的表现为热，有的皮肤干燥，有的皮肤湿润，这是什么缘故？

岐伯说：痛是寒气偏多，有寒所以才痛。不痛而麻木不仁的，系患病日久、病邪深入，营卫之气运行涩滞，致使经络中气血空虚，所以不痛，皮肤得不到营养，所以麻木不仁。表现为寒象的，是由于机体阳气不足，阴气偏盛，阴气助长寒邪之势，所以表现为寒象。表现为痹热的，是由于机体阳气偏盛，阴气不足，偏胜的阳气与偏胜的风邪相结合，所以出现痹热。多汗而皮肤湿润的，是由于感受邪湿太甚，加之机体阳气不足，阴气偏盛，湿邪与偏盛的阴气相结合，所以汗出而皮肤湿润。

黄帝问道：痹病而不甚疼痛是什么缘故？

岐伯说：痹发生在骨则身重，发生在脉则血凝涩而不畅，发生在筋则屈曲不能伸，发生在肌肉则麻木不仁，发生在皮肤则寒冷。如果有这五种情况，就不甚疼痛。凡痹病一类疾患，遇寒则筋脉拘急，遇热则筋脉弛缓。

黄帝道：讲得好。

病能论篇第四十六

原文

黄帝问曰：人病胃脘痈者，诊当何如？

岐伯对曰：诊此者，当候胃脉，其脉当沉细，沉细者气逆，逆者人迎甚盛，甚盛则热；人迎者胃脉也，逆而盛，则热聚于胃口而不行，故胃脘为痈也。

帝曰：善。人有卧而有所不安者，何也？

岐伯曰：脏有所伤，及精有所之寄则安，故人不能悬其病也。

帝曰：人之不得偃卧者，何也？

岐伯曰：肺者，脏之盖也。肺气盛则脉大，脉大则不得偃卧。论在《奇恒阴阳》中。

帝曰：有病厥者，诊右脉沉而紧，左脉浮而迟，不然病主安在？

岐伯曰：冬诊之，右脉固当沉紧，此应四时；左脉浮而迟，此逆四时。在左当主病在肾，颇关在肺，当腰痛也。

帝曰：何以言之？

岐伯曰：少阴脉贯肾络肺，今得肺脉。肾为之病，故肾为腰痛之病也。

帝曰：善！有病颈痈者，或石治之，或针灸治之，而皆已，其真安在？

岐伯曰：此同名异等者也。夫痈气之息者，宜以针开除去之，夫气盛血聚者，宜石而写之。此所谓同病异治也。

帝曰：有病怒狂者，此病安生？

岐伯曰：生于阳也。

帝曰：阳何以使人狂？

岐伯曰：阳气者，因暴折而难决，故善怒也，病名曰阳厥。

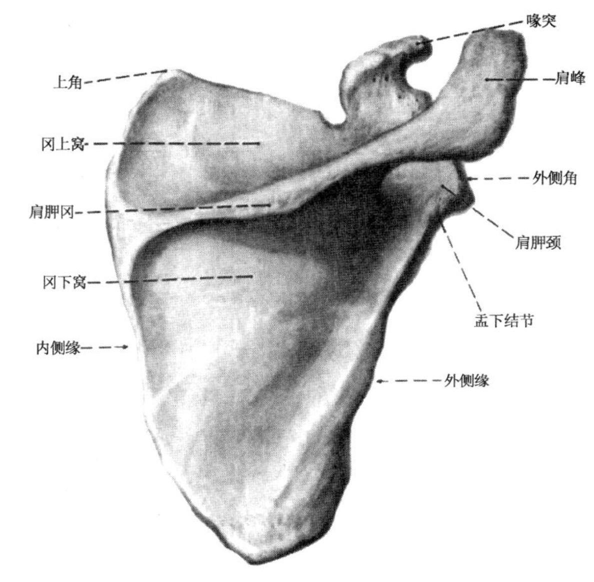

人体解剖之肩胛骨正面

帝曰：何以知之？

岐伯曰：阳明者常动，巨阳少阳不动，不动而动大疾，此其候也。

帝曰：治之奈何？

岐伯曰：夺其食即已。夫食入于阴，长气于阳，故夺其食即已。使之服以生铁洛为饮①。夫生铁洛者，下气疾也。

帝曰：善！有病身热解堕，汗出如浴，恶风少气。此为何病？

岐伯曰：病名曰酒风。

帝曰：治之奈何？

岐伯曰：以泽泻、术各十分，麋衔五分，合，以三指撮，为后饭。

所谓深之细者，其中手如针也；摩之切之，聚者坚也，

博者大也。《上经》者，言气之通天也；《下经》者，言病之变化也；《金匮》者，决死生也；《揆度》者，切度之也；《奇恒》者，言奇病也。所谓奇者，使奇病不得以四时死也；恒者，得以四时死也。所谓揆者，方切求之也，言切求其脉理也；度者，得其病处，以四时度之也。

| 注释 |

①生铁洛为饮：用生铁洛煎之，或用水浸之，滤出其汁饮之。

| 译文 |

黄帝问道：有患胃脘痈病的，应当如何诊断呢？

岐伯回答说：诊断这种病，应当先诊其胃脉，他的脉搏必然沉细，沉细主胃气上逆，上逆则人迎脉过盛，过盛则有热。人迎属于胃脉，胃气逆则跳动过盛，说明热气聚集于胃口而不得散发，所以胃脘发生痈肿。

黄帝说：好。有人睡卧不能安宁，是什么原因呢？

岐伯说：五脏有所伤及，要等到恢复，精神有所寄托，睡卧才能安宁，所以一般人不能测知他是什么病。

黄帝说：人不能仰卧的是什么原因呢？

岐伯说：肺居胸上，为五脏六腑的华盖，如果肺脏为邪气所犯，邪气盛于内则肺的脉络胀大，肺气不利，呼吸急促，故不能仰卧。在《奇恒阴阳》中有这方面的论述。

黄帝说：有患厥病的，诊得右脉沉而紧，左脉浮而迟，不知主病在何处？

岐伯说：冬天诊察其脉象，右脉本来应当沉紧，这是和四时相应的正常脉象；左脉浮迟，则是逆四时的反常脉象。所以病与肺脏相关，主要病变在肾，腰为肾之府，故当有腰痛的症状。

黄帝说：为什么这样说呢？

岐伯说：少阴的经脉贯肾络于肺，现于冬季肾脉部位诊得了浮迟的肺脉，是肾气不足的表现，虽与肺有关，但主要是肾病，故肾病当主为腰痛。

黄帝说：好。有患颈痈病的，或用砭石治疗，或用针灸治疗，都能治好，其治愈的道理何在？

岐伯说：这是病名虽同而程度有所不同的缘故。颈痈属于气滞不行，宜用针刺开导以除去其病；若是气盛壅滞而血液结聚的，宜用砭石以泻其淤血，这就是所谓同病异治。

黄帝说：有患怒狂病的，这种病是怎样发生的呢？

岐伯说：因为阳气逆乱。

黄帝问：为何阳气逆乱会使人发狂？

岐伯说：阳气因为受到突然而强烈的刺激，郁而不畅，气厥而上逆，因而使人善怒发狂，由于此病为阳气厥逆所生，故名“阳厥”。

黄帝说：怎样知道是阳气受病呢？

岐伯说：在正常的情况下，足阳明经脉是常动不休的，太阳、少阳经脉，搏动不明显的太阳、少阳经脉也搏动得大而急疾，这就是病生于阳气的征象。

黄帝说：如何治疗呢？

岐伯说：病人禁止饮食就可以好了。因为饮食经过脾的运化，能够助长阳气，所以禁止病人的饮食，使过盛的阳气得以衰少，病就可以痊愈。同时，再给以生铁落煎水服之，因为生铁落有降气开结的作用。

黄帝说：好。有患全身发热，腰体懈怠无力，汗出多得像洗澡一样，怕风，呼吸短而不畅，这是什么病呢？

岐伯说：病名叫酒风。

黄帝说：如何治疗呢？

岐伯说：用泽泻和白术各十分，麋衔五分，合研为末，每次服三指撮，在饭前服下。

所谓深按而得细脉的，其脉在指下细小如针，必须仔细地按摩切循，凡脉气聚而不散的是坚脉，搏击手指下的是大脉。《上经》是论述人体功能与自然界相互关系的；《下经》是论述疾病变化的；《金匮》是论述疾病诊断、决断死生的；《揆度》是论述脉搏以诊断疾病的；《奇恒》是论述特殊疾病的。所谓奇病，就是不受四时季节的影响而死亡的疾病。所谓恒病，就是随着四时气候的变化而死亡的疾病。所谓揆，是说切按脉搏，以推求疾病的所在及其病理；所谓度，是从切脉得其病处，并结合四时气候的变化进行判断，以知道疾病的轻重宜忌。

奇病论篇第四十七

| 原文 |

黄帝问曰：人有重身，九月而瘖，此为何也？

岐伯对曰：胞之络脉绝也。

帝曰：何以言之？

岐伯曰：胞络者系于肾，少阴之脉，贯肾系舌本，故不能言。

帝曰：治之奈何？

岐伯曰：无治也，当十月复。《刺法》曰：无损不足，益有余，以成其疹[①]。所谓无损不足者，身羸瘦，无用鑱石也；无益其有余者，腹中有形而泄之，泄之则精出而病独擅中。故曰疹成也。

帝曰：病胁下满、气逆，二、三岁不已，是为何病？

岐伯曰：病名曰息积。此不妨于食，不可灸刺，积为导引服药，药不能独治也。

帝曰：人有身体髀股胻皆肿，环脐而痛，是为何病？

岐伯曰：病名曰伏梁，此风根也。其气溢于大肠而著于肓，肓之原在脐下，故环脐而痛也。不可动之，动之为水溺涩之病也。

帝曰：人有尺脉数甚，筋急而见，此为何病？

岐伯曰：此所谓疹筋[2]。是人腹必急，白色黑色见则病甚。

帝曰：人有病头痛，以数岁不已，此安得之？名为何病？

岐伯曰：当有所犯大寒，内至骨髓，髓者以脑为主，脑逆故令头痛，齿亦痛，病名曰厥逆。

帝曰：善。

帝曰：有病口甘者，病名为何？何以得之？

岐伯曰：此五气之溢也，名曰脾瘅。夫五味入口，藏于胃，脾为之行其精气，津液在脾，故令人口甘也。此肥美之所发也，此人必数食甘美而多肥也。肥者令人内热，甘者令人中满，故其气上溢，转为消渴。治之以兰，除陈气[3]也。

帝曰：有病口苦，取阳陵泉，口苦者病名为何？何以得之？

岐伯曰：病名曰胆瘅。夫肝者，中之将也，取决于胆，咽为之使。此人者，数谋而不决，故胆虚气上溢，而口为之苦。治之以胆募、俞，治在《阴阳十二官相使》中。

帝曰：有癃者，一日数十溲，此不足也。身热如炭，颈膺如格，人迎躁盛，喘息，气逆，此有余也。太阴脉微细如发者，此不足也。其病安在？名为何病？

岐伯曰：病在太阴，其盛在胃，颇在肺，病名曰厥，死不治。此所谓得五有余、二不足也。

帝曰：何谓五有余、二不足？

岐伯曰：所谓五有余者，五病之气有余也；二不足者，亦病气之不足也。今外得五有余，内得二不足，此其身不表不里，亦正死明矣。

帝曰：人生而有病巅疾者，病名曰何？安所得之？

岐伯曰：病名为胎病。此得之在母腹中时，其母有所大惊，气上而不下，精气并居，故令子发为巅疾也。

帝曰：有病痝然，如有水状，切其脉大紧，身无痛者，形不瘦，不能食，食少，名为何病？

岐伯曰：病生在肾，名为肾风。肾风而不能食，善惊不已，心气痿者，死。

帝曰：善！

| 注释 |

①疹：当病讲。②疹筋：就是筋病。③陈气：指肠胃中郁积的腐浊之气。

| 译文 |

黄帝问道：有的妇女怀孕九个月而不能说话的，这是什么缘故呢？

岐伯回答说：这是因为胞中的络脉被胎儿压迫，阻绝不通所致。

黄帝说：为什么这样说呢？

岐伯说：宫的络脉系于肾脏，而足少阴肾脉贯于肾上、系于舌本，令胞宫的络脉受阻，肾脉亦不能上通于舌，舌本失养，故不能言语。

黄帝说：如何治疗呢？

岐伯说：不需要治疗，待至十月分娩之后，胞络通，声音就会自然恢复。《刺法》上说：正气不足的不可用泻法，邪气有余的不可用补法，以免因误治而造成疾病。所谓“无损不足”，就是怀孕九月而身体瘦弱的，不可再用针石治疗以伤其正气。所谓“无益有余”，就是说腹中已经怀孕而又妄用泻法，用泻法则精气耗伤，使病邪独据于中，正虚邪实，所以说疾病形成了。

黄帝说：有病胁下胀满，气逆喘促，两三年不好的，是什么疾病呢？

岐伯说：病名叫息积，这种病在胁下而不在胃，所以不妨碍饮食，治疗时切不可用艾灸和针刺，必须逐渐地用导引法疏通气血，并结合药物慢慢调治，若单靠药物也是不能治愈的。

黄帝说：人有身体髀部、股、胫都肿胀，并且环绕肚脐周围疼痛，这是什么疾病呢？

岐伯说：病名叫伏梁。这是由于风邪久留于体内所致，邪气流溢于大肠，而流着于肓膜，因为肓膜的起源在肚脐下部，所以环绕脐部作痛。这种病不可用按摩方法治疗，否则就会造成小便涩滞不利的疾病。

黄帝说：人有尺部脉搏跳动数疾，筋脉拘急外现的，这是什么病呢？

岐伯说：这就是所谓的疹筋病，此人腹部必然拘急，如果面部见到或白或黑的颜色，病情则更加严重。

黄帝说：有人患头痛已经多年不愈，这是怎么得的？叫作什么病呢？

岐伯说：此人当受过严重的寒邪侵犯，寒气向内侵入骨髓，脑为髓海，寒气由骨髓上逆于脑，所以使人头痛，齿为骨之余，故牙齿也痛，病由寒邪上逆所致，所以病名叫作“厥逆”。

黄帝说：好。

黄帝说：有患口中发甜的，病名叫什么？是怎样得的呢？

岐伯说：这是由于五味的经气向上泛溢所致，病名叫脾瘅。五味入于口，藏于胃，其精气上输于脾，脾为胃输送食物的精华，因病津液停留在脾，致使脾气向上泛溢，就会使人口中发甜，这是由肥甘美味所引起的疾病。患这种病的人，必然经常吃甘美而肥腻的食物，肥腻能使人生内热，甘味能使人中满，所以脾运失常，脾热上溢，就会转成消渴病。本病可用兰草治疗，以排除蓄积郁热之气。

黄帝说：有口中发苦的，取足少阳胆经的阳陵泉治疗仍然不愈，这是什么病？是怎样得的呢？

岐伯说：病名叫胆瘅。肝为将军之官，主谋虑，胆为中正之官，主决断，诸谋虑取决于胆，咽部为之外使。患者因屡次谋略而不能决断，情绪苦闷，遂使胆失去正常的功能，胆汁循经上泛，所以口中发苦。治疗时应取胆募穴和背部的胆腧穴，这种治法记载于《阴阳十二官相使》中。

黄帝说：有患癃病，一天要解数十次小便，这是正气不足的现象。同时又有身热如炭火，咽喉与胸膺之间有隔塞不通的感觉，人迎脉躁动急数，呼吸喘促，肺气上逆，这又是邪气有余的现象。寸口脉微细如头发，这也是正气不足的表现。这种病的原因究竟在哪里？叫作什么病呢？

岐伯说：此病是太阴脾脏不足，热邪炽盛在胃，症状却偏重在肺，病的名字叫作厥，属于不能治的死症。这就是所谓五有余、二不足的征候。

黄帝说：什么叫五有余、二不足呢？

岐伯说：所谓五有余就是身热如炭，喘息、气逆等五种病气有余的征候。所谓二不足，就是一日数十溲，脉微细如发两种正气不足征候。现在患者外见五有余，内见二不足，这种病既不能依有余而攻其表，又不能从不足而补其里，所以说是必死无疑了。

黄帝说：人出生以后就患有癫痫病的，病的名字叫什么？是怎样得的呢？

岐伯说：病的名字叫胎病，这种病是胎儿在母腹中得的，由于其母曾受到很大的惊恐，气逆于上而不下，精也随而上逆，精气并聚不散，影响及胎儿，故其子生下来就患癫痫病。

黄帝说：面目浮肿，像有水状，切按脉搏大而且紧，身体没有痛处，形体也不消瘦，但不能吃饭，或者吃得很少，这种病叫什么呢？

岐伯说：这种病发生在肾脏，名叫肾风。肾风病人到了不能吃饭、常常惊恐的阶段，若惊后心气不能恢复，心肾俱败，神气消亡，而为死症。

黄帝说：对！

脉解篇第四十九

| 原文 |

太阳所谓肿腰脽[①]痛者，正月太阳寅，寅太阳也。正月阳气出在上，而阴气盛，阳未得自次也，故肿腰脽痛也。病偏虚为跛者，正月阳气冻解，地气而出也。所谓偏虚者，

冬寒颇有不足者，故偏虚为跛也。所谓彊上引背者，阳气大上而争，故强上也。所谓耳鸣者，阳气万物盛上而跃，故耳鸣也。所谓甚则狂巅疾者，阳尽在上，而阴气从下，下虚上实，故狂巅疾也。所谓浮为聋者，皆在气也。所谓入中为瘖者，阳盛已衰，故为瘖也。内夺而厥，则为瘖俳[②]，此肾虚也，少阴不至者，厥也。

少阳所谓心胁痛者，言少阳戌也，戌者，心之所表也，九月阳气尽而阴气盛，故心胁痛也。所谓不可反侧者，阴气藏物也，物藏则不动，故不可反侧也。所谓甚则跃者，九月万物尽衰，草木毕落而堕，则气去阳而之阴，气盛而阳之下长，故谓跃。

阳明所谓洒洒振寒者，阳明者，午也，五月盛阳之阴也，阳盛而阴气加之，故洒洒振寒也。所谓胫肿而股不收者，是五月盛阳之阴也，阳者衰于五月，而一阴气上，与阳始争，故胫肿而股不收也。所谓上喘而为水者，阴气下而复上，上则邪客于脏腑间，故为水也。所谓胸痛少气者，水气在脏腑也，水者阴气也，阴气在中，故胸痛少气也。所谓甚则厥，恶人与火，闻木音则惕然而惊者，阳气与阴气相薄，水火相恶，故惕然而惊也。所谓欲独闭户牖而处者，阴阳相薄也，阳尽而阴盛，故欲独闭户牖而居。所谓病至则欲乘高而歌，弃衣而走者，阴阳复争，而外并于阳，故使之弃衣而走也。所谓客孙脉则头痛鼻鼽腹肿者，阳明并于上，上者则其孙络太阴也，故头痛鼻鼽腹肿也。

太阴所谓病胀者，太阴子也，十一月万物气皆藏于中，故曰病胀。所谓上走心为噫者，阴盛而上走于阳明，阳明络属心，故曰上走心为噫也。所谓食则呕者，物盛满而上溢，故呕也。所谓得后与气，则快然如衰者，十一月阴气

下衰，而阳气且出，故曰得后与气则快然如衰也。

少阴所谓腰痛者，少阴者申也，七月万物阳气皆伤，故腰痛也。所谓呕咳上气喘者，阴气在下，阳气在上，诸阳气浮，无所依从，故呕咳上气喘也。所谓邑邑不能久立久坐，起则目䀮䀮无所见者，万物阴阳不定未有主也，秋气始至，微霜始下，而方杀万物，阴阳内夺，故目䀮䀮无所见也。所谓少气善怒者，阳气不治，阳气不治，则阳气不得出，肝气当治而未得，故善怒，善怒者，名曰煎厥。所谓恐如人将捕之者，秋气万物未有毕去，阴气少，阳气入，阴阳相薄，故恐也。所谓恶闻食臭者，胃无气，故恶闻食臭也。所谓面黑如地色者，秋气内夺，故变于色也。所谓咳则有血者，阳脉伤也，阳气未盛于上而脉满，满则咳，故血见于鼻也。

厥阴所谓㿗疝、妇人少腹肿者，厥阴者辰也，三月阳中之阴，邪在中，故曰㿗疝少腹肿也。所谓腰脊痛不可以俯仰者，三月一振荣华，万物一俯而不仰也。所谓㿗癃疝肤胀者，曰阴亦盛而脉胀不通，故曰㿗癃疝也。所谓甚则嗌干热中者，阴阳相薄而热，故嗌干也。

| 注释 |

①脽（shuí）：臀部之肉。②俳：当手足瘫痪而不可用讲。

| 译文 |

太阳经有所谓腰肿和臀部疼痛的病，是因为正月属于太阳，而月建在寅。正月是阳气生发的季节，但阴寒之气尚盛，当旺不旺，病及于经，故发生腰肿和臀部疼痛。并有阳气不足而发为偏枯跛足的，是因为正月里阳气促使冰冻解散，地气从下而上生出。所谓偏虚，由于寒冬的影响，阳气颇感不足，若阳气偏虚于足太阳经一侧，则发生偏枯跛足的症状。所谓颈项强急而牵引背部的，是因为阳气剧烈地上升而争引，影响于足太阳经脉，所以发生颈项强急。所谓耳鸣，是因为阳气过盛，好像万物向上盛长而活跃，盛阳循经上逆。所谓阳邪亢盛发生狂病癫痫的，是因为阳气尽在上部，阴气却在下面，下虚而上实，所以发生狂病和癫痫病。所谓逆气上浮而致耳聋的，是因为气分失调，阳气进入内部不能言语。若房事不节而内夺肾精，精气耗散而厥逆，就会发生瘖痱病，这是因为肾虚，少阴精气不至而发生厥逆。

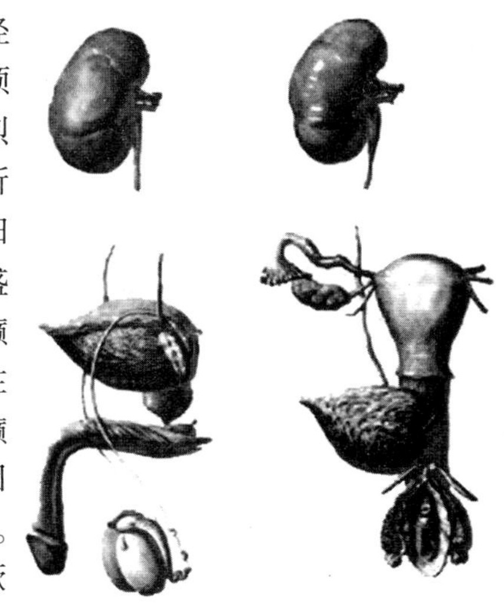

男性与女性的泌尿生殖系统

少阳之所以发生心胁痛的症状，是因少阳属九月，月建在戌，少阳脉散络心包，为心之表，九月阳气将尽，阴气方盛，邪气循经而病，所以心胁部发生疼痛。所谓不能侧身转动，是因为九月阴气盛，万物皆潜藏而不动，少阳经气应之，所以不能转侧。所谓甚则跳跃，是因为九月万物衰败，草木尽落而坠地，人身的阳气也由表入里，阴气旺盛在上部，阳气向下而生长，活动于两足，所以容易发生跳跃的状态。

阳明经有所谓洒洒振寒的症状，是因为阳明旺于五月，月建在午，五月是阳极而生的时候，人体也是一样，阴气加于盛阳之上，故令人飘飘然寒栗。所谓足胫浮肿而腿弛缓不收，是因为五月阳盛极而阴生，阴气始衰，在下初生之一阴，向上与阳气相争，致使阳明经脉不和，故发生足胫浮肿而两腿弛缓不收的症状。所谓因水肿而致喘息的，是由于土不制水，阴气自下而上，居于脏腑之间，水气不化，故为水肿之病，水气上犯肺脏，所以出现喘息的症状。所谓胸部疼痛呼吸少气的，也是由于水气停留于脏腑之间，水液属于阴气，停留于脏腑，上逆于心肺，所以出现胸痛少气的症状。所谓病甚则厥逆，厌恶见人与火光，听到木击的声音则惊恐不已，这是由于阳气与阴气相争，水火不相协调，所以发生惊恐一类的症状。所谓想关闭门窗而独居的，是由于阴气与阳气相争，结果阳气衰，阴气盛，阴盛者喜静，所以病人要关闭门窗，喜欢独居了。所谓病至便要登高唱歌，脱衣服乱跑的症状，是由于阴阳之气相争，邪气外并于阳经使阳气盛，阳主热主动，热盛于上，所以病人喜欢登高而歌，热盛于外，所以弃衣而走。所谓客于孙脉则头痛、鼻塞和腹部胀肿的，是由于阳明经的邪气上逆，若逆于本经的细小络脉，就出现头痛鼻塞的症状，若逆于太阴脾经，就出现腹部肿胀的症状。

太阴经脉有所谓病腹胀的，是因为太阴为阴中至阴，应于十一月，月建在子，此时阴气最盛，万物皆闭藏于中，人气亦然，阴邪循经入腹，所以发生腹肿的症状。所谓上走于心而为嗳气的，是因为阴盛邪，阴邪循脾经上走于阳明胃经，足阳明之正上通于心，心主嗳气，所以说上走于心就会发生嗳气。所谓食入则呕吐的，是因为脾病，食物不能运化，胃中盛满而上溢，所以发生呕吐的症状。所谓得到大便和失气就觉得爽快而病减的，是因为十一月阴气盛极而下衰的，阳气初生，人体也是一样，腹中阴邪得以下行，所以腹胀嗳气的病人待到大便或失气后，就觉得爽快，就像病减轻了似的。

少阴有所谓腰痛的，是因为足少阴经应在七月，月建在申，七月阴气初生，万物肃杀，阳气被抑制，腰为肾之府，故出现腰痛的症状。所谓呕吐、咳嗽、上气喘息的，是因为阴气盛于下，阳气浮越于上而无所依附，少阴脉从肾上贯肝膈入肺中，故出现呕吐、咳嗽、上气喘息的症状。所谓身体衰弱不能久立，久坐起则眼花缭乱、视物不清的，是因为七月秋气始至，微霜始降，阴阳交替尚无定局，万物因受肃杀之气而衰退，人体阴阳之气衰夺，故不能久立，久坐乍起则两目视物不清。所谓少气善怒的，是因为秋天阳气下降，失去作用，少阳经阳气不得外出，阳气郁滞在内，肝气郁结不得疏泄，不能约束其所管，故容易发怒，怒则其逆而厥，叫作煎厥。所谓恐惧不安好像被人捉捕一样，是因为秋天阴气始生，万物尚未尽衰，人体应之，阴气少，阳气入，阴阳交争，循经入肾，故恐惧如人将捕之。所谓厌恶食物气味的，是因为肾火不足，不能温养化源，致使胃气虚弱，消化功能已失，故不欲进食而厌恶食物的气味。所谓面色发黑如地色的，是因为秋天肃杀之气耗散内脏精华，精气内夺而肾虚，故面色发黑。所谓咳嗽则出血的，是上焦阳脉损伤，阳气未盛于上，血液充斥于脉管，上部脉满则肺气不利，故咳嗽，络脉伤则血见于鼻。

厥阴经脉为病有所谓的㿗疝，及妇女少腹肿的，是因为厥阴应于三月，月建在辰，三月阳气方长，阴气尚存，阴邪积聚于中，循厥阴肝经发病，故发生阴囊肿大、疼痛及妇女少腹肿的症状。所谓腰脊痛不能俯仰的，是因为三月阳气振发，万物荣华繁茂，然尚有余寒，人体应之，故出现腰脊疼痛而不能俯仰的症状。所谓有㿗癃疝、肤皮肿胀的，也是因为阴邪旺盛，以至厥阴经脉胀闭不通，故发生前阴肿痛、小便不利以及腹胀等病。所谓病甚则咽干热中的，是因为三月阴阳相争而阳气胜，阳胜产生内热，热邪循厥阴肝经上逆入喉，故出现咽喉干燥的症状。

刺要论篇第五十

原文

黄帝问曰：愿闻刺要。

岐伯对曰：病有浮沉，刺有浅深，各至其理，无过其道。过之则内伤，不及则生外壅，壅则邪从之。浅深不得，反为大贼，内动五脏，后生大病。

故曰：病有在毫毛腠理[①]者，有在皮肤者，有在肌肉者，有在脉者，有在筋者，有在骨者，有在髓者。是故刺毫毛腠理无伤皮，皮伤则内动肺，肺动则秋病温疟，泝泝然寒栗。刺皮无伤肉，肉伤则内动脾，脾动则七十二日四季之月，病腹胀烦，不嗜食。

刺肉无伤脉，脉伤则内动心，心动则夏病心痛。刺脉无伤筋，筋伤则内动肝，肝动则春病热而筋弛。刺筋无伤

骨，骨伤则内动肾，肾动则冬病胀，腰痛。刺骨无伤髓，髓伤则销铄骱酸。体解㑊然不去矣。

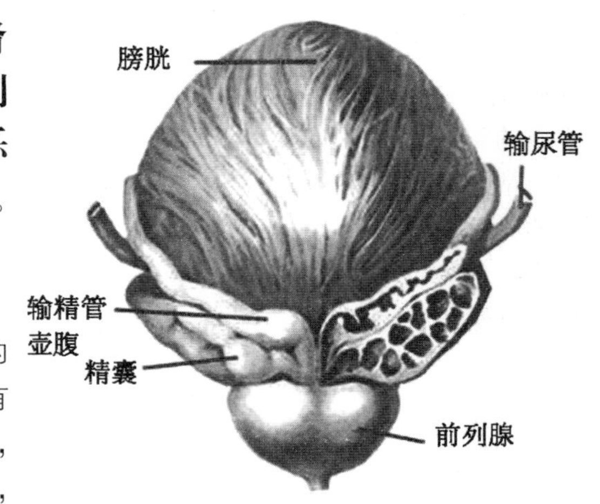

泌尿系统示意图

注释

①腠理：皮肤、肌肉的纹理。分皮腠、肌腠等。有时又指皮肤和肌肉的交接处，合称皮腠。腠理是渗泄液体，流通和合聚元气的场所，有防御外邪侵袭的功能。腠理和卫气在生理、病理上有着密切关系。卫气有温润、充养腠理、控制腠理开合的作用，若卫气平和，则腠理致密、开合有度，能抗御外邪的侵袭。若卫气不足，则腠理疏松，外邪得以随时侵入。

译文

黄帝问：我想听一听针刺的要领。

岐伯答：疾病有在体表和体内的区别，所以在针刺时就有浅刺和深刺的不同。针刺时要根据病情的需要刺到适宜的深度不要超过或达不到应刺的深度，而错过了气血运行的通道。如果针刺过深，就会损伤内部的五脏；如果针刺过浅，达不到病变之处，使在体表的气血受到扰乱而空阻，就会使邪气趁机侵入。因此，针刺深浅不当，反会给人体带来很大的危害，使五脏功能紊乱，继而发生严重疾病。

所以说：疾病的部位有在毫毛腠理的，有在皮肤的，有在肌肉的，有在脉的，有在筋的，有在骨的，有在髓的。因此，该刺毫毛腠理的，不要伤及皮肤，若皮肤受伤，就会影响肺脏的正常功能，肺脏功能扰乱后，到秋天时，易患温疟病，发生恶寒战栗的症状。该刺皮肤的，不要伤及肌肉，若肌肉受伤，就会影响脾脏的正常功能，以至在每一季节的最后十八天中，发生腹胀烦懑，不思饮食的病症。该刺肌肉的，不要伤及血脉，若血脉受伤，就会影响心脏的正常功能，以至到夏天时，易患心痛的病症。该刺血脉的，不要伤及筋脉，若筋脉受伤，就会影响肝脏的正常功能，以至到秋天时，易患热性病，发生筋脉弛缓的症状。该刺筋的，不要伤及骨，若骨受伤，就会影响肾脏的正常功能，以至到冬天时，易患腹胀、腰痛的病症。该刺骨的，不要伤及骨髓，若骨髓被损伤，髓便日渐消减，不能充养骨骼，就会导致身体枯瘦，足胫发酸，肢体懈怠，无力举动的病症。

刺齐论篇第五十一

原文

黄帝问曰：愿闻刺浅深之分。

岐伯对曰：刺骨者，无伤筋；刺筋者，无伤肉；刺肉者，无伤脉；刺脉者，无伤皮；刺皮者，无伤肉；刺肉者，无伤筋；刺筋者，无伤骨。

帝曰：余未知其所谓，愿闻其解。

岐伯曰：刺骨无伤筋者，针至筋而去，不及骨也；刺筋无伤肉者，至肉而去，不及筋也；刺肉无伤脉者，至脉而去，不及肉也；刺脉无伤皮者，至皮而去，不及脉也。所谓刺皮无伤肉者，病在皮中，针入皮中，无伤肉也；刺肉无伤筋者，过肉中筋也；刺筋无伤骨者，过筋中骨也。此之谓反[①]也。

注释

①反：不良后果。

译文

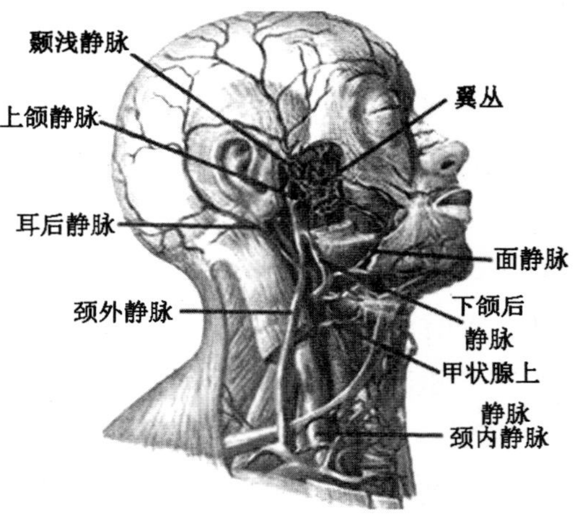

头颈部静脉

黄帝问道：我想了解针刺浅深的不同要求。

岐伯回答说：针刺骨，就不要损伤筋；针刺筋，就不要损伤肌肉；针刺肌肉，就不要损伤脉；针刺脉，就不要损伤皮肤；针刺皮肤，则不要伤及肌肉；针刺肌肉，则不要伤及筋；针刺筋，则不要伤及骨。

黄帝说：我不明白其中的道理，希望能听听对此的解释。

岐伯说：所谓刺骨不要伤害筋，是说须刺骨的，不可在仅刺到筋而未达骨的深度时，就停针或拔出；刺筋不要伤害肌肉，是说须刺至筋的，不可在仅刺到肌肉而未达筋的深度时，就停针或拔出；刺肌肉不要伤害脉，是说须刺至肌肉深部的，不可在仅刺到脉而未达肌肉深部时，就停针或拔去；刺脉不要伤害皮肤，是说须刺至脉的，不可在仅刺到皮肤而未达脉的深度时，就停针拔去。所谓针刺皮肤不要伤及肌肉，是说病在皮肤之中，针就刺至皮肤，不要深刺伤及肌肉；刺肌肉不要伤及筋，是说针只能刺至肌肉，太过就会伤及筋；刺筋不要伤及骨髂，是说针只能刺至筋，太过就会伤及骨。以上这些，是说若针刺深浅不当，就会带来不良后果。

刺禁论篇第五十二

原文

黄帝问曰：愿闻禁数。

岐伯对曰：脏有要害，不可不察。肝生于左，肺藏于右。心部于表，肾治于里。脾为之使，胃为之市。鬲肓[①]之上，中有父母。七节之傍，中有小心。从之有福，逆之有咎。刺中心，一日死，其动为噫。刺中肝，五日死，其动为语。刺中肾，六日死，其动为嚏。刺中肺，三日死，其动为咳。刺中脾，十日死，其动为吞。刺中胆，一日半死，其动为呕。刺跗上，中大脉，血出不止死。刺面，中溜脉，不幸为盲。刺头，中脑户，入脑立死。刺舌下中脉太过，血出不止为瘖。刺足下布络中脉，血不出为肿。刺郄中大脉，令人仆，脱色。刺气街，中脉，血不出，为肿、鼠仆[②]。刺脊间，中髓，为伛。刺乳上，中乳房，为肿，根蚀。刺缺盆中，内陷，气泄，令人喘咳逆。刺手鱼腹，内陷，为肿。

无刺大醉，令人气乱。无刺大怒，令人气逆。无刺大劳人，无刺新饱人，无刺大饥人，无刺大渴人，无刺大惊人。

刺阴股，中大脉，血出不止，死。刺客主人，内陷中脉，为内漏[③]、为聋。刺膝髌，出液，为跛。刺臂太阴脉，出血多，立死。刺足少阴脉，重虚出血，为舌难以言。刺

膺，中陷，中肺，为喘逆仰息。刺肘中，内陷，气归之，为不屈伸。刺阴股下三寸，内陷，令人遗溺。刺掖下胁间，内陷，令人咳。刺少腹，中膀胱，溺出，令人少腹满。刺腨肠，内陷，为肿。刺匡上陷骨中脉，为漏、为盲。刺关节，中液出，不得屈伸。

| 注释 |

①鬲肓：鬲是横膈膜，肓是膈上心下的部位。②鼠仆：就是鼠鼷部。③内漏：张氏类经云“脓生耳底，是为内漏”。

| 译文 |

黄帝问：我想听听有哪些禁用针刺的部位。

岐伯答：五脏各有要害的地方，不可以不仔细观察。肝气是从左侧上升的，肺气是从右侧下降的。心属于阳性脏器，主管人，调节在体表的阳气，肾属于阴性脏器，主管水，管理在体内的阴气。脾脏有输送食物精华去营养各个脏器的功能，胃主受纳，饮食水谷汇于此。膈肓的上面有维持生命活动的心肺两脏。第七椎旁的里面有心包络。上述部位都应该禁刺，遵循这个刺禁，就有利于治疗，违背了，则会给人体造成祸害。刺中心脏的，约一日即死，其病变症状为嗳气。刺中肝脏，约五日即死，其病变症状为多言多语。刺中肾脏，约六日即死，其病变症状为打喷嚏。刺中肺脏，约三日即死，其病变症状为咳嗽。刺中脾脏，约十日即死，其病变症状为频频吞咽。误刺中胆，约一日半死，其病变症状为呕吐。针刺足背，误伤了大血管，若出血不止便会死亡。针刺面部误伤溜脉，会使人蒙受眼睛失明的不幸。刺头部的脑户穴，若刺至脑髓，就会立即死亡。针刺廉泉穴，误伤了血管，若出血不止，可使喉哑失音。针刺足下布散的络脉，误伤了血管，若淤血流不出去可致局部肿胀。针刺委中穴太深，误伤了大经脉，可令人跌仆，面色苍白。针刺气街穴，误伤了血管，若淤血流不出去，鼠蹊部就会肿胀。针刺脊椎间隙，误伤了脊髓，会使人背曲不伸。针刺乳中穴，伤及乳房，可使乳房肿胀，内部腐蚀溃脓。针刺缺盆中央太深，造成肺气外泄，可令人喘咳气逆。针刺手鱼际穴太深，可使局部发生肿胀。

不要针刺饮酒大醉的人，否则会使气血紊乱。不要针刺正值勃然大怒的人，否则会使气机上逆。此外，对过度疲劳、刚刚饱食、过分饥饿、极度口渴、刚刚受极大惊吓的人，皆不可以针刺。刺大腿内侧的穴位，误伤了大血管，若出血不止，便会死亡。刺上关穴太深，误伤了经脉，可使耳内化脓或致耳聋。刺膝髌部，若误伤以致流出液体，会使人发生跛足。刺手太阴脉，若误伤出血过多，则立即死亡。刺足少阴经脉，误伤出血，可使肾气更虚，以致舌体失养、转动不利而语言困难。

针刺胸膺部太深，伤及肺脏，就会发生气喘上逆、仰面呼吸的症状。针刺肘弯处太深，气便结聚于局部而不行，以致手臂不能屈伸。针刺大腿内侧下三寸处太深，使人遗尿。针刺腋下胁肋间太深，使人咳嗽。针刺少腹太深，误伤膀胱，使小便漏出流入腹腔，以致少腹胀满。针刺小腿肚太深，会使局部肿胀。针刺眼眶而深陷骨间，伤及脉络，就会造成流泪不止，甚至失明。针刺关节，误伤以致液体外流，则关节不能屈伸。

刺志论篇第五十三

原文

黄帝问曰：愿闻虚实之要。

岐伯对曰：气实形实，气虚形虚。此其常也，反此者病。谷盛气盛，谷虚气虚。此其常也，反此者病。脉实血实，脉虚血虚。此其常也，反此者病。

帝曰：如何而反？

岐伯曰：气盛身寒，此谓反也；气虚身热，此谓反也；谷入多而气少，此谓反也；谷入少而气多，此谓反也；脉盛血少，此谓反也；脉少血多，此谓反也。

气盛身寒，得之伤寒。气虚身热，得之伤暑。谷入多而气少者，得之有所脱血，湿居下也。谷入少而气多者，邪在胃及与肺也。脉小血多者，饮[①]中热也。脉大血少者，脉有风气，水浆不入。

夫实者，气入也。虚者，气出也。气实者，热也。气虚者，寒也。入实者，左手开针空也。入虚者，左手闭针空也。

| 注释 |

①饮：指体内水液传输不利、停于腹腔或四肢的病症。

| 译文 |

黄帝问：我想听听虚实的要领。

岐伯答：人的气充实，形体也相应强壮；人的气虚少，形体也就相应衰弱，这是正常的生理现象，违反这一规律的就是反常的病态。进食量大的气也相应旺盛，进食量小的气也相应虚弱，这是正常的现象，违反这一规律的就是反常的病态。脉搏充实有力的，血液也相应充实旺盛，脉搏虚弱无力的，血液也相应不足，这是正常的现象，违反这一规律的就是反常的病态。

黄帝又问：反常现象是怎样的？

岐伯说：气盛而身体反觉寒冷，气虚而身体反感发热的，是反常现象；饮食虽多而气不足，饮食不进而气反盛的，都是反常现象；脉搏盛而血反少，脉搏小而血反多的，也是反常现象。

气旺盛而身体寒冷，是受了寒邪的伤害。气不足而身发热，是受了暑热的伤害。饮食虽多而气反少的，是由于失血或湿邪聚居于下部之故。饮食虽少而反气盛的，是由于邪气在胃和肺。脉搏小而血多，是由于病留饮而中焦有热。脉搏大而血少，是风邪侵入脉中且汤水不进之故。这些就是形成虚实反常的机理。

大凡实症，是由于邪气亢盛侵入人体；虚症，是由于人体正气外泄。气实的多表现为热象；气虚的多表现为寒象。所以用针刺治疗实性的病症应该用泻法，出针时，应该用左手使针孔开放，而让邪气外泄出；治疗虚性病症应当用补法，出针时，应该用左手使针孔合闭，而不让正气外泄。

针解篇第五十四

原文

黄帝问曰：愿闻九针之解，虚实之道。

岐伯对曰：刺虚则实之者，针下热也，气实乃热也。满而泄之者，针下寒也，气虚乃寒也。菀陈[①]则除之者，出恶血也。邪胜则虚之者，出针勿按。徐而疾则实者，徐出针而疾按之。疾而徐则虚者，疾出针而徐按之；言实与虚者，寒温气多少也。若无若有者，疾不可知也。察后与先者，知病先后也。为虚与实者，工勿失其法。若得若失者，离其法也。虚实之要，九针最妙者，为其各有所宜也。补泻之时者，与气开阖相合也。九针之名，各不同形者，针穷其所当补泻也。

刺实须其虚者，留针，阴气隆至，针下寒，乃去针也；刺虚须其实者，阳气隆至，针下热，乃去针也。经气已至，

慎守勿失者，勿变更也。深浅在志者，知病之内外也。近远如一者，深浅其候等也。如临深渊者，不敢堕也。手如握虎者，欲其壮也。神无营于众物者，静志观病人，无左右视也。义无邪下者，欲端以正也。必正其神者，欲瞻病人目，制其神，令气易行也。所谓三里者，下膝三寸也，所谓跗之者，举膝分易见也。巨虚者，跻足骱独陷者。下廉者，陷下者也。

帝曰：余闻九针，上应天地，四时阴阳，愿闻其方，令可传于后世，以为常也。

岐伯曰：夫一天、二地、三人、四时、五音、六律、七星、八风、九野，身形亦应之，针各有所宜，故曰九针。人皮应天，人肉应地，人脉应人，人筋应时，人声应音，人阴阳合气应律，人齿面目应星，人出入气应风，人九窍三百六十五络应野。故一针皮，二针肉，三针脉，四针筋，五针骨，六针调阴阳，七针益精，八针除风，九针通九窍，应三百六十五节气。此之谓各有所主也。人心意应八风，人气应天，人发齿耳目五声应五音六律，人阴阳脉血气应地，人肝目应之九。

注释

①菀陈：血液郁积日久的意思。

译文

黄帝问：我想听你讲讲对九针的解释，以及虚实补泻的道理。

岐伯答：用针刺治疗虚症时，应该用补的手法，要让患者感到针下有发热的感觉，疗效才比较好，因为在针刺引导下局部正气充实，才能感到针下发热。在针刺治疗实症时，应该用泻的手法，要使患者感到针下有寒凉的感觉，才能有比较好的疗效，因为经针刺后邪气衰退，才能使患者产生针下寒冷的感觉。血液中有郁积已久的邪气，应该用针刺放出恶血，用以驱除血中的邪气。针刺邪气亢盛的病症应该用泻法，在出针以后不要按闭针孔（使邪气得以外泄）。所谓徐而疾则实，就是慢慢出针，并在出针后迅速按闭针孔（使正气充实不泄）；所谓疾而徐则虚，就是快速出针，而在出针后不要立即按闭针孔（使邪气得以外泄）。实与虚是根据气至之时针下凉感与热感的多少而言的。若有若无，是说下针后经气到来迅速而不易察觉。审察先后，是指辨别疾病变化的先后。辨别疾病的虚实，虚症用补法，实症用泻法。医生治病不可离开这个原则。若医生不能准确地把握，那么就会背离正确的治疗法则。虚实补泻的关键，在于巧妙地运用九针，因为九针各有不同的特点，适宜于不同的病症。针刺补泻的时间，应该与气的来去开阖相配合：气来时为开，可以泻之；气去时为阖，可以补之。九针的名称不同，形状也各不同，根据治疗需要，充分发挥各自的补泻作用。

针刺实症须用泻法，下针后应留针，待针下出现明显的寒凉之感时，即可出针。针刺虚症要达到补气的目的，待针下出现明显的温热之感时，即可出针。经气已经到来，应谨慎守候不要失去，不要变更手法。决定针刺的深浅，就要先察明疾病部位在内、在外，针刺虽有深浅之分，但候气之法都是相同的。行针时，应似面临深渊不敢跌落那样谨慎小心。持针时，应像握虎之势那样坚定有力。思想不要分散于其他事情，应该专心致志观察病人，不可左顾右盼。针刺手法要正确，端正直下，不可歪斜。下针后，务必注视病人的双目来控制其精神活动，使经气运行通畅。三里穴，在膝下外侧三寸之处。跗上穴，在足背上，举膝易见之处。巨虚穴，在跷足时小腿外侧肌肉凹陷之处。下廉穴，在小腿外侧肌肉凹陷处的下方。

黄帝说：我听说九针与天地四时阴阳相应合，请你讲讲其中的道理，以使其能流传于后世，作为治病的常法。

岐伯说：一天、二地、三人、四时、五音、六律、七星、八风、九野，人的形体也与自然界相应；人的针的式样也是根据其所适应的不同病症制成的，所以有九针之名。人的皮肤在外，庇护全身，与天相应；

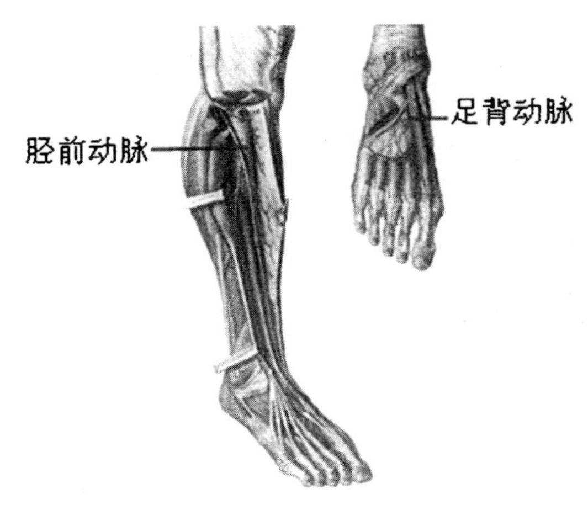

小腿前外侧及足背的血管

人的肌肉柔软安静，如土地厚载万物一样；人的脉与人相应其盛衰如同人的壮老；人的筋约束周身，各部功能不同，犹如一年四季气候各异；人的声音与五音相应如同五音清浊各异；人的脏腑阴阳之气配合犹如六律六吕的高低有节；人的牙齿和面目的排列犹如天上的星辰；人的呼吸之气犹如自然界的风；人的九窍、三百六十五络分布全身，犹如地上的百川万水纵横灌注于九野。所以九针之中，一（镱）针刺皮，二（员）针刺肉，三（提）针刺脉，四（锋）针刺筋，五（铍）针刺骨，六（员利）针调和阴阳，七（毫）针补益精气，八（长）针驱除风邪，九（大）针通利九窍，祛除周身三百六十五节间的邪气。这就叫作不同的针有不同的功用和适应症。另外，人的心意变化不定，有如自然界的八风变幻多样。所以，人的心意和八风相对应。人体内的气运行不急，好像天体处在永恒的运动中一样。人体的头发、牙齿、耳目的生长排列是那样有条不紊，发声中五音俱全，这和自然界的五音、六律一样有规律，所以说他们是相对应的。人体阴阳经脉中气血的运行，如同大地上的江河之水四处奔流。人的肝脏之气上通到眼睛，和九窍相对应。

长刺节论篇第五十五

原文

刺家不诊，听病者言。在头，头疾痛，为针之，刺至骨，病已，止。无伤骨肉及皮，皮者道也。阳刺，入一傍四处，治寒热。深专者，刺大脏，迫脏刺背，背俞也。刺之迫脏，脏会。腹中寒热去而止。与刺之要，发针而浅出血。

治痈肿者刺痈上，视痈小大深浅刺，刺大者多血，小者深之，必端内针为故止。

病在少腹有积，刺皮骺[①]以下，至少腹而止；刺侠脊两傍四椎间，刺两髂髎[②]季胁肋间，导腹中气热下已。

病在少腹，腹痛不得大小便，病名曰疝，得之寒。刺少腹两股间，刺腰髁骨间，刺而多之，尽炅病已。

病在筋，筋挛节痛，不可以行，名曰筋痹。刺筋上为故，刺分肉间，不可中骨也，病起筋炅，病已止。

病在肌肤，肌肤尽痛，名曰肌痹，伤于寒湿。刺大分、小分[③]，多发针[④]而深之，以热为故；无伤筋骨，伤筋骨，痈发若变。诸分尽热，病已止。

病在骨，骨重不可举，骨髓酸痛，寒气至，名曰骨痹。深者刺，无伤脉肉为故，其道大分小分，骨热，病已止。

病在诸阳脉，且寒且热，诸分且寒且热，名曰狂。刺之虚脉，视分尽热，病已止。病初发，岁一发；不治，月

一发；不治，月四五发，名曰癫病。刺诸分诸脉，其无寒者，以针调之，病已止。病风，且寒且热，炅汗出，一日数过，先刺诸分理络脉；汗出且寒且热，三日一刺，百日而已。病大风，骨节重，须眉堕，名曰大风。刺肌肉为故，汗出百日，刺骨髓，汗出百日，凡二百日，须眉生而止针。

注释

①髓：马元台以髓为腊，当肥字解。皮髓：少腹皮肥厚处。②髂髎：指居髎穴而言。③大分、小分：即分肉间气血相会之处。《气穴论》云："肉之大会为谷，小会为溪。人身有三百六十五穴会，即大分、小分也。"④多发针：是多刺穴位的意思。

译文

那些精通针刺技术的大夫并不完全受诊脉所限，而是在听取患者自诉病痛后，即可以用针刺治疗。这是这种医生用针取穴精确熟练，经验非常丰富的缘故。如果患者自诉病在头部，而且头痛得很厉害，就可以针刺头部的穴位，针刺到骨，病就可以痊愈。但针刺时选用针具和进针深浅都要得当，不要损伤骨肉和皮肤，因为皮肤是针刺进出必经的道路，所以尤其要注意让它免受损伤。阳刺之法，是中间直刺一针，左右斜刺四针，以治疗寒热的疾患。若病邪深入专攻内脏，当刺五脏的募穴；邪气进迫五脏，当刺背部的五脏腧穴，邪气迫脏而针刺背腧，是因为背腧是脏器聚会的地方。待腹中寒热消除之后，针刺就可以停止。针刺的要领，是出针使其稍微出一点儿血。

治疗痈肿，应刺痈肿的部位，并根据其大小，决定针刺的深浅。刺大的痈肿，宜多出血，对小的深部痈肿要深刺，一定要端直进针，以达到病所为止。

病在少腹而有积聚，应刺腹部皮肉丰厚之处以下的部位，向下直到少腹为止，再针第四椎间两旁的穴位和髂骨两侧的居髎穴，以及季胁肋间的穴位，以引导腹中热气下行，则可以痊愈。

病在少腹，腹痛且大小便不通，病名叫作疝，是受寒所致。应针刺少腹到两大腿内侧间以及腰部和髁骨间穴位，针刺穴位要多，到少腹部都出现热感就痊愈了。

病在筋，筋脉拘挛，关节疼痛，不能行动，病名为筋痹。应针刺在患病的筋上，由于筋脉在分肉之间，与骨相连，所以针从分肉间刺入，应注意不能刺伤骨。待有病的筋脉出现热感，说明已痊愈，可以停止针刺。

病在肌肤，周身肌肤疼痛，病名为肌痹，这是被寒湿之邪侵犯所致。应针刺大小肌肉会合之处，取穴要多，进针要深，以局部产生热感为度。不要伤及筋骨，若损伤了筋骨，就会引起痈肿或其他病变。待各肌肉会合之处都出现热感，说明已痊愈，可以停止针刺。

病在骨，肢体沉重不能抬举，骨髓深处感到酸痛，局部寒冷，病名为骨痹。治疗时应深刺，以不伤血脉肌肉为度。针刺的通道在大小分肉之间，待骨部感到发热，说明已痊愈，可以停止针刺。

病在手足三阳经脉，出现或寒、或热的症状，同时各分肉之间也有或寒、或热的感觉，这叫狂病。针刺用泻法，使阳脉的邪气外泄，观察各处分肉，若全部出现热感，说明已痊愈，应该停止针刺。有一种病，初起每年发作一次，若不治疗，则变为每月发作一次；若仍不治疗，则每月发作三、四次，这叫作癫病。治疗时应针刺各大小分肉以及各部经脉，若没有寒冷的症状，可用针刺调治，直到病愈为止。因受风而得病，出现时寒、时热的征象，热则汗出，一日发作数次，应先刺分肉皮肤和脉络。若依然汗出、时寒时热，应当三天针治一次，治疗到一百天，就会痊愈。如果是疠风病邪造成的病变，则出现骨节沉重，胡须、眉毛逐渐脱落，这种病叫作“大风”病。治疗这种病，应以针刺肌肉为原则，使患者出汗，连续治疗一百天后，再针刺骨髓，仍然要让患者出汗，连续治疗一百天。这样，前后共治疗两百天，出现这种情况需要等胡须、眉毛重新生长出来才可以停针。

皮部论篇第五十六

原文

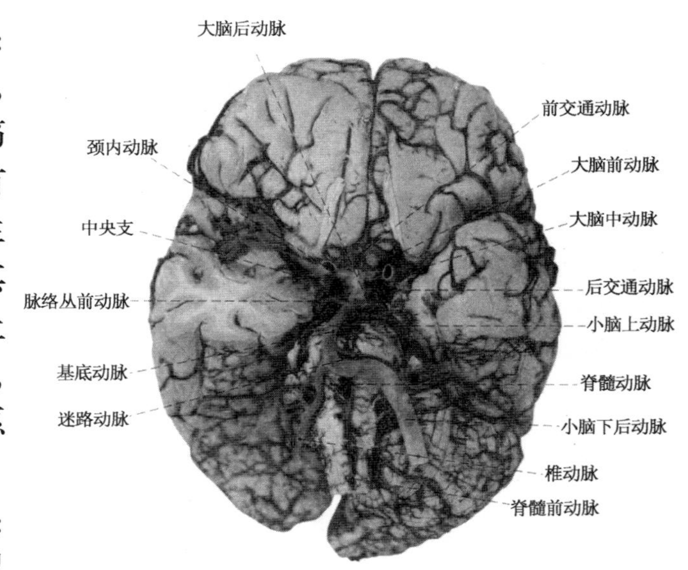

人体解剖之脑底动脉

黄帝问曰：余闻皮有分部，脉有经纪，筋有结络，骨有度量。其所生病各异，别其分部，左右上下，阴阳所在，病之始终，愿闻其道。

岐伯对曰：欲知皮部，以经脉为纪者，诸经皆然。阳明之阳，名曰害蜚，上下同法。视其部中，有浮络者，皆阳明之络也。其色，多青则痛，多黑则痹，黄赤则热，多白则寒，五色皆见，则寒热也。络盛，则入客于经。阳主外，阴主内。少阳之阳，名曰枢持，上下同法。视其部中，有浮络者，皆少阳之络也。络盛，则入客于经。故在阳者主内，在阴者主外，以渗于内，诸经皆然。太阳之阳，名曰关枢，上下同法。视其部中，有浮络者，

皆太阳之络也。络盛，则入客于经。少阴之阴，名曰枢儒，上下同法。视其部中，有浮络者，皆少阴之络也。络盛，则入客于经。其入经也，从阳部注于经；其出者，从阴内注于骨。心主之阴，名曰害肩[①]，上下同法。视其部中，有浮络者，皆心主之络也。络盛，则入客于经。太阴之阴，名曰关蛰，上下同法。视其部中，有浮络者，皆太阴之络也。络盛，则入客于经。凡十二经络脉者，皮之部也。是故百病之始生也，必先于皮毛。邪中之则腠理开，开则入客于络脉，留而不去，传入于经，留而不去，传入于腑，廪于肠胃。邪之始入于皮也，泝然起毫毛，开腠理；其入于络也，则络脉盛、色变；其入客于经也，则感虚乃陷下。其留于筋骨之间，寒多则筋挛骨痛；热多则筋弛骨消，肉烁䐃破，毛直而败。

帝曰：夫子言皮之十二部，其生病，皆何如？

岐伯曰：皮者，脉之部也。邪客于皮，则腠理开；开，则邪入客于络脉，络脉满，则注于经脉经脉满，则入舍于腑脏也。故皮者有分部，不与而生大病也。

帝曰：善！

| 注释 |

①害肩：害肩是说厥阴是阴极，阴极而阳生，阳生就要妨害阴气。

| 译文 |

黄帝问：我听说人体皮肤上有十二经脉分属的部位，经络的分布有纵向、有横向，筋也有一定的系结与联络，骨骼的大小、长短有一定的度数，他们所生的疾病也各不相同。现在我想从皮肤的分布上来区分病变部位的上下左右和病症的阴阳属性，并了解发病的原因和发展过程。

希望听你说一说其中的道理。

岐伯回答说：要知道皮肤的所属部位，是以经脉循行部位为纲纪的，各经都是如此。阳明经的阳名叫害蜚，手、足阳明经脉的诊法是一样的，诊它上下分属部位所浮现的络脉，都是属于阳明的络。它的络脉之色多青的则病痛，多黑的则病痹，色黄赤的病属热，色白的病属寒，若五色兼见，则是寒热错杂的病。若络脉的邪气盛，就会向内传入于经。因为络脉在外属阳，经脉在内属阴，凡外邪的侵入，一般是由络传经，由表传里的。少阳经的阳，名叫“枢持”，手、足少阳经的诊法是一样的。诊察它上下分属部位所浮现的络脉，都是属于少阳的络。络脉的邪气盛，就会向内传入本经，所以邪在阳分主内传入经，邪在阴分主外出或涌入于内，各经的内外、出入都是如此。太阳经的阳名叫“关枢”，手、足太阳经的诊法是一样的。诊察它上下分属部位所浮现的络脉，都是属于太阳的络，在络脉的邪气盛，就会向内传入本经。少阴经的阴，名叫“枢儒”，手、足少阴经的诊法是一样的。诊察它上下分属部位所浮现的络脉，都是属于少阴的络。络脉的邪气盛，就会向内传入本经，邪气传入经脉，是先从属阳的络脉注入于经，然后从属阴的，经脉出而向内注入于骨部。厥阴经的阴络，名叫“害肩”，手、足厥阴经的诊法是一样的。诊察它上下分属部位所浮现的络，都是属于厥阴的络。络脉的邪气盛，就会向内传入本经。太阴经的阴，名叫“关蛰”，手、足太阴经的诊法是一样的。诊察它上下分属部位所浮现的络，都是属太阴的络。络脉的邪气盛，就会向内传入本经。以上所述这十二经之络脉的十二皮部，也就是分属于皮肤的十二皮部。因此，百病的发生，必先从皮毛开始，病邪侵袭皮毛，则腠理开，腠理开则病邪侵入络脉；留而不去，就向内传入于经脉；若再留而不去，就传入于腑，聚积于肠胃。病邪开始侵犯皮毛时，使人恶寒而毫毛直起，腠理开泄；病邪侵入络脉，则络脉盛满，色变异常；病邪侵入经脉，由于经气虚病邪乃得内陷；病邪流连于筋骨之间，若寒邪盛时则筋脉挛急、骨节疼痛，热邪盛时则筋弛缓，故软无力、皮肉败坏、毛发枯槁。

黄帝说：你说的皮之十二部发生的病都是怎样的呢？

岐伯答：皮部，是按照经脉的循行分布来划分的。也就是说，人体全身的皮肤，分别属于十二经脉。邪气侵犯皮肤毫毛，则毛孔开张，邪气就趁机侵入络脉；络脉中的邪气充满，则传入经脉；经脉中的邪气亢盛就入侵到相关的脏腑。所以，如果在邪气侵犯皮部时不及时治疗，病邪就会向内深入，而使人体产生严重病变。

黄帝说：讲得真好。

经络论篇第五十七

原文

黄帝问曰：夫络脉之见也，其五色各异，青黄赤白黑不同，其故何也?

岐伯对曰：经有常色，而络无常变也。

帝曰：经之常色，何如?

岐伯曰：心赤、肺白、肝青、脾黄、肾黑，皆亦应其经脉之色也。

帝曰：络之阴阳，亦应其经乎?

岐伯曰：阴络之色应其经，阳络之色变无常，随四时而行也。寒多，则凝泣；凝泣，则青黑；热多，则淖泽①；淖泽，则黄赤。此皆常色，谓之无病。五色具见者，谓之寒热。

帝曰：善。

注释

①淖泽：浓厚滑润。

译文

黄帝问道：络脉露在外面，其颜色各不相同，有青、黄、赤、白、黑不同的颜色，这是什么缘故呢？

岐伯回答说：经脉的颜色是不变的，而络脉则没有常色，容易变化。

黄帝说：经脉的常色不变，是怎样的呢？

岐伯说：心主赤、肺主白、肝主青、脾主黄、肾主黑，这些都是与其所属经脉的颜色相应。

黄帝说：阴络与阳络，也与其经脉的主色相应吗？

岐伯说：阴络的颜色与其经脉的主色相应，阳络的颜色则变化无常，它随着四时的变化而变化。寒气多时，则气血运行凝滞；气血凝滞，则多出现青黑之色；热气多时，则气血运行滑润；气血滑润，则多出现黄赤的颜色。这些都是正常的颜色，是没有疾病的表现。如果体表的络脉五种颜色同时出现，则是患有寒热交杂疾病的缘故。

黄帝说：说得好。

气穴论篇第五十八

原文

黄帝问曰：余闻气穴三百六十五，以应一岁，未知其所，愿卒闻之。

岐伯稽首，再拜对曰：窘乎哉问也！其非圣帝，孰能穷其道焉！因请溢意尽言其处。

帝捧手逡巡[①]而却，曰：夫子之开余道也，目未见其处，耳未闻其数，而目以明，耳以聪矣。

岐伯曰：此所谓圣人易语，良马易御也。

帝曰：余非圣人之易语也。世言真数开人意。今余所访问者真数，发蒙解惑，未足以论也。然余愿闻夫子溢志，尽言其处，令解其意。请藏之金匮，不敢复出。

岐伯再拜而起，曰：臣请言之。背与心相控[2]而痛，所治天突与十椎及上纪。上纪者，胃脘也；下纪者，关元也。背胸邪系阴阳左右，如此其病，前后痛涩，胸胁痛，而不得息，不得卧，上气、短气、偏痛，脉满起，斜出尻脉，络胸胁、支心、贯鬲，上肩，加天突；斜下肩，交十椎下。

脏俞，五十穴；腑俞，七十二穴，热俞，五十九穴；水俞，五十七穴；头上五行行五，五五二十五穴；中𦙶[3]两傍各五，凡十穴；大椎上两傍各一，凡二穴；目瞳子浮白，二穴；两髀厌[4]分中，二穴；犊鼻，二穴；耳中多所闻，二穴；眉本，二穴；完骨，二穴；项中央，一穴；枕骨，二穴；上关，二穴；大迎，二穴；下关，二穴；天柱，二穴；巨虚上下廉，四穴；曲牙，二穴；天突，一穴；天府，二穴；天牖，二穴；扶突，二穴；天窗，二穴；肩解，二穴；关元，一穴；委阳，二穴；肩贞，二穴；瘖门，一穴；齐，一穴；胸俞，十二穴；背俞，二穴；膺俞，十二穴；分肉，二穴；踝上横，二穴；阴阳跻，四穴；水俞，在诸分；热俞，在气穴；寒热俞，在两骸[5]厌中，二穴；大禁，二十五，在天府下五寸。凡三百六十五穴，针之所由行也。

帝曰：余已知气穴之处，游针之居，愿闻孙络谿谷，亦有所应乎？

岐伯曰：孙络三百六十五穴会，亦以应一岁。以溢奇邪，以通荣卫。荣卫稽留，卫散荣溢，气竭血著，外为发热，内为少气。疾泻无怠，以通荣卫，见而泻之，无问所会。

帝曰：善！愿闻谿谷之会也。

岐伯曰：肉之大会为谷，肉之小会为谿。肉分之间，谿谷之会，以行荣卫，以会大气。邪溢气壅，脉热肉败，荣卫不行，必将为脓，内销骨髓，外破大䐃，留于节凑，必将为败。积寒留舍，荣卫不居，卷肉缩筋，肋肘不得伸，内为骨痹，外为不仁，命曰不足。大寒留于谿谷也。谿谷三百六十五穴会，亦应一岁，其小痹淫溢，循脉往来，微针所及，与法相同。

帝乃辟左右而起，再拜曰：今日发蒙解惑，藏之金匮，不敢复出，乃藏之金兰之室，署曰《气穴所在》。

岐伯曰：孙络之脉别经者，其血盛而当泻者，亦三百六十五脉，并注于络，传注十二络脉，非独十四络脉也，内解泻于中者十脉。

| 注释 |

①逡巡：退让的意思。②控：当牵引讲。③膂：同膂，为脊椎两侧的肌肉。④髀厌：髀厌是指髀骨和股骨接臼处。⑤骸：即胫骨。

| 译文 |

黄帝问：听说人身上有三百六十五个腧穴，与一年三百六十五天相对应，却不知道这些气穴所在的部位，愿意听你详尽地讲解一下。

岐伯叩头再拜而答：这真是个使我为难的问题啊！如果不是圣帝，谁还肯深入研究这些道理呢？既然圣帝已经提出来了，那么，就尽我所知道的，把这些气穴的部位详尽地说明一下。

黄帝拱手谦逊道：先生对我的开导使我受到很大启发，虽然我眼睛没有看到你要讲的事物，耳朵也没有听见你要讲的道理，但是却好像已经耳聪目明、心领神会了。

岐伯道：这就是所谓的“圣人易语，良马易御”啊！

黄帝说道：我并不是易语的圣人，世人说气穴之数理可以开阔人的意识，现在我向你所询问的是气穴的数理，主要是开发蒙昧和解除疑惑，还谈不到什么深奥的理论。然而我希望听先生将气穴的部位全都尽情地讲出来，使我能了解其意义，并藏于金匮之中，不敢轻易传授于人。

岐伯再拜而起说：我现在就谈谈这个问题吧！背部与心胸互相牵引而痛，其治疗方法应取任脉的天突穴和督脉的中枢穴，以及上纪穴。上纪就是胃脘部的中脘穴，下纪就是关元穴。背在后为阳，胸在前为阴，经脉斜系于阴阳左右，因此其病前胸和背相引而痹涩，胸胁痛得不敢呼吸，不能仰卧，上气喘息，呼吸短促，或一侧偏痛，若经脉的邪气盛满则溢于络，此络从尻脉开始斜出，络胸胁部、支心贯穿横膈、上肩而至天突，再斜下肩交于背部第十椎节之下，因此取此处穴位治疗。

五脏（各有井荥腧经和五腧，五五二十五，左右）共五十穴；六腑（各有井荥俞原经和六腧，六六三十六，左右）共七十二穴；治热病的有五十九穴；治诸水病的有五十七穴；在头部有五行，每行五穴，五五二十五穴；五脏在背部脊椎两旁各有五穴，二五共十穴；大椎之上两侧各有大杼穴，共二穴；瞳子髎、浮白二穴；环跳二穴；犊鼻二穴；听宫二穴；攒竹二穴；完骨二穴；风府一穴；窍阴二穴；上关二穴；大迎二穴；下关二穴；天柱二穴；上巨虚，下巨虚左右共四穴；颊车二穴；天突一穴；天府二穴；天牖二穴；扶突二穴；天窗二穴；肩井二穴；窍阴一穴；委阳二穴；肩贞二穴；哑门一穴；神阙一穴；胸腧左右共十二穴；背腧二穴，膺腧左右共十二穴；阳辅二穴；解溪二穴；照海、申脉共四穴。治水病的五十七穴，皆在诸经的分肉之间；治热病的五十九穴，皆在经气聚会之处；治寒热的腧穴在两骸厌中有二穴；大禁之穴是五里穴，禁二十五刺，位于天府穴下五寸处。以上三百六十五穴都是针刺的部位。

黄帝说道：我已经知道气穴的部位，即是行针刺的处所，还想听听孙络与谿谷是否也各有相应呢？

岐伯说：孙络与三百六十五穴相会以应一岁，若邪气客于孙络，溢注于络脉而不入于经就会产生奇病。孙络是外通于皮毛，内通于经脉以通行营卫，若邪客之则营卫稽留，卫气外散，营血满溢，若卫气散尽，营血留滞，外则发热，内则少气，因此治疗时应迅速针刺，用泻法以通畅营卫，凡见到有营卫稽留之处，即泻之，不必问其是否是穴会之处。

黄帝说：好。想听听谿骨之会合是怎样的。

岐伯说：较大的肌肉与肌肉会合的部位叫谷，较小的肌肉与肌肉会合的部位叫谿。分肉之间，谿谷会合的部位，能通行营卫，会合宗气。若邪气溢满，正气壅滞，则脉发热，肌肉败坏，营卫不能畅行，必将郁热腐化成脓，内则消铄骨髓，外则可溃大肉。若邪流连于关节肌腠，必使髓液皆溃为脓，而使筋骨败坏。若寒邪所客稽留而不去，则营卫不能正常运行，以致筋脉肌肉卷缩，肋肘不得伸展，内则发生骨痹，外则肌肤麻木不仁，这是不足的症候，乃由寒邪流连谿谷所致。谿谷与三百六十五穴相会合，以应于一岁。若是邪在皮毛孙络的小痹，则邪气随脉往来无定，用微针即可治疗，方法与刺孙络是一样的。

黄帝这时候让左右之人退避到室外，然后起身向岐伯再拜说：今天承蒙先生开导启发，使我解除了疑惑，我要把这些安藏在金匮之中，不轻易拿出来给别人，并将金匮藏在金兰之室，名为《气穴所在》。

岐伯道：孙络之脉是经脉分出来的别支，如果孙络血盛满应该用泻法。虽然有三百六十五脉，但都能回流入络脉之中，络脉再回注于十二经脉；虽不是与十四经脉相通，实际上已经包括在其中了。即便是深入到骨缝中的络脉，受邪后也可以传入五脏的经脉之中。

气府论篇第五十九

| 原文 |

足太阳脉气所发者，七十八穴：两眉头各一，入发至顶三寸半，傍五，相去三寸，其浮气在皮中者，凡五行，行五，五五二十五，项中大筋两傍各一，风府两傍各一，侠背以下至尻尾二十一节，十五间各一，五脏之俞各五，

六腑之俞各六，委中以下，至足小指傍，各六俞。

足少阳脉气所发者六十二穴：两角上各二，直目上发际内各五，耳前角上各一，耳前角下各一，锐发下各一，客主人各一，耳后陷中各一，下关各一，耳下牙车之后各一，缺盆各一，掖下三寸，胁下至胠，八间各一，髀枢中傍各一，膝以下，至足小指次指，各六俞。

足阳明脉气所发者六十八穴：额颅发际傍各三，面鼽[①]骨空各一，大迎之骨空各一，人迎各一，缺盆外骨空各一，膺中骨[②]间各一，侠鸠尾之外，当乳下三寸，侠胃脘各五，侠脐广三寸各三，下脐二寸侠之各三，气街动脉各一，伏菟上各一，三里以下至足中指各八俞，分之所在穴空。

手太阳脉气所发者三十六穴：目内眦各一，目外各一，鼽骨下各一，耳郭[③]上各一，耳中各一，巨骨穴各一，曲掖上骨穴各一，柱骨上陷者各一，上天窗四寸各一，肩解各一，肩解下三寸各一，肘以下至手小指本各六俞。

手阳明脉气所发者二十二穴：鼻空外廉，项上各二，大迎骨空各一，柱骨之会各一，髃骨之会各一，肘以下至手大指、次指本各六俞。

手少阳脉气所发者三十二穴：鼽骨下各一，眉后各一，角上各一，下完骨后各一，项中足太阳之前各一，侠扶突各一，肩贞各一，肩贞下三寸分间各一，肘以下至手小指次指本各六俞。

督脉气所发者二十八穴：项中央二，发际后中八，面中三，大椎以下至尻尾及傍十五穴，至骶下凡二十一节，脊椎法也。

任脉之气所发者二十八穴：喉中央二，膺中骨陷中各

一，鸠尾下三寸，胃脘五寸，胃脘以下至横骨④六寸半一，腹脉法也。下阴别一，目下各一，下唇一，龂交⑤一。

冲脉气所发者二十二穴：侠鸠尾外各半寸至脐寸一，侠脐下傍各五分至横骨寸一，腹脉法也。

足少阴舌下，厥阴毛中急脉各一，手少阴各一，阴阳跻各一。手足诸鱼际脉气所发者。凡三百六十五穴也。

| 注释 |

①面鼽：就是颧骨。②膺中骨：就是胸骨。③耳郭：就是耳壳，也叫耳翼。④横骨：在本节指耻骨言。⑤龂交：就是牙齿和牙龈相交的部位。

| 译文 |

足太阳膀胱经脉气所发的有七十八个腧穴：在眉头的陷中左右各有一穴，自眉头直上入发际，到发际正中至前顶穴，有神庭、上星、囟会三穴，计长三寸五分，其左右分次两行和外两行，共为五行，自中行至外两行相距各为三寸，其浮于头部的脉气，运行在头皮中的有五行，即中行、次两行和外两行，每行五穴，共五行，五五二十五穴；下行至项中的大筋两旁左右各有一穴，即风池穴；在风府穴的两旁左右各有一穴；侠脊自上而下至低尾骶骨有二十一节，其中十五个椎间左右各有一穴；五脏肺、心、肝、脾、肾的腧穴，在左右各有一穴，六腑三焦、胆、胃、大小肠、膀胱的腧穴，左右各有一穴；自委中以下至足中趾旁左右各有井、荥、腧、原、经、合六个腧穴。

足少阳胆经脉气所发的有六十二穴：头两角上各有二穴；两目瞳孔直上的发际内各有五穴；两耳前角上各有一穴；两耳前角下各有一穴；鬓发下左右各有一穴；客主人穴左右各一穴；两耳后的陷凹中各有一穴；下关左右各有一穴；两耳下牙车之后各有一穴；缺盆左右各有一穴；腋下三寸，从胁下至胁，八肋之间左右各有一穴；髀枢中左右各一穴；膝以下至足第四趾的小趾侧各有井、荥、腧、原、经、合六腧穴。

足阳明胃经脉气所发的有六十八穴：额颅发际旁各有三穴；颧骨骨空中间各有一穴；大迎穴在颌角前至骨空陷中，左右各有一穴；在结喉之旁的人迎，左右各有一穴；缺盆外的骨空陷中左右各有一穴；膺中的骨空间陷中左右各有一穴；侠鸠尾之外，乳下三寸，夹胃脘左右各有五穴；夹脐横开三寸左右各有三穴；气冲在动脉跳动处左右各一穴；在伏菟上左右各有一穴；足三里以下到足中趾内间，左右各有八个腧穴，以上每个穴都有它一定的孔穴。

手太阳小肠经脉气所发的有三十六穴：目内眦各有一穴；目外侧各有一穴；颧骨下各有一穴；耳廓上各有一穴；耳中珠子旁各有一穴；巨骨穴左右各一；曲掖上各有一穴；柱骨上陷中各有一穴；两天窗穴之上四寸各有一穴；肩解部各有一穴；肩解部之下三寸处各有一穴；肘部以下至小指端的爪甲根部各有井、荥、腧、原、经、合六穴。

手阳明大肠经脉气所发的有二十二穴；鼻孔的外侧各有一穴；项部左右各有一穴；大迎穴在下颌骨空间左右各有一穴；柱骨之会左右各有一穴；髃骨之会左右各有一穴；肘部以下至十指端的爪甲根部左右各有井、荥、腧、原、经、合六穴。

手少阳三焦经脉气所发的有三十二穴：颧骨下各有一穴；眉后各有一穴；耳前角上各有一穴；耳后完骨后下各有一穴；项中足太阳经之前各有一穴；侠扶突之外侧各有一穴；肩贞穴左右各一；在肩贞穴之下三寸分肉之间各有一穴；肘部以下至手无名指之端爪甲根部各有井、荥、腧、原、经、合六穴。

督脉之经气所发的有二十八穴：项中央有二穴；前发际向后中行有八穴；面部的中央从鼻至唇有三穴；自大椎以下至尻尾旁有十五穴。自大椎至尾骨共二十一节，这是脊椎穴位的计算方法。

任脉之经气所发的有二十八穴：喉部中行有二穴；胸膺中行之骨陷中有一穴；自髀骨之上脘是三寸，上脘至脐中是五寸，脐中至横骨是六寸半，计十四寸半，每寸一穴，计十四穴，这是腹部取穴的方法。自曲骨向下至前后阴之间有会阴穴；两目之下各有一穴；下唇下有一穴；上齿缝间有一穴。

冲脉之经气所发的有二十二穴：夹鸠尾旁开五分向下至脐一寸一穴，左右共十二穴；自脐旁开五分向下至横骨一寸一穴，左右共十穴。这是腹脉取穴的方法。

足少阴肾经脉气所通达灌注的穴位：在舌下有二穴；肝足厥阴经脉之气所通达灌注的穴位，在毛际左右各有一个急脉穴；心手少阴在腕后左右各有一个阴郗穴；阴跻、阳跻各有一穴，左右共四穴。手足掌两旁肌肉丰满隆起之处，都是经脉之气通达灌注的地方。以上共计三百六十五个穴位。

黄帝内经·灵枢

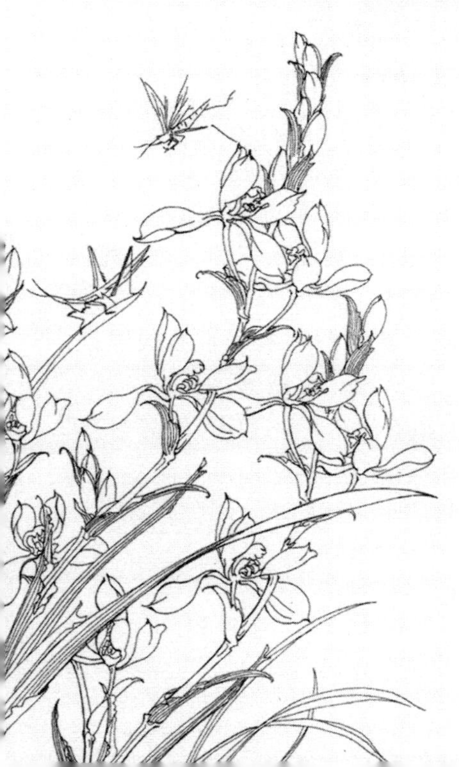

九针十二原第一　法天

原文

黄帝问于岐伯曰：余子万民，养百姓，而收其租税。余哀其不给，而属有疾病。余欲勿使被毒药[①]，无用砭石，欲以微针通其经脉，调其血气，营其逆顺出入之会。令可传于后世，必明为之法。令终而不灭，久而不绝，易用难忘，为之经纪。异其章，别其表里，为之终始，令各有形，先立《针经》。愿闻其情。

注释

①毒药：古人将可以治疗疾病的药石通称为毒药。

译文

黄帝问岐伯说：我怜惜万民，亲养百姓，并向他们征收赋税。我哀怜他们的生活难以自给，还不时为疾病所苦。我想通过不服药物，不使用砭石的方法，而是用微针以疏通他们的经脉，调理他们的气血，增强他们经脉气血的逆顺、出入来治疗疾病。同时，要想把这种治疗方法流传到后世，就必须制定出明确的使用法则。最终使它永远不会被湮没，历久而不断绝，成为易于运用而不易忘记的法则。要做到这一点，就必须使其有纲有纪，清楚地分出章节，辨明其表里关系，确定气血周而复始的循行规律，所用的各种针具也要列出具体的形状，为此，我想先综合以上的问题确立一部《针经》。现在，我想听听你对这个问题的看法。

原文

岐伯答曰：臣请推而次之，令有纲纪，始于一，终于九焉。请言其道。小针[1]之要，易陈而难入。粗守形，上守神。神乎神，客在门。未睹其疾，恶知其原？刺之微，在速迟。粗守关，上守机。机之动，不离其空[2]。空中之机，清静而微。其来不可逢，其往不可追。知机之道者，不可挂以发；不知机道，叩之不发。知其往来，要与之期。粗之暗乎，妙哉！工独有之。往者为逆，来者为顺，明知逆顺，正行无问。逆而夺之，恶得无虚？追而济之，恶得无实？迎之随之，以意和之，针道毕矣。

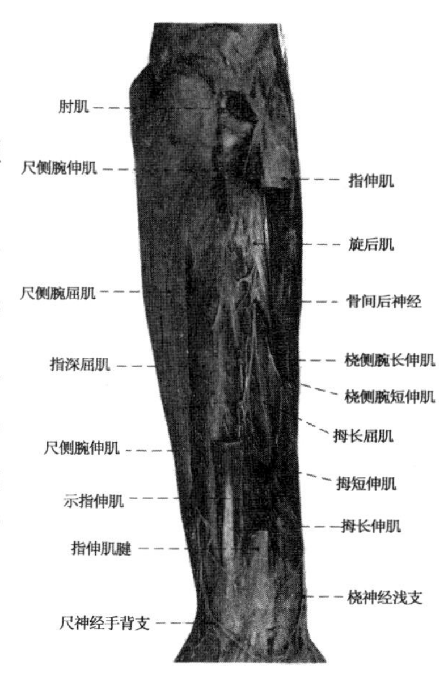

人体解剖之前臂神经

注释

①小针：亦称微针，即现代所用的毫针。②空：即孔穴，也就是穴位。

译文

岐伯答道：让我按次序，从小针开始，直到九针，说说其中的道理。小针治病，容易掌握，但要达到精妙的地步却很困难。低劣的医生死守形迹，高明的医生则能根据病情的变化来加以针治。神奇啊！气血循行于经脉，出入有一定的门户，病邪也可从这些门户侵入体内。没有认清疾病，怎么能了解产生疾病的原因呢？针刺的奥妙，在于针刺的快慢。医生仅仅死守四肢关节附近的固定穴位，而针治高手却能观察经气的动静和气机变化，经气的循行不离孔穴及孔穴里蕴含的玄机，并且还能了解客居在人体内的外邪往来出入的门户所在。要知道，没有看出疾病的性质，怎么能知道疾病的来源而给以适当的治疗呢？至于针刺的微妙作用，关键在于正确使用疾徐的不同手法。劣医昏昧无知，只有高明的医生才能体察它的奥妙。正气去者叫作逆，正气来复叫作顺，明白逆顺之理，就可以大胆直刺而不必犹豫不决了。正气已虚，反用泻法，怎么会不更虚呢？邪气正盛，反用补法，怎么会不更实呢？迎其邻而泻，随其去而补，用心体察其中的奥妙，针刺之道也就到此而止了。

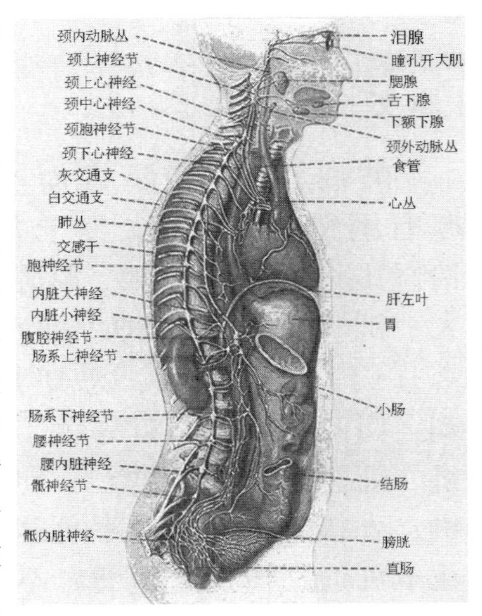

人体的上部神经

| 原文 |

凡用针者，虚则实之，满则泄之，宛陈[①]则除之，邪胜则虚之。《大要》曰：徐而疾则实，疾而徐则虚。言实与虚，若有若无。察后与先，若存若亡。为虚与实，若得若失。

| 注释 |

①宛陈：即血郁积日久的意思。宛，同“蕴”。

译文

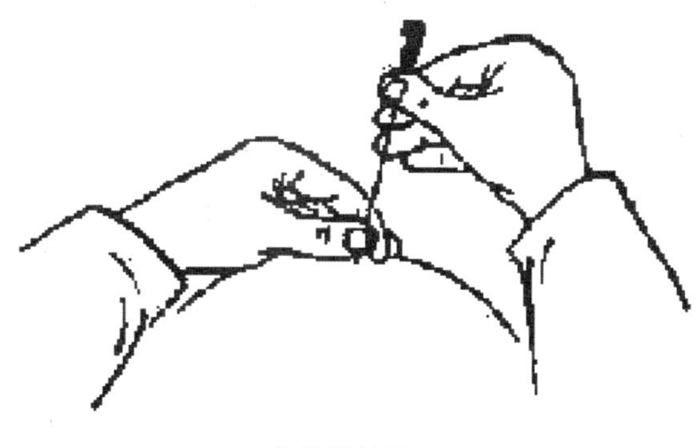
夹持进针法

凡在针刺时，正气虚弱则应用补法，邪气盛实则用泻法，气血瘀结的给予破除，邪气胜的则用攻下法。《大要》说：进针慢而出针快并急按针孔的为补法，进针快而出针慢不按针孔的为泻法。这里所说的补和泻，应为似有感觉又好像没有感觉。考察气的先至与后至，以决定留针或去针。无论是用补法还是用泻法，都要使患者感到补之若有所得，泻之若有所失。

原文

虚实之要，九针最妙。补泻之时，以针为之。泻曰：必持内[①]之，放而出之，排阳得针[②]，邪气得泄。按而引针，是谓内温[③]，血不得散，气不得出也。补曰：随之，意若妄之，若行若按，如蚊虻止，如留如还，去如弦绝。令左属右[④]，其气故止，外门以闭，中气乃实。必无留血，急取诛之。

注释

①内：作“纳”字解。②排阳得针：指皮肤的浅表部。即摇大针孔，以利邪气泄出。③内温：指气血蕴蓄于内。④令左属右：即右手出针，左手随即按压针孔的意思。

译文

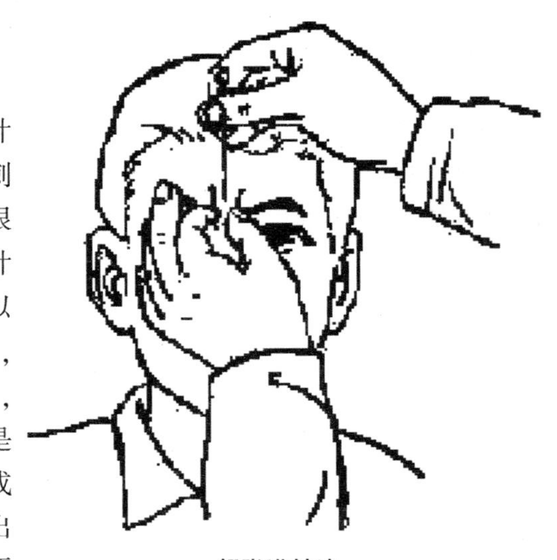
舒张进针法

虚实补泻的要点，以九针最为有效。补或泻都可用针刺实现。所谓泻法，指的是要很快持针刺入，得气后，摇大针孔，转而出针，排出表阳，以泄去邪气。如果病症当用泻法，而反用按住针孔后出针的手法，就会使血气蕴郁在内，这就是一般所说的内温。内温会造成郁血不得泄散，邪气不得外出的后果。所谓补的手法，主要是随着经气将去的方向而进针，以补其气。像这样在气去之后随之行针，医者的意念、手法可轻松随意。而在行针导气和按穴下针时，又要非常轻巧，如同蚊子用尖锐的嘴叮在皮肤上一样，似有似无。在留针与出针时，更要像蚊子叮完皮肤后悄然飞去，而感觉上好像它仍旧停留在那里那样轻妙。出针时，又要同箭离开了弓弦那样干脆而迅疾。针入皮肤，候气之时，仿佛停留徘徊，得气之后，急速出针，如箭离弦，右手出针，左手急按针孔，经气会因此而留止，针孔已闭，中气仍然会充实，也不会有淤血停留，若有淤血，应及时除去。

原文

持针之道，坚者为宝，正指直刺，无针左右，神在秋毫，属意病者，审视血脉，刺之无殆。方刺之时，必在悬阳[①]，及与两卫[②]，神属勿去，知病存亡。血脉者，在腧横居，视之独澄，切之独坚。

注释

①悬阳：卫气居表而属阳，固护于外，如太阳之悬挂在天，故称悬阳。②两卫：脾所主之肌肉为脏腑的外卫，卫气循行皮肤之中，为表之外卫，二者合称两卫。

译文

持针的方法，紧握而有力最为贵。对准腧穴，端正直刺，针体不可偏左偏右。进针时用右手拇、食、中三指夹持针具，要直针而下，切不可偏左或偏右。在操作过程中，必须聚精会神于针下的感觉，明察秋毫。同时还要凝神注意病者神态的变化，并细心观察病人血脉的虚实，唯有这样进行针刺，才不致发生不良的后果。刚开始针刺的时候，必先刺到表阳所主的卫分，然后再刺到脾阴所主的肌肉；而由此体察病者的神气及其各脏腑的气是否有散失，则可知道病的存在或消失。至于血脉横结在经穴之间的病症，更是可以观察清楚的，而用手去按切时，由于外邪的结聚，有病的部位必然显得特别坚实。

原文

九针之名，各不同形：一曰镵针①，长一寸六分；二曰员针，长一寸六分；三曰鍉针②，长三寸半；四曰锋针，长一寸六分；五曰铍针③，长四寸，广二分半；六曰员利针，长一寸六分；七曰毫针，长三寸六分；八曰长针，长七寸；九曰大针，长四寸。镵针者，头大末锐，去泻阳气；员针者，针如卵形，揩摩分间，不得伤肌肉，以泻分气；鍉针者，锋如黍粟之锐，主按脉勿陷，以致其气；锋针者，刃三隅，以发痼疾；铍针者，末如剑锋，以取大脓；员利针者，尖如氂④，且员且锐，中身微大，以取暴气；毫针者，

尖如蚊虻喙，静以徐往，微以久留之而养，以取痛痹；长针者，锋利身长，可以取远痹；大针者，尖如梃[5]，其锋微员，以泻机关之水也。九针毕矣。

| 注释 |

①镵针：镵，锐也。即针尖非常尖锐的针。②鍉(dī)针：鍉同“镝”。谓针尖如箭头。③铍(pī)针：即剑形针具。④牦(máo)：指长毛，牦牛尾之毛。⑤梃(tǐng)：作杖解。

| 译文 |

九针的形状依据名称的不同而各有不同：第一种叫作镵针，长一寸六分；第二种叫员针，长一寸六分；第三种是鍉针，长三寸半；第四种叫锋针，长一寸六分；第五种叫铍针，长四寸，宽二分半；第六种叫员利针，长一寸六分；第七种叫毫针，长三寸六分；第八种叫长针，长七寸；第九种叫大针，长四寸。镵头大而针尖锐利，浅刺可以泻肌表阳热；员针，针形如卵，用以在肌肉之间按摩，不会损伤肌肉，却能疏泄肌肉之间的邪气；鍉针，其锋如黍粟粒一样做圆，用于按压经脉，不会陷入皮肤内，所以可以引正气、祛邪气；锋针，三面有刃，可以用来治疗顽固的旧疾；铍针，针尖像剑锋一样锐利，可以用来刺痈排脓；员利针，针尖像长矛，圆而锐利，针的中部稍粗，可以用来治疗急性病；毫针，针就像蚊子的嘴，可以轻缓地刺入皮肉，轻微提插而留针，正气可以得到充养，邪气尽散，出针养神，可以治疗痛痹；长针，针尖

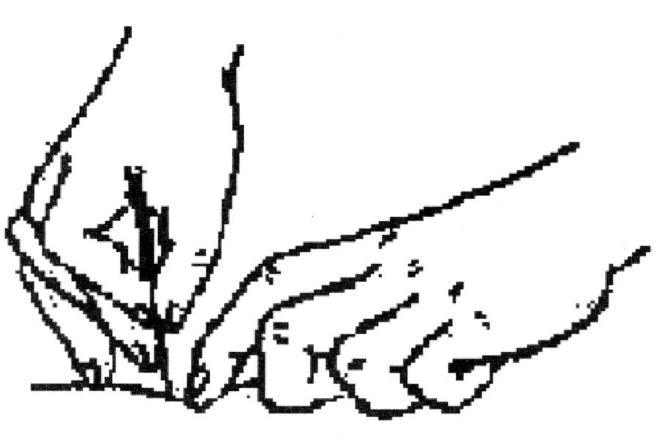
指切进针法

锐利，针身细长，可以用来治疗时日已久的痹证；大针，针尖像折断后的竹茬，其锋稍圆，可以用来泻去关节积水。关于九针的情况大致就是这样的。九针的名称、形状与主治作用，都尽在于此了。

原文

夫气之在脉也，邪气在上；浊气在中，清气在下，故针陷脉①则邪气出，针中脉则浊气出，针太深则邪气反沉，病益。故曰：皮肉筋脉，各有所处，病各有所宜，各不同形，各以任其所宜。无实无虚，损不足而益有余，是谓甚病，病益甚。取五脉者死，取三脉者恇②。夺阴者死，夺阳者狂。针害毕矣。

注释

①陷脉：指孔穴在筋骨陷中而言。②取三脉者恇：即形体衰败的意思。此言泻手足三阳脉，必致形气虚弱。

译文

说到邪气侵犯经脉引起疾病的情况，一般是这样的，贼风邪气常常由头部侵入，所以说邪气在上。由饮食不节所致的浊气，往往滞留在肠胃，所以说浊气在中。清冷寒湿之邪，大多从足部侵入，所以说清气在下。在针刺的时候，上部取筋骨陷中的各经腧穴，则能使贼风邪气随针而出。针刺中部的经脉（指足阳明胃经），就可以排除滞留在肠胃中的浊气。凡是病在浅表的，都不宜深刺；如果刺得过深，邪气反而会随之深入而加重病情。所以说皮、肉、筋、脉各有自己一定的部位，而每种病也各有与之相适应的治疗方法。九针之形状各不相同，各有其适应的病症，要根据病情适当选用。实症不可以用补法，虚症不可以用泻法。

原文

刺之而气不至，无问其数；刺之而气至，乃去之，勿复针。针各有所宜，各不同形，各任其所为。刺之要，气至而有效，效之信，若风之吹云，明乎若见苍天。刺之道毕矣。

译文

针刺时，需要候气，如刺后尚未得气，不应拘泥手法次数的多少，必须等待经气到来；如果针已得气，就可去针不再刺了。九针各有不同适用证，针形也不一样，在使用时，要根据病情分别选用。总之，针刺的关键，是要得气，针下得气，必有疗效，疗效显著的，就像风吹云散，可以看到明朗的天空那样。这些都是针刺的道理。

原文

黄帝曰：愿闻五脏六腑所出之处①。

岐伯曰：五脏五腧，五五二十五腧②；六腑六腧，六六三十六腧③。经脉十二，络脉十五④。凡二十七气，以上下。所出为井⑤，所溜为荥⑥，所注为输⑦，所行为经⑧，所入为合⑨。二十七气所行，皆在五腧也。节之交，三百六十五会⑩。知其要者，一言而终；不知其要，流散无穷。所言节者，神气之所游行出入也，非皮肉筋骨也。

注释

①五脏六腑所出之处：脏腑各自联属的经脉脉气所出之处。②二十五腧：每脏有井、荥、输、经、合之五腧穴，五脏共二十五穴。③三十

六腧：每腑有井、荥、输、原、经、合六腧，六腑共三十六腧穴。④络脉十五：十二经各有一络脉，加任、督及脾之大络，共十五络。⑤所出为井：古代以泉源出水之处为井。人之血气，出于四肢，故脉出处，为井。⑥所溜为荥（xíng）：形容脉气流过的地方，像刚从泉源流出的小水流。《说文·水部》"荥，绝小水也"。⑦所注为输：形容脉气流注到此后又灌注到彼。注，灌注。输，运输。脉注于此而输于彼，其气渐盛。⑧所行为经：脉气由此通过。经，通。⑨所入为合：形容脉气汇合处。⑩"节之交"两句：节之交，人体关节等部交接处的间隙。这些间隙共有三百六十五个，为经脉中气血渗灌各部的汇合点。

译文

黄帝说：我希望听到脏腑脉气所出之处的情况。

岐伯说：五脏经脉，各有井、荥、输、经、合五个腧穴，五五共二十五个腧穴；六腑经脉，各有井、荥、输、原、经、合六个腧穴，六六共三十六个腧穴，人体有十二经脉，每经各有一络，加上任督之脉各一络和脾之大络，共十五络，这二十七脉之气循行周身。脉气所出之处叫"井"，脉气流过之处叫"荥"，脉气灌注运输之处叫"输"，脉气通过之处叫"经"，脉气汇聚之处叫"合"。这二十七气出入于上下手足之间，它的脉气由始微而趋向正盛，最后入合于内。这二十七气流注运行都在这五腧之中，昼夜不息。人体关节等相交部位的间隙，共有三百六十五个会合处。知道这些要妙所在，就可以一言以蔽之，否则就漫无边际了。这里所说的"节"，都是血气游行出入和络脉渗灌诸节的地方，不是指皮肉筋骨说的。

原文

睹其色，察其目，知其散复；一其形，听其动静，知其邪正。右主推之，左持而御之，气至而去之。

凡将用针，必先诊脉，视气之剧易，乃可以治也。五

脏之气已绝于内，而用针者反实其外，是谓重竭。重竭必死，其死也静。治之者辄反其气，取腋与膺。五脏之气已绝于外，而用针者反实其内，是谓逆厥。逆厥则必死，其死也躁。治之者反取四末[①]。刺之害，中而不去，则精泄；不中而去，则致气。精泄则病益甚而恇，致气则生为痈疡。

注释

①四末：指四肢的末梢部位。

译文

在进行针刺时，医者要先观察病人的气色，注意病人的眼神，以了解病人的精神及正气是处于涣散状态还是有所恢复。然后要力求使所诊治的疾病内在变化与反映在形体上的病象相一致；同时还要通过诊脉，从脉象的动静辨明邪正的盛衰情况。在进针时，右手持针，主要任务是进针，左手以两指夹持住针身，防止其倾斜和弯曲。针刺入后，等到针下有了得气的感觉，即可考虑出针。

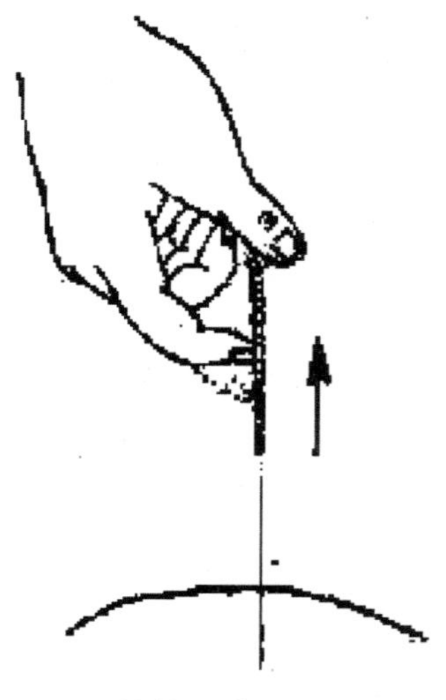

针刺之刮柄法

凡将用针刺进行治疗之前，医者都必须首先诊察脉象，只有根据脉气所呈现出的病情轻重的情况，才可以制定相应的治疗措施。如果病人在内的五脏之气已经虚绝，这本是阴虚症，而医生反用针去补在外的阳经，补阳则愈虚其阴，虚上加虚，叫作“重竭”。脏气重竭的病人必死，临死前的表现是安静的。形成“重竭”的主要原因，是医者误治、违反了脏气阴虚理应补脏的原则，而误泻了腋下和胸前的脏气所出之腧穴，促使脏气愈趋虚竭所致。至于五脏之气已虚于外的病人，乃属阳虚，而医者反去补在内的阴经，助阴则阳气愈竭，这就形成了阴阳气不相顺接的病变，叫作“逆厥”。厥症的病人也必死，病者在临死前的表现是烦躁的。这也是由于医者的误治违反了阳气已虚理应补阳的原则，反而误泻四肢末梢的穴位，促使阳气愈趋虚竭所致。凡针刺用泻法的：已刺中了病邪的要害，但仍然留针而不出的，就反而会使精气耗损；刺中了要害，但未经运用适当的针刺手法，就立即出针的，就会使邪气留滞，进而郁壅。如果出针太迟，损耗了精气，病情就会加重，甚至使形体衰败。如果出针太快，邪气留滞于气分，就会使肌肤上发生痈疡。

|原文|

五脏有六腑，六腑有十二原，十二原出于四关，四关主治五脏。五脏有疾，当取之十二原，十二原者，五脏之所以禀三百六十五节之会也。五脏有疾也，应出十二原。而原各有所出，明知其原，睹其应，而知五脏之害矣。阳中之少阴，肺也，其原出于太渊，太渊二。

阳中之太阳，心也，其原出于大陵，大陵二。阴中之少阳，肝也，其原出于太冲，太冲二。

阴中之至阴，脾也，其原出于太白，太白二。阴中之太阴，肾也，其原出于太溪，太溪二。

膏之原，出于鸠尾，鸠尾一。肓之原，出于脖胦[①]，脖胦一。凡此十二原者，主治五脏六腑之有疾者也。胀取三阳，飧泄[②]取三阴。

|注释|

①脖（bó）胦（yāng）：是任脉气海穴的别名，在脐下一寸五分处。②飧（sūn）泄：飧，饭和水为飧。飧泄，即指泻下的大便清稀，完谷不化。

| 译文 |

五脏有在外的六腑相应，互为表里，六腑与五脏之气表里相通。六腑与五脏之气相应的还有十二个原穴。十二个原穴的经气输注之源，多出自两肘、两膝以下的四肢关节部位。这些在四肢关节以下部位的腧穴，都可以用来治五脏的疾病。凡是五脏发生的病变，都应当取用十二个原穴来治疗。因为这十二个原穴，是全身三百六十五节禀受五脏的气化与营养而精气注于体表的部位。所以五脏有疾病时，其变化就会反映在十二个原穴的部位上。十二个原穴各有其相应的脏腑，由其各自穴位上所反映出的现象，就可以了解相应脏腑的受病情况了。五脏中的心、肺二脏，位于胸膈以上，上为阳，其中又有阴阳的分别，阳中的少阴是肺脏，它的原穴是太渊，左右共有两穴。

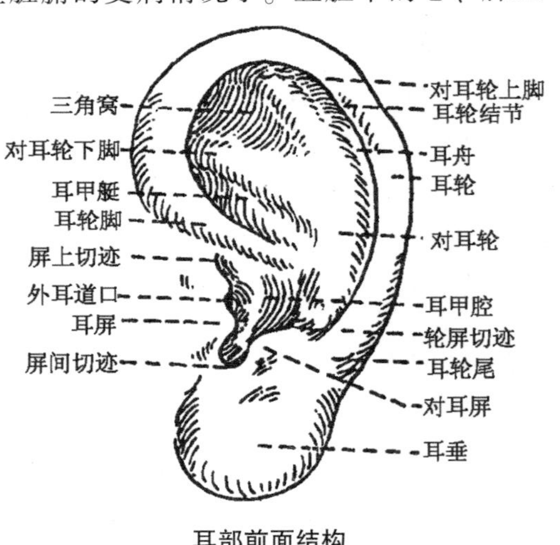

耳部前面结构

阳中的太阳是心脏，它的原穴是大陵穴，左右共有两穴。五脏中的肝、脾、肾三脏，都位于胸膈以下，下为阴，其中再分出阴阳。阴中的少阳是肝脏，它的原穴是太冲，左右共有两穴。

阴中的至阴是脾脏，它的原穴是太白，左右共有两穴。阴中的太阴是肾脏，它的原穴是太溪，左右共有两穴。在胸腹部脏器附近，还有膏和肓的两个原穴。

膏的原穴是鸠尾，属任脉，只有一穴。肓的原穴是气海，属任脉，也只有一穴。以上五脏共十穴，加上膏和肓的各一穴，合计共有十二穴。这十二个原穴，都是脏腑经络之气输注于体表的部位，可以用他们来主治五脏六腑的各种疾患。凡患腹胀病的，当取用足三阳经，即取足太阳膀胱经、足阳明胃经、足少阳胆经的穴位进行治疗。凡患完谷不化的泻症的，当取用足三阴经，即在足太阴脾经、足少阴肾经、足厥阴肝经的穴位进行治疗。

原文

今夫五脏之有疾也，譬犹刺也，犹污也，犹结也，犹闭也。刺虽久，犹可拔也；污虽久，犹可雪也；结虽久，犹可解也；闭虽久，犹可决也。或言久疾之不可取者，非其说也。夫善用针者，取其疾也，犹拔刺也，犹雪污也，犹解结也，犹决闭也。疾虽久，犹可毕也。言不可治者，未得其术也。

刺诸热者，如以手探汤；刺寒清者，如人不欲行。阴有阳疾①者，取之下陵三里②。正往无殆，气下乃止，不下复始也。疾高而内者，取之阴之陵泉；疾高而外者，取之阳之陵泉也。

注释

①阴有阳疾：指热在阴分。②下陵三里：即足三里穴。

译文

现在来说一说五脏有病的情况。五脏有病，就好比人的皮肉中扎了刺，物体上有了污点，绳子上打了结扣，河道中发生了淤塞一样。刺扎得日子虽久，但仍可以拔掉它；沾染的污点日子虽久，但仍可以洗掉它；打上的结扣日子虽久，但仍可以解开它；河道淤塞的日子虽久，但仍可以疏通它。有些人认为久病是不能治疗的，这种说法是不对的。善于用针的医生，其治疗疾病就好像拔刺、洗污点、解绳结、疏通河道一样，无论患病的日子多久，都是可以治愈的。说久病不能救治的人，那是因为他没有掌握好针灸的治疗技术。

针刺治疗各种热病，适宜用浅刺法，手法轻而且敏捷，就好像用手去试探沸腾的汤水一样，一触即还。针刺治疗寒性和肢体清冷的病症，适宜用深刺留针法，静待气至，就好像旅人留恋着家乡不愿出行一样。在内的阴分为阳邪侵入而有热象的，应当取用足阳明胃经的足三里穴进行治疗。要正确地去进行治疗，不要松懈疏忽，直到气至而邪气下退，方可停针；如果邪气不退，则应持续治疗。如果症候出现在上部，且属于在内的脏病，就可以取用足太阴脾经的阴陵泉穴进行治疗；如果征候出现在上部，而属于在外的腑病，则应该取用足少阳胆经的阳陵泉穴进行治疗。

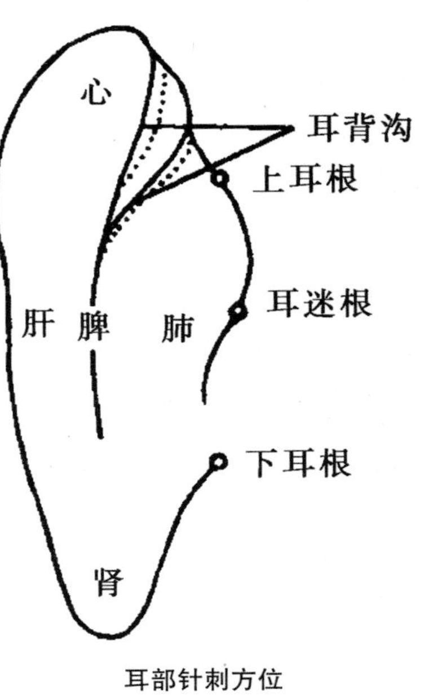

耳部针刺方位

本输第二　法地

|原文|

黄帝问于岐伯曰：凡刺之道，必通十二经络之所终始，络脉之所别处，五输之所留，六腑之所与合，四时之所出入，五脏之所溜处，阔数之度，浅深之状，高下所至。愿闻其解。

岐伯曰：请言其次也。肺出于少商，少商者，手大指端内侧也，为井[①]木；溜于鱼际，鱼际者，手鱼[②]也，为荥；注于太渊，太渊，鱼后一寸陷者中也，为腧；行于经渠，

经渠，寸口中也，动而不居，为经；入于尺泽，尺泽，肘中之动脉也，为合。手太阴经也。

注释

①井、荥、腧、经、合：这是古人对肘、膝关节以下的五腧穴的特定称谓，是将脉气的流行比作汇入江河中的水流，由小而大，渐入深处，依次命名而成的。②手鱼：指手腕之前，大拇指本节（即大拇指的近端指关节）之间的部位，有肥肉隆起，如鱼的形状，称为手鱼。

译文

黄帝问岐伯：凡是运用针刺的疗法，都必须精通十二经络循行的起点和终点，络脉别出的地方，井、荥、腧、经、合五腧穴留止的部位，六腑与五脏的表里关系，四时对经气出入的影响，五脏之气的流行与灌注，经脉、络脉、孙脉的宽窄程度、浅深情况，上至头面、下至足胫的联系。我希望听你讲讲这些问题。

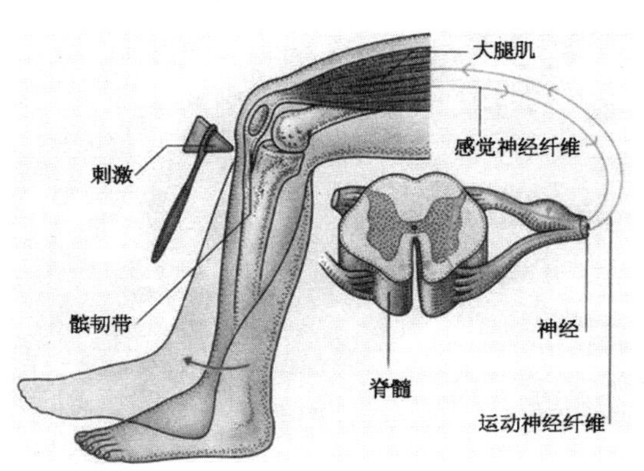

膝关节结构图

岐伯说：请让我按顺序来详细讲解吧。肺脏的脉气开始于少商穴，少商穴，位于手掌大拇指端的内侧（即桡侧），距指甲角一分许的地方，它被称为井穴，在五行中属木；脉气从井穴出发后流于鱼际穴，鱼际穴，位于手掌大鱼际的中后方，它被称为荥穴；脉气由此灌注于太渊穴，太渊穴，位于手掌大鱼际后下一寸处的凹陷之中（即大鱼际上约一寸处，掌后内侧横纹头动脉应手处），它被称为腧穴；脉气由此行于经渠穴，经渠穴，位于寸后方的凹陷中（即桡骨茎突之内侧），即诊脉时中指所着之处，该处有桡动脉跳动不止，它被称为经穴；脉气由此进入于尺泽穴，尺泽穴，位于肘横纹中央（稍偏桡侧）的动脉应手处，它被称为合穴。这就是手太阴肺经所属的五腧穴。

原文

心出于中冲，中冲，手中指之端也，为井木；溜于劳宫，劳宫，掌中中指本节之内间也，为荥；注于大陵，大陵，掌后两骨之间方下[①]者也，为腧；行于间使，间使之道，两筋之间，三寸之中也，有过则至，无过则止，为经；入于曲泽，曲泽，肘内廉下陷者之中也，屈而得之，为合。手少阴也。

注释

①方下：即正当两骨之下的意思。

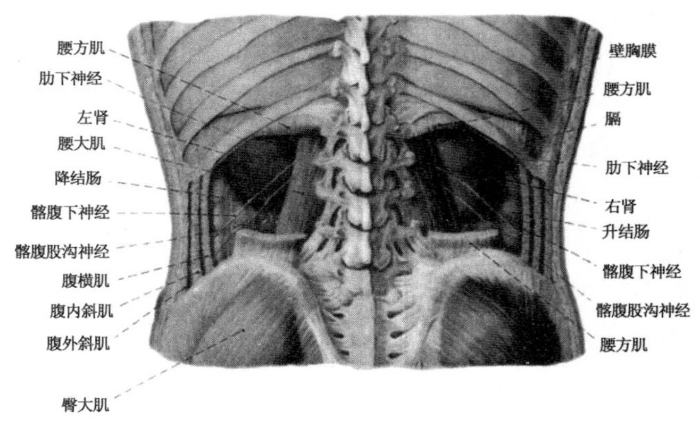

人体解剖之肾的位置和毗邻背面

译文

心脏的脉气，开始于心包络经的中冲穴，中冲穴的部位在手中指的尖端（距指甲的距离如韭叶宽），它被称为井穴，在五行归类中属木。脉气从井穴出发后，流于劳宫穴，劳宫穴的部位在掌中央中指本节的后方中间（即第三、四掌骨之间），它被称为荥穴。脉气由此灌注于大陵穴，大陵穴的部位在掌后腕关节第一横纹的中央部，桡骨、尺骨之间，桡侧腕屈肌腱的尺侧凹陷中，它被称为输穴。脉气由此行于间使穴，间使穴的部位在掌后三寸，两筋之间的凹陷中，当本经有病时，在这一部位上就会出现一定的反应，无病时则没有异常表现，它被称为经穴。脉气由此进入于曲泽穴，曲泽穴的部位在肘横纹处肱二头肌腱内侧，当肘窝横纹中央（稍偏于尺侧）的凹陷中，取穴时要求前臂稍屈而取之，它被称为合穴。这就是手少阴心经（心包络经）所属的五输穴。

原文

肝出于大敦，大敦者，足大指之端及三毛[1]之中也，为井木；溜于行间，行间，足大指间也，为荥；注于太冲，太冲，行间上二寸陷者之中也，为腧；行于中封，中封，内踝之前一寸半，陷者之中，使逆则宛，使和则通，摇足而得之，为经；入于曲泉，曲泉，辅骨之下，大筋之上也，屈膝而得之，为合。足厥阴也。

脾出于隐白，隐白者，足大指之端内侧也，为井木；溜于大都，大都，本节之后，下陷者之中也，为荥；注于太白，太白，腕骨之下也，为输；行于商丘，商丘，内踝之下，陷者之中也，为经；入于阴之陵泉，阴之陵泉，辅骨之下，陷者之中也，伸而得之，为合。足太阴也。

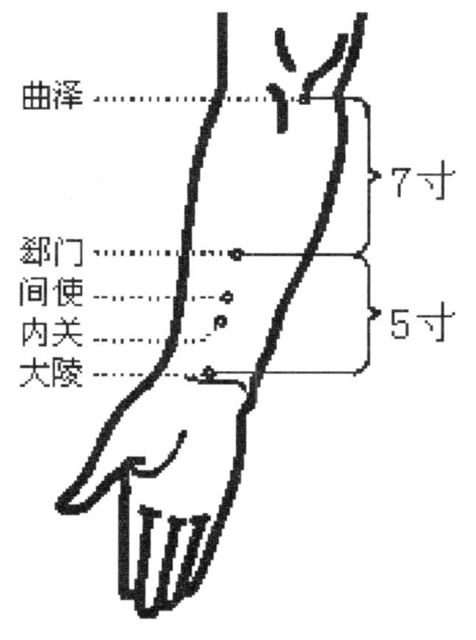

曲泽穴

肾出于涌泉，涌泉者，足心也，为井木；溜于然谷[2]，然谷，然骨之下者也，为荥；注于太溪，太溪，内踝之后，跟骨之上，陷中者也，为输；行于复留，复留，上内踝二寸，动而不休[3]，为经；入于阴谷，阴谷，辅骨之后，大筋之下，

小筋之上也，按之应手，屈膝而得之，为合。足少阴经也。

膀胱出于至阴，至阴者，足小指之端也，为井金；溜于通谷，通谷，本节之前外侧也，为荥；注于束骨，束骨，本节之后，陷中者也，为腧；过于京骨，京骨，足外侧大骨之下，为原；行于昆仑，昆仑，在外踝之后，跟骨之上，为经；入于委中，委中，腘中央，为合；委而取之。足太阳也。

胆出于窍阴，窍阴者，足小指次指之端也，为井金；溜于侠[④]溪，侠溪，足小指次指之间也，为荥；注于临泣，临泣，上行一寸半陷者中也，为腧；过于丘墟，丘墟，外踝之前，下陷者中也，为原；行于阳辅，阳辅，外踝之上，辅骨之前，及绝骨之端也，为经；入于阳之陵泉，阳之陵泉，在膝外陷者中也，为合，伸而得之。足少阳也。

胃出于厉兑，厉兑者，足大指内次指之端也，为井金；溜于内庭，内庭，次指外间也，为荥；注于陷谷，陷谷者，上中指内间上行二寸陷者中也，为腧；过于冲阳，冲阳，足跗[⑤]上五寸陷者中也，为原；摇足而得之，行于解溪，解溪，上冲阳一寸半陷者中也，为经；入于下陵，下陵，膝下三寸，胻骨外三里也，为合；复下三里三寸为巨虚上廉，复下上廉三寸为巨虚下廉也；大肠属上，小肠属下，足阳明胃脉也。大肠小肠，皆属于胃。是足阳明也。

三焦者，上合手少阳，出于关冲，关冲者，手小指次指之端也，为井金；溜于液门，液门，小指次指之间也，为荥；注于中渚，中渚，本节之后陷者中也，为腧；过于阳池，阳池，在腕上陷者之中也，为原；行于支沟，支沟，上腕三寸，两骨之间陷者中也，为经；入于天井，天井，在肘外大骨之上陷者中也，为合，屈肘乃得之；三焦下腧，在于足大指之前，少阳之后，出于腘中外廉，名曰委阳，是太阳络也，手少阳经也。三焦者，足少阳、太阳之所将，太阳之别也，上踝五寸，别入贯腨肠[6]，出于委阳，并太阳之正，入络膀胱，约下焦。实则闭癃，虚则遗溺；遗溺则补之，闭癃则泻之。

小肠者，上合手太阳，出于少泽，少泽，小指之端也，为井金；溜于前谷，前谷，在手外廉本节前陷者中也，为荥；注于后溪，后溪者，在手外侧本节之后也，为腧；过于腕骨，腕骨在手外侧腕骨之前，为原；行于阳谷，阳谷，在锐骨之下陷者中也，为经；入于小海，小海，在肘内大骨之外，去端半寸陷者中也，伸臂而得之，为合。手太阳经也。

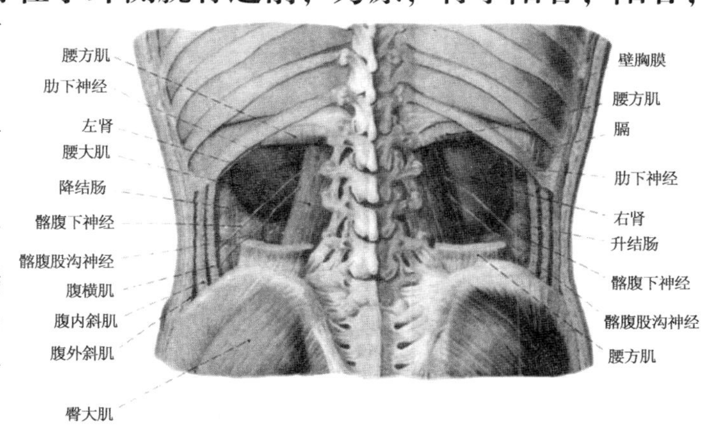

人体解剖之肾的位置和毗邻背面

大肠上合手阳明，出于商阳，商阳，大指次指之端也，为井金；溜于本节之前二间，为荥；注于本节之后三间，为腧；过于合谷，合谷，在大指歧骨之间，为原；行于阳溪，阳溪，在两筋间陷者中也，为经；入于曲池，在肘外辅骨[7]陷者中也，屈臂而得之，为合。手阳明也。是谓五脏六腑之腧，五五二十五腧，六六三十六腧也。六腑皆出足之三阳，上合于手者也。

缺盆之中，任脉也，名曰天突；一次任脉侧之动脉，

足阳明也，名曰人迎；二次脉，手阳明也，名曰扶突；三次脉，手太阳也，名曰天窗；四次脉，足少阳也，名曰天容；五次脉，手少阳也，名曰天牖；六次脉，足太阳也，名曰天柱；七次脉，颈中央之脉，督脉也，名曰风府。腋内动脉，手太阴也，名曰天府；腋下三寸，手心主也，名曰天池。

注释

①三毛：在足大趾第一节后横纹前。②然谷：即内踝前然后谷穴上的大骨。又为然谷穴的别名。③动而不休：得溜穴。在诸多记载及切脉时，并无动脉。疑指太溪。④侠：通“夹”。《内经》“挟”多作“夹”。⑤足跗（fù）：足背。⑥腨（shuān）肠：腿肚。⑦肘外辅骨：指挠骨头与肱骨外上踝接合处。

译文

肝脏的脉气，开始于大敦穴，大敦穴的部位在足大趾外侧距离趾甲根一分的地方，也可说是在大趾背侧的三毛中（即在大趾第一节的背面，趾甲根之后），它被称为井穴，在五行归类中属木。脉气从井穴出发之后，流于行间穴，行间穴的部位在足大趾、次趾之间，它被称为荥穴。脉气由此灌注于太冲穴，太冲穴的部位在行间上二寸、第二趾骨连接部位之前的凹陷中，它被称为输穴。脉气由此行于中封穴，中封穴的部位在足内踝前一寸五分处的凹陷中（据《甲乙经》载，为一寸陷中）。在针刺该穴时，如果违逆经气运行的方向，就会使气血郁结，如果顺应经气运行的方向，就会使气血通畅。取穴时将足部上仰，就会在穴位处出现凹陷，而得其穴，它被称为经穴。脉气由此进入于曲泉穴，曲泉穴的部位在膝内辅骨突起的下方和大筋的上方处的凹陷中，屈膝才能取准该穴，它被称为合穴。这就是足厥阴肝经所属的五腧穴。

脾脏所属经脉的血气，出于隐白穴，隐白在足大趾端内侧，为井穴，属木；流行于大都穴，大都在本节之后的凹陷中，为荥穴；灌注于太白穴，太白在本节后核骨之下，为输穴；经行于商丘穴，商丘在内踝之下凹陷中，为经穴；汇入于阴陵泉穴，阴陵泉在膝内侧辅骨之下的凹陷中，伸足取之即得，为合穴。这是足大阴经的五输穴。

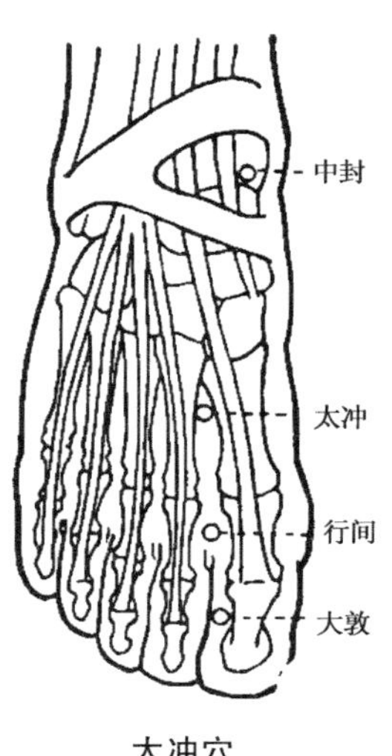

太冲穴

肾脏所属经脉的血气，出于涌泉穴，涌泉在足底心，一为井穴，属木；流行于然谷穴，然谷在足内踝前大骨下陷中，为荥穴；灌注于太溪穴，太溪在内踝骨后、跟骨之上凹陷中，跳动不止，为输穴；经行于复溜穴，复溜在内踝上二寸，为经穴；汇入于阴谷穴，阴谷在内辅骨之后，大筋之下，小筋之上，按之应手，屈膝取之印得，为合穴。这是足少阴经的五输穴。

膀胱所属经脉的血气，出于至阴穴，至阴在足小趾端外侧，为井穴，属金；流行于通谷穴，通谷在小趾本节之前外侧，为荥穴；灌注于束骨穴，束骨在本节之后的凹陷中，为输穴；过于京骨穴，京骨在足外侧大骨之下，为原穴；经行于昆仑穴，昆仑在足外踝之后，跟骨之上，为经穴；汇入于委中穴，委中在膝弯中央，为合穴。可以屈而取之。这是足太阳经脉的五腧穴。

胆腑的脉气，开始于窍阴穴，窍阴穴的部位在第四足趾末端的外侧，距离趾甲一分许的地方，它被称为井穴，在五行归类中属金。脉气从井穴出发之后，流于夹溪穴，夹溪穴的部位在足小趾次趾之间、本节前的凹陷中，它被称为荥穴。脉气由此灌注于临泣穴，临泣穴的部位，在夹溪穴上行一寸五分、足小趾次趾本节后的凹陷中，它被称为输穴。脉气由此通过于丘墟穴，丘墟穴的部位在足外踝前下的凹陷中，它被称为原穴。脉气由此行于阳辅穴，阳辅穴的部位在足外踝上四寸、辅骨之前、绝骨末端的地方，它被称为经穴。脉气由此进入于阳陵泉穴，阳陵泉穴的部位在膝下一寸、外辅骨头前下方的凹陷中，它被称为合穴，取穴时要伸展下肢才能取准此穴。这就是足少阳胆经所属的五腧穴。

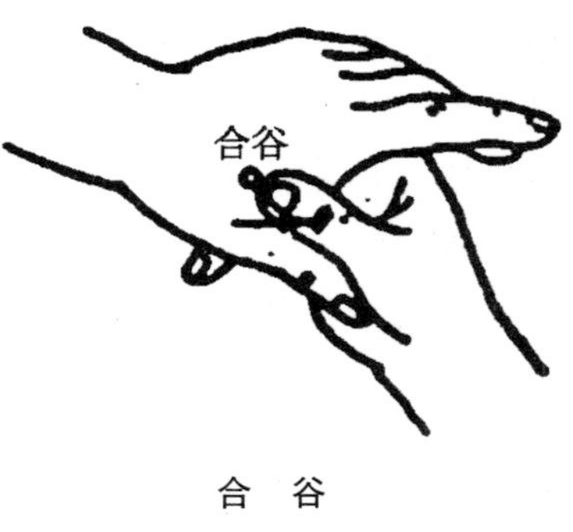

合 谷

胃腑的脉气，开始于厉兑穴，厉兑穴的部位在足大趾内侧、第二足趾的前端（距离趾甲角一分处），它被称为井穴，在五行归类中属金。脉气从井穴出发之后，流于内庭穴，内庭穴的部位在第二足趾之外侧的本节前的凹陷中（即次趾与中趾合缝处的赤白肉际上），它被称为荥穴。脉气由此灌注于陷谷穴，陷谷穴的部位在足中趾次趾之间、内庭上二寸、本节后方的凹陷中（即第二、第三跖骨骨间缝中），它被称为输穴。脉气由此通过于冲阳穴，冲阳穴的部位在足跗上五寸（即骨间动脉处）的凹陷中，它被称为原穴，取穴时要摇动足部才能取准此穴。脉气由此行于解溪穴，解溪穴的部位在冲阳后一寸五分、足跗关节上的凹陷中，它被称为经穴。脉气由此入于下陵穴，所谓下陵穴，就是在膝眼下三寸、胫骨外缘处的足三里穴，它被称为合穴。由此再向下，在足三里穴下三寸的地方，就是上巨虚穴；再向下，在上巨虚穴之下三寸的地方，就是下巨虚穴。大肠的脉气寄属于上巨虚穴，小肠腑的脉气则寄属于下巨虚穴，这两个穴位都是属于足阳明胃经的腧穴，所以大肠和小肠都与胃相联系，脉气相通。这就是足阳明胃经所属的五腧穴。

三焦腑贯穿于胸腹腔上中下三部，向上与手少阳三焦经相连。它的脉气，开始于关冲穴，关冲穴的部位在小指外侧的无名指的前端（距离指甲角一分许的地方），它被称为井穴，在五行归类中属金。脉气从井穴出发之后，溜于液门穴，液门穴的部位在小指与无名指的指缝之间，它被称为荥穴。脉气由此灌注于中渚穴，中渚穴的部位在本节之后（即第四、第五掌指关节之后缘）、两骨之间的凹陷中，它被称为腧穴。脉气由此通过阳池穴，阳池穴的部位在手腕背侧横纹的凹陷中，它被称为原穴。脉气由此行于支沟穴，支沟穴的部位在腕后三寸、两骨之间的凹陷中，它被称为经穴。脉气由此进入于天井穴，天井穴的部位在肘外侧大骨上方的凹陷中（即肘尖直上一寸处的关节凹陷中），它被称为合穴，取穴时要屈肘才能取到此穴。三焦经的分布虽是由手至头，但有一个和它脉气相通并由其所主而位于足部的下腧穴（即下合穴），其脉气在足太阳膀胱经之前，上行足少阳胆经之后，别出于膝腘正中外一寸处的两筋之间的凹陷处，叫作委阳穴，它也是足太阳膀胱经的络穴以及足太阳膀胱经之络脉所别出的地方。以上所述，就是手少阳三焦经所属的五腧穴、原穴以及下腧穴的概况。由于三焦和肾、膀胱有密切的关系，而且三焦的下腧穴是足太阳膀胱经的别络所出之处，它的脉气在足踝上方五寸处从本经分出而进入并贯穿小腿肚，再从委阳穴出于体表并由此并入足太阳膀胱经的本经，然后进入腹腔内与膀胱相连，以约束下焦，因此委阳穴所主治的症候，就包括因为三焦气化异常而见的属于膀胱病症的病变，如邪入三焦所致的小便不通之类的实症以及三焦虚弱所致的小便不禁之类的虚症。属虚的当用补法治之，而属实的当用泻法治之。

小肠腑位居腹部，而它的经气向上合于手太阳经。它的脉气，开始出少泽穴，少泽穴的部位在手小指前端的外侧部，它被称为井穴，在五行归类中属金。脉气从井穴出发之后，流于前谷穴，前谷穴的部位在手小指外侧本节前的凹陷中，它被称为荥穴。脉气由此灌注于后溪穴，后溪穴的部位在手小指外侧本节后的凹陷中，它被称为腧穴。脉气由此通过于腕骨穴，腕骨穴的部位在手外侧腕骨前方的凹陷中（即第五掌骨与钩状骨两骨接合处），它被称为原穴。脉气由此行于阳谷穴，阳谷穴的部位在掌后锐骨下方的凹陷中，它被称为经穴。脉气由此进入小海穴，小海穴的部位在肘内侧距离大骨外缘五分处的凹陷中（即肘部尺骨鹰嘴突起之尖端与肱骨内上髁之间），取穴时要伸展手臂才能取准此穴，它被称为合穴。这就是手太阳小肠经所属的五腧穴。

大肠腑位居于下，而它的经气向上合于手阳明经。它的脉气开始于商阳穴，商阳穴的部位在手大拇指内侧食指的前端外侧部，它被称为井穴，在五行归类中属金。脉气从井穴出发之后，流于食指桡侧本节前方凹陷中的二间穴，它被称为荥穴。脉气由此灌注于食指桡侧本节后方凹陷中的三间穴，它被称为腧穴。脉气由此通过于合谷穴，合谷穴的部位在手拇指和食指的掌骨之间（即第一、二掌骨之间），它被称为原穴。脉气由此行于阳溪穴，阳溪穴的部位在腕关节桡侧、两筋之间的凹陷中，它被称为经穴。脉气由此进入于曲池穴，曲池穴的部位在肘外辅骨内的凹陷中（即屈肘时，肘横纹头处），取穴时要屈肘才能取准此穴，它被称为合穴。这就是手阳明大肠经所属的五腧穴。以上所说的，就是五脏六腑的脉气出入流注所经过的主要腧穴。五脏各有五穴，共二十五个要穴；六腑各有六穴，共三十六个要穴。六腑的经气都出于足太阳、足阳明、足少阳三阳经，而同时其中的三焦腑、大肠腑、小肠腑的经气又向上和手三阳经分别相合。这样就使每腑都有其相应的经脉，同时相互之间还构成了紧密的联系。

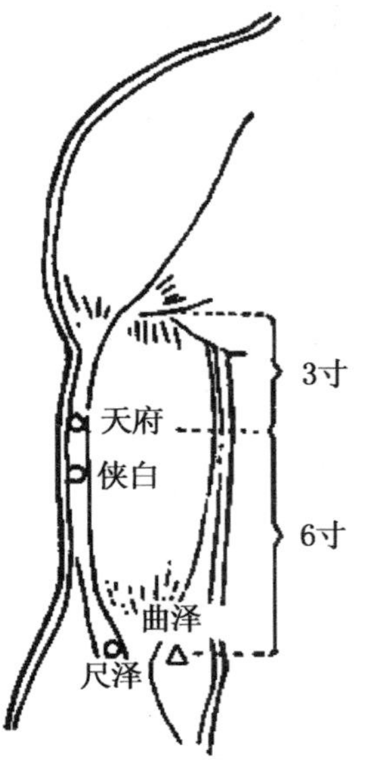

天府穴

在左右缺盆之间的正中线（视为第一行），就是任脉的天突穴。天突穴两旁的第二行经脉上的穴位，贴近于任脉之侧的动脉搏动处，属于足阳明胃经，叫作人迎穴。人迎穴之外的第三行经脉上的穴位（即人迎后一寸五分处），属于手阳明大肠经，叫作扶突穴。第三行经脉上的穴位（即扶突后一寸处），属于手太阳小肠经，叫作天窗穴。第四行经脉上的穴位（上出天窗之外，颈中已无穴），属于足少阳胆经，叫作天容穴（天容穴，今系手太阳经之腧穴）。第五行经脉上的穴位，属于手少阳经脉，叫作天牖穴。第六行经脉上的穴位，属于足太阳经脉，叫作天柱穴。第七行经脉上的穴位位于项中央，属于督脉，叫作风府穴。至于在腋内的动脉搏动处的穴位，属于手太阴肺经，叫作天府穴。另外，在腋下三寸（乳头旁一寸）的穴位，则属于手厥阴心包络经，叫作天池穴。

原文

刺上关者，呿[①]不能欠[②]；刺下关者，欠不能呿。刺犊鼻者，屈不能伸；刺两关者，伸不能屈。足阳明，挟喉之动脉也，其腧在膺[③]中。手阳明，次在其腧外，不至曲颊[④]一寸。手太阳，当曲颊。足少阳，在耳下曲颊之后。手少

阳，出耳后，上加完骨之上。足太阳，挟项大筋之中发际。阴尺动脉⑤，在五里，五腧之禁也。

注释

①呿（qù）：指张口的样子。②欠：指闭口的样子。③膺（yīng）：即指胸前两旁的高处。④曲颊：即指下颌角。⑤阴尺动脉：即指尺泽穴的动脉，在此用作手五里穴的代称。马莳说尺泽穴是手太阴肺经的动脉所在。尺泽穴上方三寸有动脉的地方，即肘上三寸向里大脉的中央处，有一个穴位叫五里穴，属于手阳明大肠经，这个穴位禁刺。

译文

针刺上关穴（即客主人穴）时，要张口才能发现穴位所在的凹陷，所以应张口取穴，不能闭口；针刺下关穴时，要闭口才能发现穴位所在的凹陷，开口则凹陷消失，所以应闭口取穴，不能张口。针刺犊鼻穴，要屈膝才能发现穴位所在的凹陷，所以应该屈膝取穴，不能伸展；针刺内关穴和外关穴，应该伸展手臂取穴，不能弯曲。足阳明胃经的人迎穴位于结喉两旁的动脉搏动处，与之脉气相通的该经腧穴还分布在胸壁之中。其次是手阳明大肠经的扶突穴，它在足阳明经的人迎穴之外（人迎穴后一寸五分处），但还不到曲颊，而在曲颊下一寸的地方。由此旁开是手太阳小肠经的天窗穴，它的位置正当下颌角下方（扶突后一寸）动脉搏动处的凹陷中。由此斜向上是足少阳胆经的天容穴（属手太阳小肠经），它的部位在耳下部、下颌角的后方（当天窗穴上一寸，微前方的凹陷中）。由此旁开是手少阳三焦经的天牖穴，它的部位在耳后方，在该处向上有完骨穴在它的上方。由此旁开是足太阳膀胱经的天柱穴，它的部位在项部大筋外侧沿发际的凹陷中。属于阴的尺动脉，在手阳明大肠经的五里穴的部位上，误刺该穴，会使井、荥、腧、经、合五腧穴所内行的脏器衰竭，所以是一个禁用针刺的穴位。

原文

肺合大肠，大肠者，传道之腑。心合小肠，小肠者，受盛之腑。肝合胆，胆者，中精之腑[①]。脾合胃，胃者，五谷之腑。肾合膀胱，膀胱者，津液之腑也。少阳属肾，肾上连肺，故将两脏[②]。三焦者，中渎[③]之腑也，水道出焉，属膀胱，是孤之腑也。是六腑之所与合者。

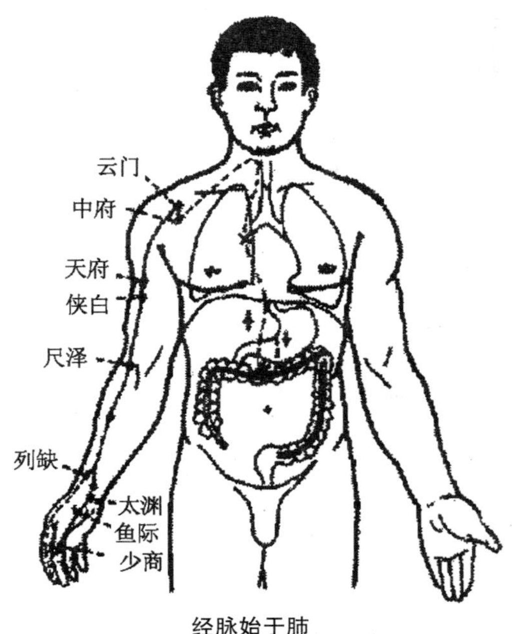

经脉始于肺

注释

①胆者，中精之腑：此句说明胆是储藏胆汁的脏器。六腑中除了胆以外，都是储藏或传输浊物的脏器，只有胆腑中的胆汁清而不浊，故称胆为中精之腑。②将（jiàng）：统帅的意思。将两脏：就是指肾脏统属三焦与膀胱两个水腑。③中渎：渎，水道。三焦是人体内主气化而通调水道的一个腑，它除了运化水谷精微之外，其主要的功能就是通调全身的水道，所以称之为中渎之腑。

译文

肺和大肠相表里，大肠是输送糟粕、排泄粪便的腑；心和小肠相表里，小肠是接受胃所下移的腐熟的水谷，并分别水液和糟粕的腑；肝和胆相表里，胆是储藏和排泄胆汁的腑；脾和胃相表里，胃是受纳、消化食物的腑；肾和膀胱相表里，膀胱是蓄积和排泄水液的腑。手少阳三焦隶属于肾，而肾脏的经脉又上连于肺，肺能通调水道，所以肾脏能统率三焦与膀胱两个水腑而主水液代谢。三焦是全身水液通行的路径，有疏通水道的作用，它还下通膀胱，和膀胱有直接联系。不过如上所说的，肺、心、肝、脾、肾五脏都各有一腑与之相表里，在六腑之中，唯有三焦没有配属，所以称它为孤腑。以上就是六腑与五脏相配合的情况。

原文

春取络脉诸荥大经分肉[①]之间，甚者深取之，间[②]者浅取之。夏取诸腧孙络[③]肌肉皮肤之上。秋取诸合，余如春法。冬取诸井诸腧之分，欲深而留之。此四时之序，气之所处，病之所舍，藏之所宜。转筋者，立而取之，可令遂已。痿厥者，张而刺之，可令立快也。

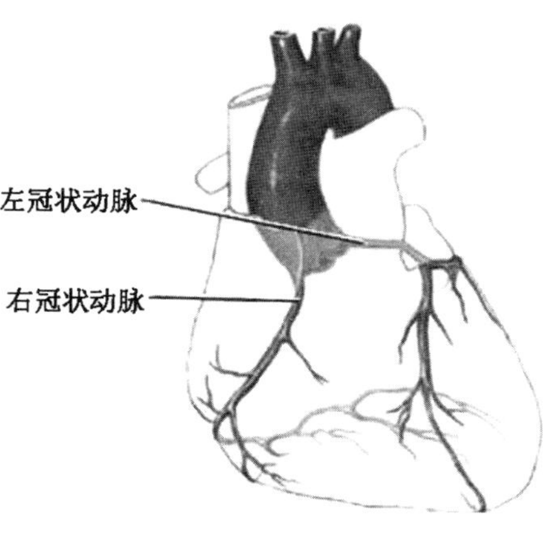

左右冠状动脉

注释

①大经：即指经脉。分肉：即指肌肉之间的间隙。②间：即指疾病轻浅，与“甚”相对。③孙络：是最细小的支络，像网一样联系于诸经之间。

译文

春天有病，应取络穴、荥穴与经脉分肉之间，病重的取深些，病轻的取浅些；夏天有病，应取腧穴、孙络，孙络在肌肉皮肤之上；秋天有病，除取各穴之外，其余参照春季的刺法；冬天有病，应取井穴或腧穴，要深刺和留针。这是根据四时气候的顺序，血气运行的深浅，病邪逗留的部位以及时令、经络皮肉等与五脏相应的关系，从而决定的四时刺法。治疗转筋病，让患者站立来取穴施刺，可以使痉挛现象迅即消除。治疗痿厥病，让患者舒展四肢来取穴施刺，能够让他立刻感到轻快和舒适。

小针解第三　法人

| 原文 |

所谓易陈者，易言也。难入者，难著于人也。粗守形者，守刺法也。上守神者，守人之血气，有余不足，可补泻也。神客者，正邪共会也。神者，正气也，客者，邪气也。在门者，邪循正气之所出入也。未睹其疾者，先知邪正，何经之疾也。恶知其原者，先知何经之病，所取之处也。

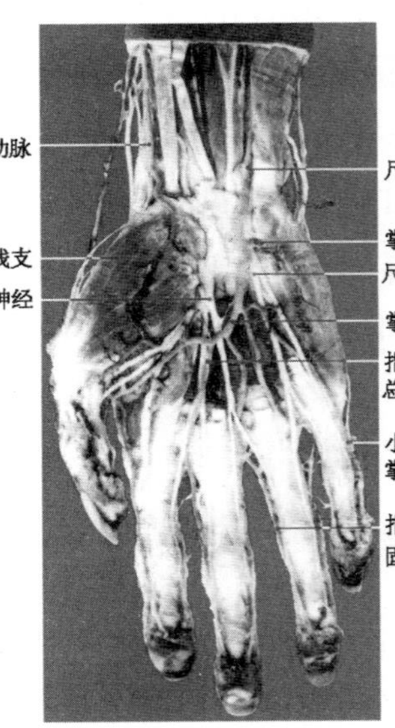

手掌侧浅层的动脉与神经

刺之微，在数迟者，徐疾之意也。粗守关者，守四肢而不知血气正邪之往来也。上守机者，知守气也。机之动，不离其空中者，知气之虚实，用针之徐疾也。空中之机，清净以微者，针以得气，密意守气勿失也。其来不可逢者，气盛不可补也。其往不可追

者，气虚不可泻也。不可挂以发者，言气易失也。扣之不发者，言不知补泻之意也，血气已尽而气不下也。

知其往来者，知气之逆顺盛虚也。要与之期者，知气之可取之时也。粗之暗者，冥冥不知气之微密也。妙哉！工独有之者，尽知针意也。往者为逆者，言气之虚而小，小者，逆也。来者为顺者，言形气之平，平者，顺也。明知逆顺，正行无问者，言知所取之处也。迎而夺之者，泻也；追而济之者，补也。

所谓虚则实之者，气口①虚而当补之也。满则泄之者，气口盛而当泻之也。宛陈则除之者，去血脉也。邪胜则虚之者，言诸经有盛者，皆泻其邪也。徐而疾则实者，言徐内而疾出也。疾而徐则虚者，言疾内而徐出也。言实与虚，若有若无者，言实者有气，虚者无气也。察后与先，若亡若存者，言气之虚实，补泻之先后也，察其气之已下，与常存也。为虚与实，若得若失者，言补者佖②然若有得也，泻则怳③然若有失也。

注释

①气口：其位置相当于手太阴肺经的经渠穴和太渊穴之间的部位。肺主气，气之盛衰反映于此，故称气口。又因两穴之间相距一寸有余，所以又名寸口，是诊脉的部位。②佖（bì）：指满足的样子。③怳（huǎng）：指失意的样子。

译文

所谓“易陈”，是指针刺的道理说起来容易。“难入”，是说针刺的精微却难以使人十分明了。“粗守形”，是说平凡的医者只知道局限的刺法。“上守神”，是说高明的医者能根据病人的血气虚实情况来考虑可补或可泻。“神客”，是指正邪交争。“神”，是指正气，“客”，是指邪气。“在门”，是指邪气的入侵是循着正气的门户出入的。“未睹其疾”，就是指没有诊明症状的性质、病邪的所在，就漫无目标地进行医治，这是不对的，要进行针刺就必须首先明了邪正、虚实以及病变发生的经脉。“恶知其原”，就是说如果没有经过明确的诊断，怎么能知道病原之所在？因此，必须首先了解是哪一经发生了病变，才可以决定应该取用的经脉和穴位，而予以正确的治疗。

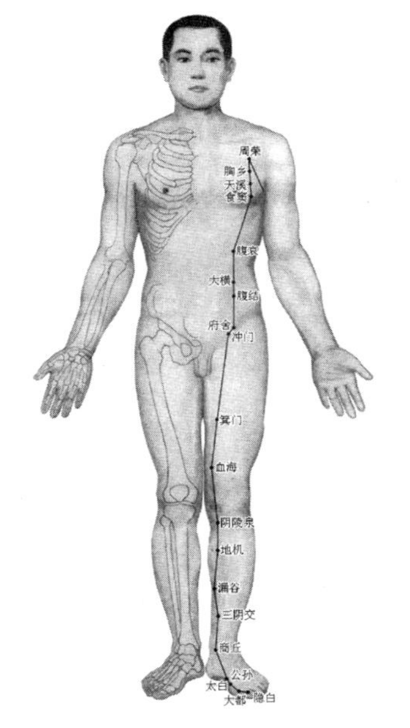

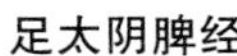
足太阴脾经

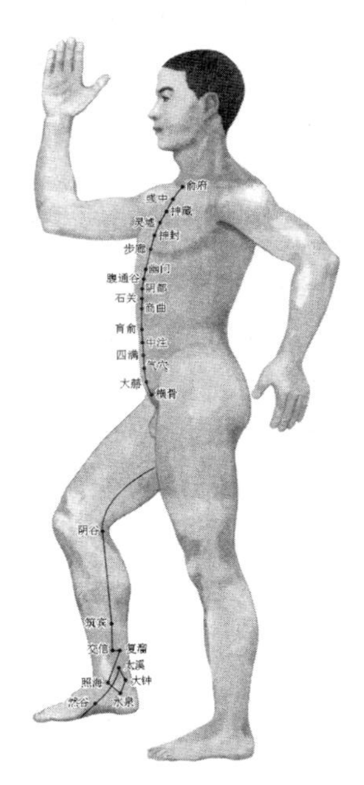

足少阴肾经

“刺之微，在数迟者”，就是说针刺法的微妙之处，主要在于掌握针刺手法中进针、出针的快慢速度。“粗守关”，就是指技术低劣的医生，在针刺时仅仅会依据症状而取用关节附近与症状相对应的穴位来进行治疗，而根本不懂得辨别血气往来的盛衰和邪正进退的动静等情况。“上守机”，就是说高明的医生懂得观察和把握经气虚实的变化，并以此进行补泻治疗。“机之动，不离其空中”，就是指气机的活动情况都会在腧穴上表现出来，懂得这一点，就可以根据诊查到的气机的虚实变化情况，而正确地运用徐疾补泻的手法。“空中之机，清净以微”，就是说穴位中气血活动的变化情况是至清至净而至为微妙的，当针下已有得气的感觉时，就要仔细地体察气的往来运行情况，只有这样才不致错过运用手法的时机。“其来不可逢”，就是指邪气正盛的时候，切不可迎其势采用补的手法。“其往不可追”，就是指邪气已去而正气亦虚的时候，则不能妄用泻法，以免导致真气虚脱。“不可挂以发”，就是说针下已有得气的感应时，就应该适时地运用针刺手法而不能有毫发之差，因为在一刹那这种得气的感觉是很容易消失的。“扣之不发”，就是说不懂得要随着气机的虚实变化而抓住时机进行补泻的医者，往往会坐失良机，这就好像扣在弓弦上的箭，到了应发的时候而没有发射出去一样，这样就只会白白耗损患者的血气而终究达不到祛除邪气的目的。

“知其往来”，就是说能够了解气的往来运行之中，气机逆顺、盛虚的变化情况。“要与之期”，就是指知道了气机变化的重要性，就能够及时把握最适当的时机进行针刺。“粗之暗”，就是指水平低劣的医生，好像昏然无所知，不能明查气机变化的微妙作用和奥秘所在。“妙哉！工独有之”，就是指医术高明的医生，就是与众不同，他能够完全知晓运用针法和明了气机变化的意义所在。“往者为逆”，就是说经气已去时，其脉中之气虚而小，小的叫作逆。“来者为顺”，是说经气渐来时，则形气平和，平和的叫作顺。“明知逆顺，正行无问”，是说倘若明了了气机的逆顺关系，就可以毫无疑问地选取适当的穴位，大胆决定治疗措施。“迎而夺之”，就是说根据经气的运行走向，迎其来势而进针，这是泻法。“追而济之”，就是说循着经气运行走向的去势进针，这是补法。

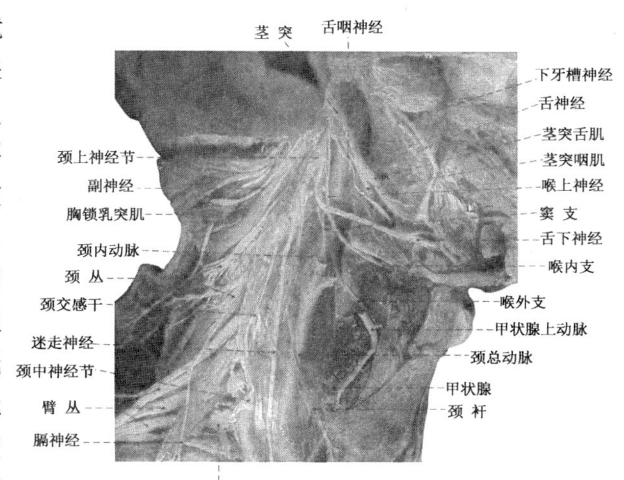

人体解剖之头颈部神经

“虚则实之”，就是说当寸口部位上出现虚弱的脉象时，就应当用补的针法，以充实正气。“满则泄之”，就是说当寸口出现满盛的脉象时，应当用泻的针法，以泻除邪气。“宛陈则除之”，就是指用泻血法来排除血脉中郁积已久的病邪。“邪胜则虚之”，就是说如果有病邪亢盛的，就应该采用泻法，使邪气随针外泄。“徐而疾则实”，就是说徐缓进针而疾速出针，这属于补法，能够补益正气。“疾而徐则虚”，就是说疾速进针而徐缓出针，这属于泻法，能够泄除邪气。“言实与虚，若有若无”，就是说用补法使正气恢复，用泻法使邪气消退。“察后与先，若亡若存”，就是说必须根据各条经脉的虚实以及邪气已退还是邪气尚存的情况，来决定针刺补泻的先后顺序，以此则可判断邪气已除还是留居。“为虚与实，若得若失”，就是说采用补法补充正气，就要使病人感觉到正气充实而似若有所得，采用泻法祛除邪气，也要使病人感觉到浑身轻松而似其病若失。

原文

夫气之在脉也，邪气在上者，言邪气之中人也高，故邪气在上。浊气在中者，言水谷皆入于胃，其精气上注于肺，浊溜于肠胃，若寒温不适，饮食不节，而病生于肠胃，故命曰浊气在中也。清气在下者，言清湿地气之中人也，必从足始，故曰清气在下也。针陷脉，则邪气出者，取之上。针中脉，则浊气出者，取之阳明合也。针太深，则邪气反沉者，

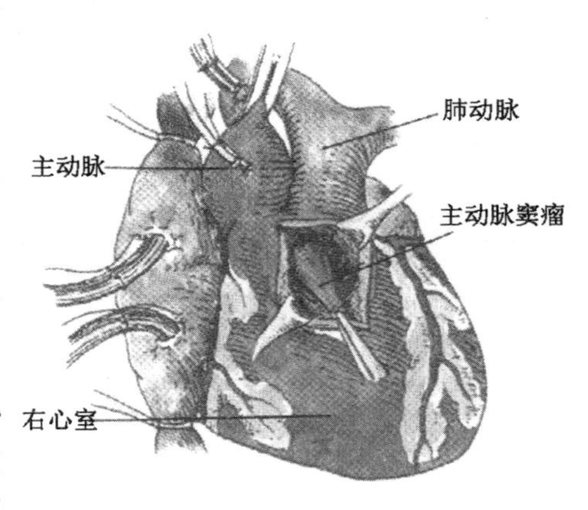

肺动脉

言浅浮之病，不欲深刺也，深则邪气从之入，故曰反沉也。皮肉筋脉，各有所处者，言经络各有所主也。取五脉者死，言病在中，气不足，但用针尽大泻其诸阴之脉也。取三脉者恇，言尽泻三阳之气，令病人恇[①]然不复也。夺阴者死，言取尺之五里五往者也。夺阳者狂，正言也。

|注释|

①恇(kuāng)：指形体衰败的样子。

|译文|

“夫气之在脉也，邪气在上”，意思就是说不同的邪气侵入人体，侵犯的部位也不同，风寒、外邪侵袭人体，大多先在头部发病，所以说邪气在上。“浊气在中”，意思就是说人食水谷，都是先入于胃，胃消化水谷，再经脾的吸收和运化，将其中的精气上输于肺，并借着肺气的分布输送而供应全身，而其中的浊物废料则流于肠胃，通过大小肠排出体外。如果不能适应寒温变化，饮食没有节制，就会影响到消化、吸收和排泄的作用而导致肠胃发生疾病，所以说浊气在中。“清气在下”，意思就是说清冷潮湿的地气侵袭人体，大多先从足部开始发病，所以说清气在下。“针陷脉，则邪气出”，意思就是指邪气侵袭人体上部，在头部发病时，应根据外邪所侵入的经脉而在头部取穴，使邪气随针外泄。“针中脉，则浊气出”，意思就是指若欲使滞留在肠胃中浊气外出，就应取用中土足阳明胃经的合穴足三里穴（土经土穴）进行治疗。“针太深，则邪气反沉”，意思就是指邪气在表浅部位的疾病，不应当深

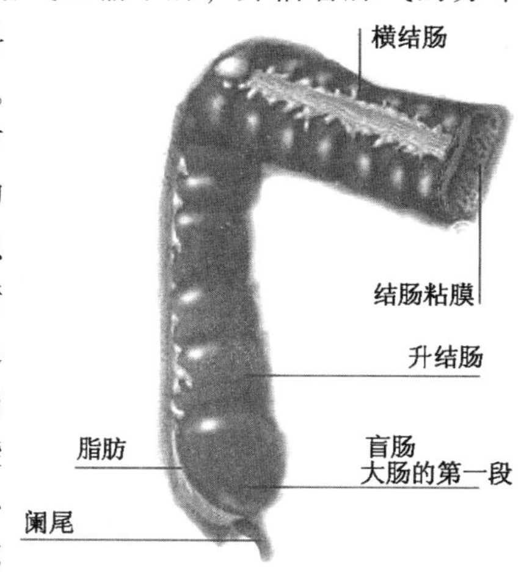

大　肠

刺，如误用深刺，反会使在表之邪气随针内陷而深入体内，所以说“反沉”。“皮肉筋脉，各有所处”，意思就是说皮、肉、筋、脉各有一定的部位，各个部位都属于一定的经络，这些部位都是经络出现症候及主治的所在。“取五脉者死”，意思就是说病在内脏而使五脏之气不足的，反而用针在五脏的各条阴经上，采用泻法猛泻其气，就会使五脏之气泄尽而造成死亡。“取三脉者恇”，意思就是说不问虚实，就在六腑的三阳经上尽泻其气，就会使病人形体衰败而不易恢复。“夺阴者死”，意思就是说如果取尺泽之寸的动脉，即肘上三寸属于手阳明大肠经的五里穴（五脏的阴气出于此），连泻五次，就会使五脏阴气泄尽而死亡。“夺阳者狂”，意思是指如果误泻了三阳经的正气，就会令阳气耗散而使人发狂。以上这些针刺禁忌都是对医者的郑重告诫，切不可漠视之。

| 原文 |

睹其色，察其目，知其散复，一其形，听其动静者，言上工知相五色于目，有知调尺寸小大缓急滑涩，以言所病也。知其邪正者，知论虚邪与正邪①之风也。右主推之，左持而御之者，言持针而出入也。气至而去之者，言补泻气调而去之也。调气在于终始一者，持心也。节之交三百六十五会者，络脉之渗灌诸节者也。

| 注释 |

①虚邪与正邪：即四时八节之时乘虚而侵入人体的贼风，叫作虚邪。因用力汗出，腠理开泄而遭受的风邪，叫作正邪。

| 译文 |

“睹其色，察其目，知其散复，一其形，听其动静”，意思是说高明的医生能够通过观察患者面色和眼睛的变化，诊察尺脉和寸口脉的小大、缓急、滑涩，来确切地诊断出是哪种病变。“知其邪正”，意思是指能够了解疾病是因四时八节的贼风（虚邪），还是因用力劳累后腠理开泄而遭受的风邪（正邪）所引起的。“右主推之，左持而御之”，意思是在描述进针和出针时左右两手的不同姿势和动作。“气至而去之者”，意思是说针刺施用补泻手法时，下针后必需要使针下得气，使气机平调之后，才可以出针。“调气在于终始一者”，意思是说运针调气的关键在于要始终专心一意。“节之交三百六十五会”，意思是指周身三百六十五穴，都是络脉将经脉之中的气血渗灌注到全身筋骨皮肉各部去的通会之处。

原文

所谓五脏之气，已绝于内者，脉口①气，内绝不至，反取其外之病处，与阳经之合，有留针以致阳气，阳气至，则内重竭，重竭则死矣；其死也，无气以动，故静。

所谓五脏之气，已绝于外者，脉口气，外绝不至，反取其四末之输，有留针以致其阴气，阴气至，则阳气反入，入则逆，逆则死矣；其死也，阴气有余，故躁。所以察其目者，五脏使五色循明，循明则声章。声章者，言声与平生异也。

注释

①脉口：就是指诊脉的部位，也叫气口、寸口。因肺朝百脉，脉之大者会聚于此，故称脉口。

译文

所谓“五脏之气，已绝于内”，是说五脏的精气内虚了，气口脉便虚浮无根，按切也感觉不到。对这种阴虚症，治疗时，反取患者体表的病处和阳经的合穴，又留针以补充阳气，阳气得到了补充，则阴气就会更加内竭，五脏精气竭而再竭，那么人将必死无疑。由于阴不生阳，无气以动，所以死时又表现得十分安静。

所谓“五脏之气，已绝于外”，是说五脏在外的精气已经竭绝，而在脉口出现微弱脉象，轻取似无的，是属于阳气衰绝的重症，治疗时理应补其阳气，但若在针刺时反而取用了四肢末梢部位的腧穴，并用留针的方法来补益在内的阴气，就会使阴气更盛，阴气盛就会使已经虚衰的阳气内入而愈发衰竭，阳气内陷就会发生阴阳逆乱的厥逆病症，发生厥逆就必然会导致死亡。在临死时，因阳并于阴，阴气有余，阴阳逆乱，所以有烦躁的表现。在上述“睹其色，察其目”等句中，要特别指出的是“察其目”的意义，只有五脏六腑的精气上注于目，才能使目光有神、眼睛的色泽明润。眼睛的色泽鲜明，则其所发出的声音也必然洪亮。这里所谓的声音洪亮，是说它所发出的声音和平常是不同的。

邪气脏腑病形第四　法时

| 原文 |

黄帝问于岐伯曰：邪气之中人也，奈何？

岐伯答曰：邪气之中人高也。

黄帝曰：高下有度乎？

岐伯曰：身半已上者，邪中之也；身半已下者，湿中之也。故曰：邪之中人也，无有常。中于阴则溜于腑，中于阳则溜于经。

黄帝曰：阴之与阳也，异名同类，上下相会，经络之相贯，如环无端。邪之中人，或中于阴，或中于阳，上下左右，无有恒常，其故何也？

岐伯曰：诸阳之会，皆在于面。中人也，方乘虚时，及新用力，若饮食汗出，腠理开，而中于邪。中于面则下

阳明，中于项则下太阳，中于颊则下少阳，中于膺背两胁亦中其经。

黄帝曰：其中于阴，奈何？

岐伯曰：中于阴者，常从臂胻[①]始。夫臂与胻，其阴皮薄，其肉淖泽[②]，故俱受于风，独伤其阴。

黄帝曰：此故伤脏乎？

岐伯答曰：身之中于风也，不必动脏。故邪入于阴经，则其脏气实，邪气入而不能客，故还之于腑。故中阳则溜于经，中阴则溜于腑。

注释

①胻（héng）：指人的小腿，即足胫。②淖（nào）：湿。淖泽：即柔润。

译文

黄帝问于岐伯说：风、雨、寒、暑等天之邪气（即外邪）侵袭人体的情形是怎样的？

岐伯回答说：外邪伤人，大多是侵犯于人体的上下部。

黄帝问：邪气侵袭部位在上、在下，有一定的法度吗？

岐伯回答说：在上半身发病的，是感受了风寒等外邪所致；在下半身发病的，是感受了湿邪所致。但这只是一般的规律，事实并非绝对如此。因为邪气还有一个传变的过程，所以说：外邪侵犯了人体，发病的部位并不一定固定在它侵入的地方。外邪侵袭了五脏的阴经，会流传到属阳的六腑；外邪侵袭了阳经，就直接流传到这条经循行的通路上发病。

黄帝说：阴经和阳经，虽然名称不同，但其实都同属于经络系统而为运行气血的组织，他们分别在人体的上部或下部相会合，而使经络之间的相互贯通像圆形的环一样没有尽头。外邪侵袭人体时，有的侵袭于阴经，有的侵袭于阳经，而其病所又或上、或下、或左、或右，没有固定的部位，这是什么缘故呢？

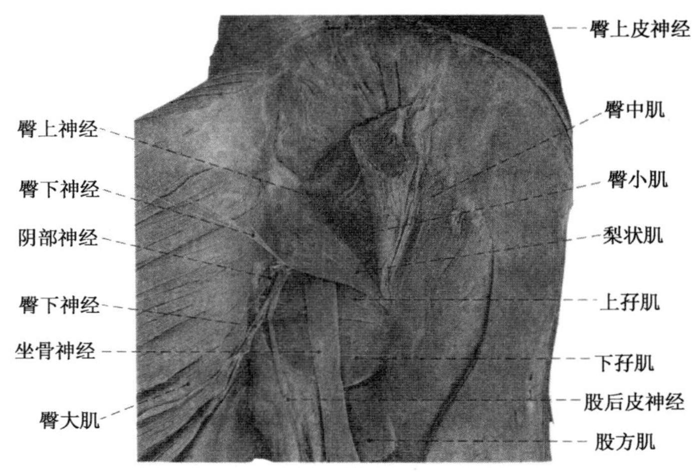

人体解剖之臀部神经

岐伯说：手足三阳经的合于之处，都是在头面部。邪气侵袭人体，往往是在人体正气不足、有虚可乘的时候，如用力劳累之后，或因吃饭而出了汗，以至腠理开泄的时候，容易被邪气所侵袭。由于足三阳经的循行通路，都是由头至足，自上而下的。所以：邪气侵入面部，就由此下入于足阳明胃经；邪气侵入顶部，就由此下入于足太阳膀胱经；邪气侵入颊部，就由此下入于足少阳胆经。如果外邪并没有侵入头面部而是直接侵入了在前的胸膺、在后的脊背以及在两侧的胁肋部，也会分别侵入上述三阳经而在其各自所属的循行通路上发病。

黄帝问：外邪侵袭阴经的情况是怎样的？

岐伯说：外邪侵入阴经，通常是从手臂或足胫的内侧开始的。因为在手臂和足胫的内侧这些地方，皮肤较薄，肌肉也较为柔润，所以身体各部位都同样感受到风邪，而这些部位却最容易受伤。

黄帝问：外邪侵袭了阴经之后，会使五脏受到伤害吗？

岐伯回答说：身体虽然感受了风邪，不一定会影响到五脏。由此而言，外邪侵入阴经后，若是五脏之气充实，即使有邪气侵入，也无法停留，而只能从五脏退还到六腑。因此说阳经感受了邪气，就能直接在本经上发病；而阴经感受了邪气，若是脏气充实，邪气就会由里出表，流传到和五脏相表里的六腑而发病。

原文

黄帝曰：邪之中人脏，奈何？

岐伯曰：愁忧恐惧则伤心，形寒寒饮则伤肺。以其两寒相感，中外皆伤，故气逆而上行。有所堕坠，恶血留内，若有所大怒，气上而不下，积于胁下则伤肝。有所击仆，若醉入房，汗出当风则伤脾。有所用力举重，若入房过度，汗出浴水则伤肾。

黄帝曰：五脏之中风，奈何？

岐伯曰：阴阳俱感，邪气乃往。

黄帝曰：善哉。

黄帝问于岐伯曰：首面与身形也，属骨连筋，同血合于气耳。天寒则裂地凌冰①，其卒寒，或手足懈惰，然而其面不衣，何也？

岐伯答曰：十二经脉，三百六十五络，其血气皆上于面而走空窍，其精阳气上走于目而为睛，其别气走于耳而为听，其宗气上出于鼻而为臭，其浊气出于胃走唇舌而为味。其气之津液皆上熏于面，而皮又厚，其肉坚，故热甚，寒不能胜之也。

注释

①凌冰：指积冰。

译文

黄帝问：病邪侵袭人体五脏的情形是怎样的？

岐伯回答说：愁、忧、恐、惧等情绪变化过久过激，就会使心脏受伤。形体受寒，又饮冷水，两寒相迫，就会使肺脏受伤。因为此表里两种寒邪内外相应，而使在内之肺脏和在外之皮毛都受到伤害，所以就会导致肺气失于肃降而上逆，进而发生喘、咳等病变。从高处坠落跌伤，就会使瘀血留滞在内，若此时又有大怒的情绪刺激，就会导致气上逆而不下，血亦随之上行，郁结于胸胁之下，而使肝脏受伤。倘若被击打或跌倒于地，或醉后行房事以至汗出后受风着凉，就会使脾脏受伤。倘若用力提举过重的物品，或房事过度以及出汗后用冷水沐浴，就会使肾脏受伤。

黄帝问：五脏为风邪所侵袭，其情形是怎样的呢？

岐伯说：一定是属阴的五脏内有所伤，属阳的六腑外有所感，以至内外俱虚的情形下风邪内侵五脏。

黄帝说：说得真好。

黄帝问于岐伯说：人的头面和全身上下各部，所有筋骨密切相连，气血相合运行。但是当天气寒冷的时候，大地冻裂，冰雪凌人，此时若是天气猝然变冷，人们往往都是缩手缩脚、懒于动作的，而面部却能露出在外面，并不用像身体那样必须穿上衣服才能御寒，这是什么缘故？

岐伯回答说：周身的十二经脉以及与之相通的三百六十五络脉，其所有的血气都是上达于头面部而分别入于各个孔窍之中的。其阳气的精微上注于眼目，而使眼能够视其旁行的经气从两侧上注于耳，而使耳能够听；其积于胸中的宗气上出于鼻，而使鼻能够嗅；还有胃腑之谷气，从胃上达于唇舌，而使舌能够辨别五味。尤其是各种气化所产生的津液都上行熏蒸于面部，加之面部的皮肤较厚，肌肉也坚实，所以即使在极冷的天气里，它仍能抗拒寒气而不畏寒冷。

| 原文 |

黄帝曰：邪之中人，其病形何如？

岐伯曰：虚邪[①]之中身也，洒淅动形，正邪[②]之中人也微，先见于色，不知于身，若有若无，若亡若存，有形无形，莫知其情。

黄帝曰：善哉。

译文

①虚邪：指四时不正之邪，即所谓四时八节的虚邪贼风。伤于这种邪气，发病较剧。②正邪：指四季正常的风，仅在人汗出而腠理开泄时侵袭人体。伤于这种邪气，发病较轻。

注释

黄帝问：外邪侵袭人体，其显露在外表的病状情形是怎样的？

岐伯说：虚邪侵袭人体，发病比较严重，病人有恶寒战栗的病象在外表表现出来。正邪侵袭人体，发病比较轻微，开始只在气色上略有所见，而在身体上是没有什么感觉的，就好像有病，又好像没有病，好像所感受的病邪早已消失，又好像仍存留在体内，同时在表面上可能有一些病症的形迹表现出来，但也有毫无形迹的，所以就不容易明了它的病情。

黄帝说：说得真好。

原文

黄帝问于岐伯曰：余闻之，见其色，知其病，命曰明；按其脉，知其病，命曰神；问其病，知其处，命曰工。余愿见而知之，按而得之，问而极之，为之奈何？

岐伯答曰：夫色脉与尺之相应也，如桴[①]鼓影响之相应也，不得相失也。此亦本末根叶之殊候也，故根死则叶枯矣。色脉形肉不得相失也，故知一则为工，知二则为神，知三则神且明矣。

黄帝曰：愿卒闻之。

岐伯答曰：色青者，其脉弦也；赤者，其脉钩也；黄

者，其脉代也；白者，其脉毛也；黑者，其脉石。见其色而不得其脉，反得其相胜之脉[②]则死矣；得其相生之脉[③]则病已矣。

| 注释 |

①桴(fú)：击鼓的槌子叫桴。②相胜之脉：相胜，就是相克的意思。比如，面色青，得弦脉，同应于肝，乃属色脉象符；如果色青却得毛脉，毛脉为肺脉，属金，此为金克木，则毛脉即为弦脉的相胜之脉。以此类推。③相生之脉：生，就是生扶的意思。比如色青而得石脉，石脉为肾脉，属水，此为水生木，则石脉即为弦脉的相生之脉。以此类推。

| 译文 |

黄帝问于岐伯说：我听说，通过观察病人气色就能够知道病情的，叫作明；通过切按病人的脉象而知道病情的，叫作神；通过询问病人的病情而知道病痛所在的，叫作工。我希望听你说说为什么通过望诊就可以知道病情，通过切诊就可以晓得病况，通过问诊就可以彻底了解病痛的所在？

岐伯回答说：由于病人的气色、脉象和尺肤，都与疾病有一定的相应关系，这就好像看到木槌击鼓，随即就会听到响声一样，是不会有差错的。这也好似树木的根本与树木的枝叶之间的关系，树根死了，则枝叶也必然枯萎。病人的面色、脉象以及形体肌肉的变化，也是相一致的，他们都是内在疾病在体表上的反映。因此，在察色、辨脉和观察尺肤这三方面，能够掌握其中之一的就可以称为工，掌握了其中两者的就可以称为神，能够完全掌握这三方面并参合运用的就可以称为神而明的医生了。

黄帝说：有关面色脉象方面的问题，希望听你详尽地解释一下。

岐伯回答说：若病程中所呈现出的面色是青色，则与它相应的脉象应该是端直而长的弦脉；红色，与它相应的脉象应该是来盛去衰的钩脉；黄色，与它相应的脉象应该是软而弱的代脉；白色，与它相应的脉象应该是浮虚而轻的毛脉；黑色，与它相应的脉象应该是沉坚的石脉。以上是面色和脉象相应的关系，如果诊察到了面色，却不能诊得与之相应的脉象，反而诊得了相克的脉象，这就是死脉，预示着病危或是死亡；倘若诊得了相生的脉象，则即使有病也会很快痊愈的。

原文

黄帝问于岐伯曰：五脏之所生，变化之病形，何如？

岐伯答曰：先定其五色五脉之应，其病乃可别也。

黄帝曰：色脉已定，别之奈何？

岐伯曰：调其脉之缓急、小大、滑涩，而病变定矣。

黄帝曰：调之奈何？

岐伯答曰：脉急者，尺之皮皮肤亦急；脉缓者，尺之皮肤亦缓；脉小者，尺之皮肤亦减而少；脉大者，尺之皮肤亦贲[①]而起；脉滑者，尺之皮肤亦滑；脉涩者，尺之皮肤亦涩。凡此变者，有微有甚，故善调尺者，不待于寸；善调脉者，不待于色。能参合而行之者，可以为上工，上工十全九；行二者为中工，中工十全七；行一者为下工，下工十全六。

注释

①贲（fén）：大的意思。

译文

黄帝问于岐伯说：五脏所发生的疾病，以及它的内在变化和反映于体表的病状，是怎样的？

岐伯回答说：首先要确定五脏与五色、五脉的对应关系，五脏的病情才可以辨别。

黄帝问：确定了气色和脉象与五脏对应的关系之后，怎么就能够判别病情了呢?

岐伯说：只要再诊查出脉来的缓急、脉象的大小、脉势的滑涩等情况，就可以确定是什么病变了。

黄帝问：怎样来诊查这些脉象的情况呢?

岐伯回答说：脉来急促，则尺部的皮肤也显得紧急；脉来徐缓，则尺部的皮肤也显得松弛；脉象小，则尺部的皮肤也显得瘦薄而少气；脉象大，则尺部的皮肤也显得好像要隆起似的；脉象滑，则尺部的皮肤也显得滑润；脉象涩，则尺部的皮肤也显得枯涩。大凡这一类的变化，有显著的也有不甚显著的，所以善于观察尺肤的医生，有时可以不必诊察寸口的脉象；善于诊察脉象的医生，有时也可以不必察望面色。能够将察色、辨脉以及观察尺肤这三者相互配合而进行诊断的医生，就可以称为上工，上工治病，十个病人中可以治愈九个；对色、脉、尺肤这三方面的诊察，能够运用其中两种的医生称为中工，中工治病，十个病人中可以治愈七个；对色、脉、尺肤这三方面的诊察，仅能进行其中之一的医生称为下工，下工治病，十个病人中只能治愈六个。

原文

黄帝曰：请问脉之缓急、小大、滑涩之病形，何如?

岐伯曰：臣请言五脏之病变也。心脉急甚者，为瘛疭[①]；微急，为心痛引背，食不下。缓甚，为狂笑；微缓，为伏梁[②]，在心下，上下行，时唾血。大甚，为喉吤[③]；微大，为心痹引背，善泪出。小甚，为善哕[④]；微小，为消瘅。滑甚，为善渴；微滑，为心疝引脐，小腹鸣。涩甚，为瘖；微涩，为血溢[⑤]，维厥[⑥]，耳鸣，巅疾。

注释

①瘛(chì)疭(zòng)：筋脉挛急叫瘛，筋脉弛长叫疭。瘛疭，也就是手足相引，一伸一缩地搐搦现象。②伏梁：病名，指心下的积聚，属五

脏积病之一。③喉吤（jiè）：吤有芥蒂之意。喉吤，就是形容喉中如有物梗阻的感觉。④哕（yuě）：指因气上逆而发出的声音，也就是有声无物的作呕，亦称呃逆。⑤血溢：即指吐血、衄血而言。⑥维：就是四维，也就是手足四肢。维厥：就是手足厥冷。

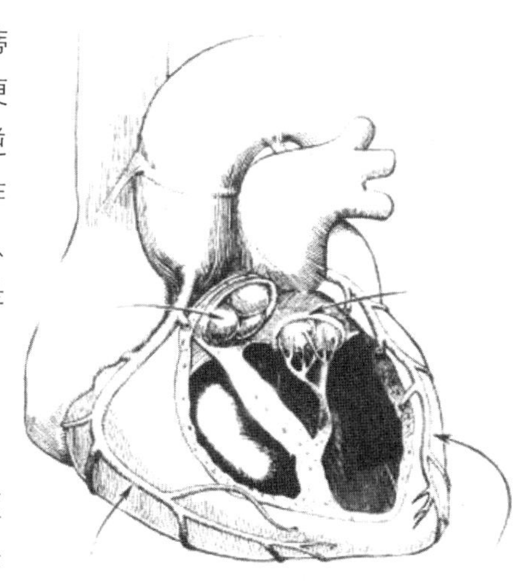

心脏结构

译文

黄帝说：请问缓急、小大、滑涩这些脉象，他们所对应的病状情形是怎样的？

岐伯说：让我就五脏所对应的这些脉象的病变分别来说吧。心脉急甚的，会见到手足搐搦；微急的，会见到心痛牵引后背，饮食不下。心脉缓甚的，会见到神散而狂笑不休；微缓的，是气血凝滞成形，伏于心胸之下的伏梁病，其滞塞感或上或下、能升能降，有时出现唾血。心脉大甚的，会见到喉中如有物阻而梗塞不利；微大的，是血脉不通的心痹病，心痛牵引肩背，并时时流出眼泪。心脉小甚的，会见到呃逆时作；微小的，是多食善饥的消渴病。心脉滑甚的，是血热而燥，会时时口渴；微滑的，会见到热在于下的心疝牵引脐周作痛，并有少腹部的肠鸣。心脉涩甚的，会见到音哑而不能说话；微涩的，会见到血溢而发生吐血、衄血之类的病症、四肢逆厥以及耳鸣等头部疾患。

原文

肺脉急甚，为癫疾；微急，为肺寒热，怠惰、咳唾血、引腰背胸，若鼻息肉不通。缓甚，为多汗；微缓，为痿瘘、偏风，头以下汗出，不可止。大甚，为胫肿；微大，为肺痹，引胸背，起恶日光。

小甚，为泄；微小，为消瘅。滑甚，为息贲[①]上气；微滑，为上下出血。涩甚，为呕血；微涩，为鼠瘘，在颈支腋之间，下不胜其上，其应善痠矣。

注释

①息贲（bēn）：属五积病之一。因肺气郁结于胁下，而致喘息上贲气急，故名息贲。

译文

肺脉急甚的，是癫疾的脉象表现；微急的，是肺中有寒热并存的病症，可见到倦怠乏力，咳而唾血，并牵引腰背胸部作痛，或是鼻中有息肉而导致鼻腔阻塞不通、呼吸不畅等症状。肺脉缓甚的，是表虚而多汗；微缓的，是手足软弱无力的痿瘘、半身不遂以及头部以下汗出不止的症候。肺脉大甚的，会见到足胫部肿胀；微大的，是烦懑喘息而呕吐的肺痹病，其发作时会牵引胸背作痛，且怕见日光。

肺脉小甚的，是阳气虚而腑气不固的泄病；微小的，是多食善饥的消瘅病。肺脉滑甚的，会见到喘息气急，肺气上逆；微滑的，会见到口鼻与二阴出血。肺脉涩甚的，会见到呕血；微涩的，主因气滞而形成的鼠瘘病，其病发于颈项及腋肋之间，同时还会伴有下肢轻而上肢重的感觉，此外患者还常常会感到下肢酸软无力。

原文

肝脉急甚，为恶言；微急，为肥气[①]，在胁下，若覆杯。缓甚，为善呕；微缓，为水瘕痹[②]也。大甚，为内痈，善呕，衄；微大，为肝痹，阴缩，咳引小腹。小甚，为多饮；微小，为消瘅。滑甚，为㿗疝；[③]微滑，为遗溺。涩甚，为溢饮；微涩，为瘛挛筋痹。

注释

①肥气：属五积之一，是肝积的病名。肥气是形容肝气聚于左胁之下，如倒扣的杯子，突出如肉，而显得肥盛的样子。②瘕：指的是腹中聚散无常、时有时无的结块肿物。痹：是闭的意思。水瘕痹：就是水积于胸下而结聚成形，并见小便不利的病症。③㿉(tuí)疝：㿉，阴囊肿大。㿉疝，是疝气的一种。

注释

肝脉急甚的，会见到口出愤怒的言语，易怒少喜；微急的，是肝气积聚于胁下所致的肥气病，其状隆起如肉，就好像倒扣着的杯子一样。肝脉缓甚的，会见到时时呕吐；微缓的，是水积胸胁所致的水瘕痹病，同时还会出现小便不利。肝脉大甚的，主肝气郁盛而内发痈肿，其病会见到时常呕吐和出鼻血；微大的，是肝痹病，其病会见到阴器收缩，咳嗽时牵引少腹部作痛。肝脉小甚的，主血不足而口渴多饮；微小的，主多食善饥的消瘅病。肝脉滑甚的，主阴囊肿大的㿉疝病；微滑的，主遗尿病。肝脉涩甚的，是水湿溢于肢体的溢饮病；微涩的，主因血虚所致的筋脉拘挛不舒的筋痹病。

原文

脾脉急甚，为瘛疭；微急，为膈中[①]，食饮入而还出，后沃沫。缓甚，为痿厥；微缓，为风痿，四肢不用，心慧然若无病。大甚，为击仆；微大，为疝气，腹里大脓血，在肠胃之外。小甚，为寒热；微小，为消瘅。滑甚，为㿉癃。微滑，为虫毒蛕蝎[②]，腹热。涩甚，为肠㿉；微涩，为内㿉，多下脓血。

译文

①膈中：指肝旺侮脾以致脾不能运的病症，其主症是饮食入胃后又复吐出（食入即吐）。②蛕蝎：泛指肠中的各种寄生虫病。

注释

脾脉急甚的，主手足搐搦；微急的，是膈中病，会见到因脾气不能上通而致饮食入胃后复吐出，大便下涎沫等症状。脾脉缓甚的，会见到四肢痿软无力而厥冷；微缓的，是风痿，会见到四肢偏废，但因其病在经络而不在内脏，所以心里明白，神志清楚，就好像没有病一样。脾脉大甚的，主猝然昏仆的病症，其病状就好像突然被击而倒地一样；微大的，是疝气，其病乃是由脾气壅滞而导致的腹中有大脓血且在肠胃之外的病症。脾脉小甚的，主寒热往来的病症；微小的，是多食善饥的消瘅病。脾脉滑甚的，是阴囊肿大兼见小便不通的㿉癃病；微滑的，主腹中之湿热熏蒸于脾而生的各种虫病。脾脉涩甚的，是大肠脱出的肠㿉病；微涩的，是肠腑溃烂腐败的内㿉病，其病大便中会便下很多脓血。

原文

肾脉急甚，为骨癫疾[①]；微急，为沉厥，奔豚[②]，足不收，不得前后。缓甚，为折脊；微缓，为洞，洞者，食不化，下嗌还出。大甚，为阴痿；微大，为石水[③]，起脐已下至小腹，腄腄然[④]，上至胃脘，死不治。小甚，为洞泄；微小，为消瘅。滑甚，为癃㿉；微滑，为骨痿，坐不能起，起则目无所见；涩甚，为大痈；微涩，为不月，沉痔[⑤]。

注释

①骨癫疾：是病邪深入至骨，邪气壅闭而胀满，伴有汗出于外，烦闷于内等现象的病症。属重症。②奔豚：是五积病之一，指肾脏积气。

其病发自少腹，上至心下，似豚奔突，上下走蹿，故名奔豚。③石水：是水肿病的一种。《金匮要略》中形容它的症状为脉沉、腹满而不喘。④腄(chuí)腄然：腄，重而下坠之意。腄腄然，即形容腹大胀满，似要下坠的样子。⑤月：即指月经。不月：就是月经不来，引申为月经不调。沉痔：即指日久不愈的痔疮。

译文

肾脉急甚的，主病邪深入于骨的骨癫疾；微急的，主肾气沉滞以致失神昏厥的病症以及肾脏积气的奔豚症，还会见到两足难以屈伸，大小便不通等症状。肾脉缓甚的，主脊背痛不可仰的病症；微缓的，主洞病，这种洞病的症状，是食物下咽之后，还未消化即便吐出。肾脉大甚的，是火盛水衰的阴痿病；微大的，是气停水积的石水病，其病会见到肿胀起于脐下，其肿势下至少腹，而使少腹胀满下坠，上至胃脘，它是属于不易治疗的死症。肾脉小甚的，主直泻无度的洞泄病；微小的，是多食善饥的消瘅病。肾脉滑甚的，是小便癃闭，兼见阴囊肿大的癃㿗病；微滑的，主热伤肾气的骨痿病，其病能坐而不能起，起则双目昏黑，视物不清，若无所睹。肾脉涩甚的，会见到气血阻滞以致外发大痈；微涩的，主妇女月经不调的病症，或是日久不愈的痔疾。

原文

黄帝曰：病之六变，刺之奈何？

岐伯答曰：诸急者多寒，缓者多热，大者多气少血，小者血气皆少，滑者阳气盛、微有热，涩者多血少气、微有寒。是故刺急者，深内[①]而久留之；刺缓者，浅内而疾发针，以去其热；刺大者，微泻其气，无出其血；刺滑者，疾发针而浅内之，以泻其阳气而去其热；刺涩者，必中其脉，随其逆顺而久留之，必先按而循[②]之，已发针，疾按其

痏③，无令其血出，以和其脉；诸小者，阴阳形气俱不足，勿取以针，而调以甘药④也。

| 注释 |

①内：同“纳”，即以针刺入皮肤的意思。②循：即按摩。③痏（wěi）：指针刺后皮肤上起的瘢痕，在此代指针孔。④甘药：是指性味甘的药物。脾属土而喜甘，用甘药可补益脾气，脾旺则五脏之气俱盛，所以对阴阳形气俱不足的患者，不用针刺而用甘药来调理。

| 译文 |

黄帝问：对于在疾病变化过程中出现上述六种脉象的情况，应该怎样以相应的针刺进行治疗呢？

岐伯回答说：出现急脉的病症，大多是寒性的；出现缓脉的病症，大多是热性的；出现大脉的病症，属于阳盛而气有余，阴衰而血不足；出现小脉的病症，属于阳虚阴弱，气血皆少；出现滑脉的病症，属于阳气盛实而微有热；出现涩脉的病症，属于气滞，且阳气不足而微有寒。所以：在针刺治疗出现急脉的病症时，因其多寒，且寒从阴而难去，故要深刺，并长时间留针；在针刺治疗出现缓脉的病变时，因其多热，且热邪从阳而易散，故要浅刺，并迅速出针，而使热邪得以随针外泄；在针刺治疗出现大脉的病变时，因其阳盛而多气，故可以微泻其气，但不能出血；在针刺治疗出现滑脉的病变时，因其阳气盛实而微有热，故应当在进针后迅速出针，且进针亦宜较浅，以疏泄体表的阳气而宣散热邪；在针刺治疗出现涩脉的病变时，因其气滞而不易得气，故在针刺时必须刺中患者的经脉，并且要随着经气的运行方向行针，还要长时间的留针，此外在针刺之前还必须先按摩经脉的循行通路，使其气血流通以利经气运行，在出针之后，更要迅速地按揉针孔，不使它出血，从而使经脉中的气血调和。至于各种出现小脉的病变，因其阳虚阴弱，气血皆少，内外的形气都已不足，故不适宜使用针法进行治疗，而应当使用甘药来进行调治。

原文

黄帝曰：余闻五脏六腑之气，荥输所入为合，令何道从入，入安连过？愿闻其故。

岐伯答曰：此阳脉之别入于内，属于腑者也。

黄帝曰：荥输与合，各有名乎？

岐伯答曰：荥输治外经，合治内腑。

黄帝曰：治内腑奈何？

岐伯曰：取之于合。

黄帝曰：合各有名乎？

岐伯答曰：胃合于三里，大肠合入于巨虚上廉，小肠合入于巨虚下廉，三焦合入于委阳，膀胱合入于委中央，胆合入于阳陵泉。

黄帝曰：取之奈何？

岐伯答曰：取之三里者，低跗取之；巨虚者，举足取之；委阳者，屈伸而索之；委中者，屈而取之；阳陵泉者，正竖膝，予之齐，下至委阳之阳取之；取诸外经者，揄申而从之。

黄帝曰：愿闻六腑之病。

岐伯答曰：面热者，足阳明病；鱼络血者，手阳明病；两跗之上脉竖陷者，足阳明病。此胃脉也。大肠病者，肠中切痛而鸣濯濯，冬日重感于寒即泄，当脐而痛，不能久立。与胃同候，取巨虚上廉。胃病者，腹䐜胀，胃脘当心而痛，上支[①]两胁，膈咽不通，食饮不下，取之三里也。小肠病者，小腹痛，腰脊控睾而痛，时窘之后，当耳前热，若寒甚，若独肩上热甚，及手小指次指之间热，若脉陷者，

此其候也。手太阳病也，取之巨虚下廉。三焦病者，腹气满，小腹尤坚，不得小便，窘急，溢则水，留即为胀。候在足太阳之外大络，大络在太阳少阳之间，亦见于脉，取委阳。膀胱病者，小腹偏肿而痛，以手按之，即欲小便而不得，肩上热若脉陷，及足小指外廉及胫踝后皆热。若脉陷，取委中央。胆病者，善太息[②]，口苦，呕宿汁，心下澹澹[③]恐人将捕之，嗌中吤吤然，数唾。在足少阳之本末，亦视其脉之陷下者灸之，其寒热者取阳陵泉。

| 注释 |

①支：乃支撑之意。②太息：就是长出气的意思。③心下澹澹：澹，就是动的意思。心下澹澹，就是形容心中跳动不安的样子。

| 译文 |

黄帝说：我听说五脏六腑的脉气，都出于井穴，而流注于荥、腧等各穴，最后进入于合穴，那么，这些脉气是从什么通路上进入于合穴的，在进入合穴时又和哪些脏腑经脉相连属呢？我想听你讲讲其中的道理。

岐伯回答说：您所说的，是手足各阳经的别络入于体内，再连属于六腑的情况。

黄帝问：荥穴、腧穴与合穴，都各有其特定的治疗作用吗？

岐伯回答说：荥穴、腧穴，其脉气都浮显在较浅部位，故他们适用于治疗显现在体表和经脉上的病症；合穴的脉气深入于内，故它适用于治疗内腑的病变。

黄帝问：人体内腑的疾病，该怎样来进行治疗呢？

岐伯说：应当取用各腑之气与足三阳经相合的部位（即下合穴）来进行治疗。

黄帝说：六腑各自之腑气与足三阳经相合的部位都各有它自己的名称吗？

岐伯回答说：胃腑的腑气合于本经的合穴足三里穴；大肠腑的腑气

合于足阳明胃经的上巨虚穴；小肠腑的腑气合于足阳明胃经的下巨虚穴；三焦腑的腑气合于足太阳膀胱经的委阳穴；膀胱腑的腑气合于本经的合穴委中穴；胆腑的腑气合于本经的合穴阳陵泉穴。

黄帝说：这些下合穴的取穴方法是怎样的呢？

岐伯回答说：取足三里穴时，要使足背低平才能取之；取上、下巨虚穴时，要举足才能取之；取委阳穴时，要屈伸下肢以判断出腘窝横纹的位置后，再到腘窝横纹的外侧部去寻找它；取委中穴时，要屈膝才能取之；取阳陵泉穴时，要正身蹲坐，竖起膝盖，然后再沿着膝盖外缘直下，至委阳穴的外侧部（即腓骨小头前下方）取之。至于要取用浅表经脉上的荥输各穴来治疗外经的疾患时，也应在牵拉伸展四肢，而使经脉舒展、气血畅通之后，再行取穴。

黄帝说：希望听你讲讲六腑的病变情况。

岐伯回答说：颜面发热的，是足阳明胃腑发生病变的反映；手鱼际部位之络脉出现淤血的，是手阳明大肠腑发生病变的反映；在两足跗之上（冲阳穴处）的动脉出现坚实而竖或虚软下陷的，也都是足阳明胃腑病变的反映，这一动脉（冲阳脉）还是测候胃气的要脉所在。大肠腑病变的症状，表现为肠中阵阵切痛，并伴有因水气在肠中往来冲激而发响的肠鸣；在冬天寒冷的季节里，如果再感受了寒邪，就会立即引起泄泻，并在脐周发生疼痛，其痛难忍，不能久立。因大肠的症候与胃密切相关，所以应该取用大肠腑的下合穴，即足阳明胃经的上巨虚穴，来进行治疗。胃腑病变的症状，表现为腹部胀满，在中焦胃脘部的心窝处发生疼痛，且痛势由此而上，支撑两旁的胸胁作痛，胸膈与咽喉间阻塞不通，使饮食不能下咽，当取用胃腑的下合穴，即本经（足阳明胃经）的足三里穴来进行治疗。小肠腑病变的症状，表现为少腹部作痛，腰脊牵引睾丸发生疼痛，并时常会见到小便窘急以及里急后重等大小便不利的情况，同时还会在小肠经的循行通路上出现耳前发热，或耳前发冷，或唯独肩部发热，以及手小指与无名指之间发热，或是络脉虚陷不起等现象。这些症候，都是属于小肠腑病变的症状表现。手太阳小肠腑的病变，当取用小肠腑在下肢的下合穴，即足阳明胃经的下巨虚穴，来进行治疗。三焦腑病变的症状，表现为气滞所致的腹气胀满，少腹部尤为满硬坚实，小便不通而尿意窘急；小便不通则水道不利，水道不利则水液无所出，若水液泛溢于肌肤就会形成水肿，若水液停留在腹部就会形成胀病。三焦腑的病候变化，会在足太阳膀胱经外侧的大络上反映出来，此大络在足太阳膀胱经与足少阳胆经之间。此外，其病候变化，亦会在其本经（手少阳三焦经）的经脉上反映出来。三焦腑有病，当取用三焦腑在下肢的下合穴，即足太阳膀胱经的委阳穴来进行治疗。膀胱腑病变的症状，表现为少腹部偏肿且疼痛，若用手按揉痛处，就会立即产生尿意，却又尿不出来。此外，还会在膀胱经循行通路上出现肩背部发热，或是肩背部的经脉所在处陷下不起，以及足小趾的外侧、胫骨与足踝后都发热，或是这些部位的经脉循行处陷下不起。这些病症，都可以取用膀胱腑的下合穴，即本经（足太阳膀胱经）的委中穴来进行治疗。胆腑病变的症状，表现为：时时叹息而长出气，口中发苦，因胆汁上溢而呕出苦水；心神不宁，胆怯心跳，好像害怕有人要逮捕他；咽部如有物梗阻，多次想把它吐出来，却什么也吐不出。对于这些病变，可以在足少阳胆经循行通路的起点处或终点处取穴来进行治疗。也可以找到因血气不足而致的经脉陷下之处，在那里施行灸法，来进行治疗。出现寒热往来症状的，就应当取用胆腑的下合穴，即本经（足少阳胆经）的阳陵泉穴，来进行治疗。

| 原文 |

黄帝曰：刺之有道乎？

岐伯答曰：刺此者，必中气穴①，无中肉节②。中气穴则针游于巷③，中肉节即皮肤痛。补泻反则病益笃，中筋则筋缓，邪气不出，与其真相搏，乱而不去，反还内著④。用针不审，以顺为逆也。

| 注释 |

①气穴：即泛指全身的穴位。因穴位与脏腑经络之气相通，故称之为气穴。②肉节：即指皮肉之间、骨节相连的部位。③针游于巷：巷，

就是街或道的意思。此句言针中气穴时，医者手下的感觉就好像人游行在街巷之中，毫无滞涩之感。④内著：就是邪气内陷的意思。

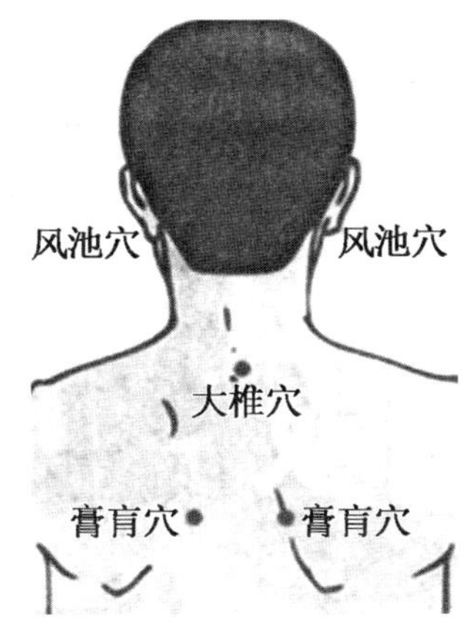

风池穴

|译文|

黄帝问：针刺以上各穴，有一定的法度吗？

岐伯回答说：针刺这些穴位时，一定要刺中气穴才行，切不可刺到皮肉之间、骨节相连的地方。若是刺中了气穴，则医者手下就会感觉到针尖好像游行于空巷之中，针体进出自如；若是误刺在皮肉骨节相连之处，则不但医者手下会感觉到针体进出涩滞，而且患者也会有皮肤疼痛的感觉。倘若该用补法的却反用了泻法，而该用泻法的却反用了补法，就会使病情更加严重。倘若误刺在筋上，就会使筋脉受损，弛缓不收，而病邪也不能被驱出体外。邪气和真气在体内相互斗争，就会使气机逆乱，而邪气依然不能祛除，甚至反而深陷于体内，使病情更加深重。这些都是用针时不审慎，错识病性、乱用刺法而造成的恶果。

根结第五　法音

|原文|

岐伯曰：天地相感，寒暖相移，阴阳之道，孰少孰多？阴道偶，阳道奇。发于春夏，阴气少，阳气多，阴阳不调，何补何泻？发于秋冬，阳气少，阴气多，阴气盛而阳气衰，故茎叶枯槁，湿雨下归，阴阳相移，何泻何补？奇邪离经[①]，不可胜数，不知根结[②]，五脏六腑，折关败枢，开阖

而走，阴阳大失，不可复取。九针之玄，要在终始。故能知终始，一言而毕，不知终始，针道咸绝。

注释

①奇邪离经：奇邪，指不正的邪气。离经，指反常气候所生的病邪，由经络深入脏腑而流传不定。②根结：脉气所起的地方叫根，脉气所归的地方叫结。根，有根本之意。结，有终结之意。

译文

岐伯说：天地自然阴阳消长的变化，使得自然界气候时令的变化表现为寒热相互交替推移。就阴阳的属性而言，春、夏、秋、冬各个季节所含的是阴多还是阳多？阴阳的象数各不相同，阴的法则是偶数（二、四、六、八、十），阳的法则是奇数（一、三、五、七、九），由此构成了阴阳盛衰的各种现象。发生在春夏的疾病，因春夏属阳，夜短昼长，是阴气少而阳气多的季节，故而其病性一般也是阴气少而阳气多。对于这类阴阳不能调和的病变，应该在哪一经用补法、在哪一经用泻法呢？发生在秋冬的疾病，因秋冬属阴，昼短夜长，是阳气少而阴气多的季节，故而其病性一般也是阳气少而阴气多。因为此时阴气旺盛而阳气偏衰，所以草木的茎叶（相对于根部而属阳）就会因得不到阳气的温煦而枯萎凋零，水湿和雨露就会下渗并滋养于它的根部（相对于茎叶而属阴）而使之更加粗壮，由此就顺应于自然界的阴阳消长而完成了阴阳相移的转化。根据这种阴阳盛衰相移的情况，发生在秋冬的疾病，又应该在哪一经用泻法、哪一经用补法呢？在感受了四季反常气候而生的异常邪气后，因治疗不当以致病邪离开经脉，流传无定，甚至深入脏腑而造成各种疾病的情况真是数不胜数。这主要是因为不懂得经脉根结本末的含义，不了解五脏六腑之开、阖、枢的深浅出入的作用，以致机关折损，枢纽败坏，脏腑开阖失常，精气走泄不藏，体内的阴阳之气受到极大的损耗，而正气也不能再起而抗邪所致的。至于运用九针调和根结本末的玄妙机理，其大要就在于经脉本末根结开阖的情况。所以如果能够懂得经脉本末根结开阖有始有终的含义，那么一句话就可以把九针的奥妙说完；如果不懂得终始的含义，那么针刺的理论也就无从谈起了。

原文

太阳根于至阴，结于命门。命门者，目也。阳明根于厉兑，结于颡大①者。颡大者，钳耳也。少阳根于窍阴，结于窗笼。窗笼者，耳中也。太阳为开，阳明为阖，少阳为枢。故开折，则肉节渎，而暴病起矣。故暴病者，取之太阳，视有余不足。渎者，皮肉宛膲②而弱也。阖折，则气无所止息，而痿疾起矣。故痿疾者，取之阳明，视有余不足。无所止息者，真气稽留，邪气居之。枢折，即骨繇③而不安于地。故骨繇者，取之少阳，视有余不足，骨繇者，节缓而不收。所谓骨繇者，摇故也。当穷其本也。

注释

①颡（sǎng）：大颡。颡大，穴名，指头维穴。②宛膲（jiāo）：宛，义同“郁”。膲，即肌肉不丰满。③骨繇（yáo）：繇，通“摇”。骨繇，形容骨节弛缓而不能收缩以致身体动摇不定的样子。

译文

足太阳膀胱经的下端根部，在足小趾外侧的至阴穴，其上端结于面部的命门。所谓命门，就是指目内眦的睛明穴。足阳明胃经的下端根部，在足大趾外侧之次趾前端的厉兑穴，其上端结于额角处的颡大。所谓颡大，就是指钳束于耳之上方、额角部入发际处的头维穴。足少阳胆经的下端根部，在足小趾内侧之次趾前端的足窍阴穴，其上端结于耳部的窗笼。所谓窗笼，就是在耳孔前面、耳屏之前的凹陷中的听宫穴。太阳为三阳之表，主表而为开；阳明为三阳之里，主里而为阖；少阳介乎表里之间，传输内外，如门户之枢纽而为枢。由于太阳主表为开，敷布阳气以卫外，所以开的功能受损，就会使表阳不固、皮肤干枯，外邪易于侵袭人体而出现急暴发作的病症。所以对于这类暴发的病症，就可以取用足太阳膀胱经的腧穴，根据病情的虚实，泻其有余、补其不足来进行治疗。所谓“肉节渎”的“渎”字，是皮肤、肌肉干枯消瘦而痿弱的意思。阳明主里为阖，受纳阳气以供养内脏，倘若阖的功能受损，阳气就会“无所止息”而引起四肢痿软无力的痿疾。所以对于这类痿疾，就可以取用足阳明胃经的腧穴，根据病情的虚实，泻其有余、补其不足来进行治疗。所谓“无所止息”，是说胃气不运，就会导致真气留滞不行，病邪盘踞不去而发生痿疾。少阳介乎表里之间，传输内外，可出可入而为枢，如果枢的功能受损，就会发生骨繇病而站立不稳。所以对于骨繇病，就可以取用足少阳胆经的腧穴，根据病情的虚实，泻其有余、补其不足来进行治疗。骨繇病患者，骨节弛缓不收。之所以称它为“骨繇”，就是因为其患者骨节缓纵而会出现身体动摇不定的病状。对于以上各种病症，都要根据三阳经开、阖、枢的不同作用和相应的病候，从各种病症的具体病象中找出其致病的真正根源，才能给予正确的治疗。

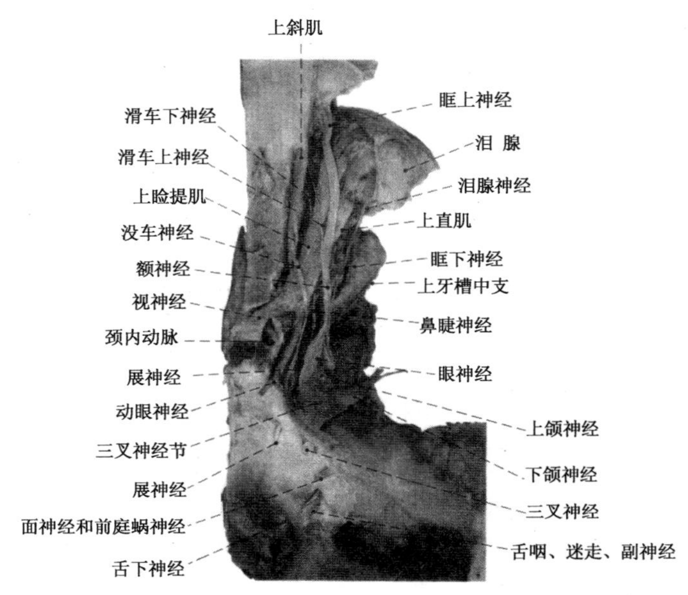

人体解剖之眼眶内神经

原文

太阴根于隐白，结于太仓①。少阴根于涌泉，结于廉泉。厥阴根于大敦，结于玉英②，络于膻中。太阴为开，厥阴为阖，少阴为枢。故开折，则仓廪③无所输，膈洞④，膈洞者，取之太阴，视有余不足。故开折者，气不足而生病也。阖折，即气绝而喜悲，悲者，取之厥阴，视有余不足。枢折，则脉有所结而不通，不通者，取之少阴，视有余不足。有结者，皆取之。

注释

①太仓：就是位于脐上四寸处的中脘穴，其穴属于任脉。据《甲乙经》，中脘穴还有一个名字叫作太仓。②玉英：就是任脉的玉堂穴，其穴位于膻中穴上一寸六分处。据《甲乙经》，玉堂穴还有一个名字叫作玉英。③仓廪：储藏谷的器具叫仓，储藏米的器具叫廪。在这里代指脾胃。④膈洞：病名。膈，就是膈塞不通；洞，就是下泻无度。

译文

足太阴脾经的下端根部，在足大趾内侧端的隐白穴，其上端结于上腹部的太仓（即中脘穴）。足少阴肾经的下端根部，在足心的涌泉穴，其上端结于咽喉部的廉泉穴。足厥阴肝经的下端根部，在足大趾外侧端的大敦穴，其上端结于胸部的玉英穴（即玉堂穴），向下联络膻中穴。太阴是三阴之表而为开；厥阴是三阴之里而为阖；少阴介于表里之间而为枢。由于足太阴主脾，在表为开，所以开的功能受损，就会导致脾失运化，不能传输水谷精气，而在上出现痞塞不通的膈塞，在下出现直泻无度的洞泄。对于这种膈塞以及洞泄的症候，应当取用足太阴脾经的腧穴，根据病情的虚实，泻其有余、补其不足来进行治疗。所以说，足太阴脾开的功能受到损伤，就会因阴中之阳气不足而发生此类疾病。足厥阴主肝，在里为阖，倘若阖的功能受损，就会导致肝气阻绝于内，精神抑郁而时常感到悲、哀。对于这种时常有悲哀之感的病症，就应该取用足厥阴肝经的腧穴，根据病情的虚实，泻其有余、补其不足来进行治疗。足少阴主肾，介于表里之间而为枢，如果枢的功能受损，就会导致肾经脉气有所郁结以致大小便不利。对于这种二便不通的病症，就应该取用足少阴肾经的腧穴，根据病情的虚实，泻其有余、补其不足来进行治疗。凡是这种有经气郁结不通的病症，都属于虚症，当取用补其不足的方法来进行治疗。

原文

足太阳根于至阴，溜于京骨，注于昆仑，入于天柱、飞扬也。足少阳根于窍阴，溜于丘墟，注于阳辅，入于天容、光明也[①]。足阳明根于厉兑，溜于冲阳，注于下陵[②]，入于人迎、丰隆也。手太阳根于少泽，溜于阳谷，注于少海，入于天窗、支正也。手少阳根于关冲，溜于阳池，注于支沟，入于天牖、外关也。手阳明根于商阳，溜于合谷，注于阳谿，入于扶突、偏历也。此所谓十二经者，盛络皆当取之。

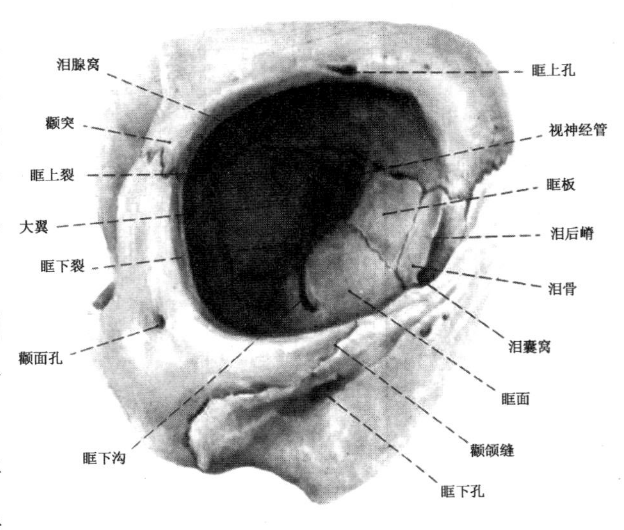

人体解剖之眼眶正面

注释

①入于天容、光明也：天容穴是手太阳小肠经的腧穴，而天冲穴才是属于足少阳胆经的腧穴，二者同在头颈部，故“天容”疑为“天冲”之误。②注于下陵：“下陵”有两解，一说指胃经合穴足三里穴；一说指胃经穴解谿穴。二者皆有其理，本篇取前者。

译文

足太阳膀胱经的下端根部，在本经的井穴至阴穴，其脉气流于原穴京骨穴，注于经穴昆仑穴，上入于天柱穴，下入于飞扬穴而交足少阴经。足少阳胆经的下端根部，在本经的井穴足窍阴穴，其脉气流于原穴丘墟穴，注于经穴阳辅穴，上入于天冲穴，下入于光明穴而交足厥阴经。足阳明胃经的下端根部，在本经的井穴厉兑穴，其脉气流于原穴冲阳穴，注于合穴足三里穴，上入于人迎穴，下入于丰隆穴而交足太阴经。手太阳小肠经的根部，在本经的井穴少泽穴，其脉气流于经穴阳谷穴，注于合穴小海穴，上入于天窗穴，下入于支正穴而交手少阴经。手少阳三焦经的根部，在本经的井穴关冲穴，其脉气流于原穴阳池穴，注于经穴支沟穴，上入于天牖穴，下入于外关穴而交手厥阴经。手阳明大肠经的根部，在本经的井穴商阳穴，其脉气流于原穴合谷穴，注于经穴阳溪穴，上入于扶突穴，下入于偏历穴而交手太阴经。以上所述，就是所谓手足三阳经左右共十二条经脉的根、流、注、入的部位，凡是属于血气在经络中满盛的病症，都可以取用这些穴位泻之。

原文

一日一夜五十营，以营五脏之精，不应数者，名曰狂生[①]。所谓五十营者，五脏皆受气。持其脉口，数其至也。五十动而不一代[②]者，五脏皆受气。四十动一代者，一脏无气；三十动一代者，二脏无气；二十动一代者，三脏无气；

十动一代者，四脏无气；不满十动一代者，五脏无气。予之短期③，要在《终始》。所谓五十动而不一代者，以为常，以知五脏之期。予之短期者，乍数乍疏也。

注释

①狂生：是形容生理功能不正常，精神失于常态，生命已有危险的状态。②代：即更代的意思，用以泛指脉无定候，更变无常且时有歇止的脉象。③短期：在此指的就是死期。李中梓说短，就是近的意思，即指死期临近。

译文

经脉之气在一日一夜中周行于人体五十次，以运行五脏的精气。倘若其运行太过或不及，而不能恰好达到周行五十次的次数，就属于失常的状态，称作狂生。所谓运行五十周的主要作用，就是使五脏都能够得到精气的滋养。这种内在的功能健全与否，可以通过切按寸口的脉象，计算其搏动的次数而知晓。如果在切按寸口脉时，脉搏在五十次跳动中，没有一次歇止，就说明五脏健全，精气充足，五脏都能够得到精气的充养；如果脉搏在四十次跳动中，就有一次歇止，则说明其中已有一脏未能得到精气的滋养而衰败；如果脉搏在三十次跳动中，就有一次歇止，则说明其中已有两脏未能得到精气的滋养而衰败；如果脉搏在二十次跳动中，

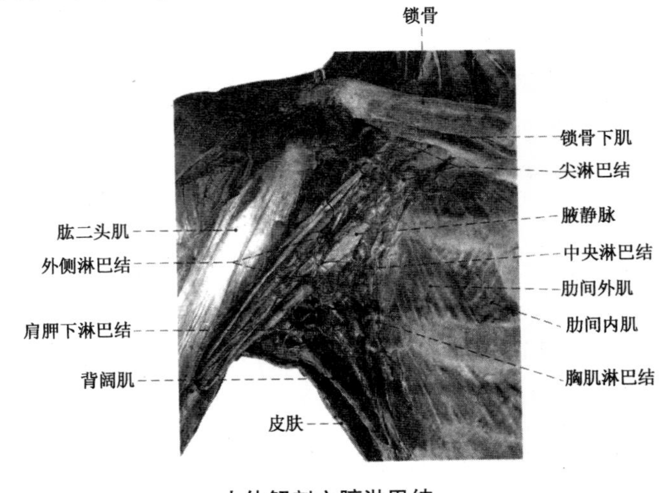

人体解剖之腋淋巴结

就有一次歇止，则说明其中已有三脏未能得到精气的滋养而衰败；如果脉搏在十次跳动中，就有一次歇止，则说明其中已有四脏未能得到精气的滋养而衰败；如果脉搏在不满十次的跳动中，就有一次歇止，则说明五脏都已得不到精气的滋养，而五脏之气也都已衰败了。由此，根据脉搏跳动歇止的情况，就可以预测患者的死期，其大要在本经《终始》篇中已有了详细的阐述。也就是说，脉搏在五十次跳动之内没有一次歇止的，就是五脏健全、脏气充盛的正常脉象。倘若出现脉搏跳动有歇止或脉搏跳动出现忽快忽慢而搏动不规则的现象，那么，就表示病人的死期临近了。

原文

黄帝曰：逆顺五体[①]者，言人骨节之小大，肉之坚脆，皮之厚薄，血之清浊，气之滑涩，脉之长短，血之多少，经络之数。余已知之矣，此皆布衣匹夫之士也。夫王公大人，血食之君，身体柔脆，肌肉软弱，血气慓悍[②]滑利。其刺之徐疾，浅深多少，可得同之乎?

岐伯答曰：膏粱菽藿[③]之味，何可同也。气滑即出疾，其气涩则出迟，气悍则针小而入浅，气涩则针大而入深，深则欲留，浅则欲疾。以此观之，刺布衣者深以留之，刺大人者微以徐之，此皆因气慓悍滑利也。

注释

①逆：异于平常的、形气不相称的。顺：一般或正常的、形气相称的。五体：指人的五种形体，代指五种不同类型的人。②慓悍：慓，迅疾的意思。悍，勇猛的意思。慓悍，在这里是形容血气运行急疾的样子。③膏粱菽藿：膏，就是指肥肉。粱，就是指好的粮食。膏粱，就是指肉食美味。菽，是豆的统称，又可用来统指粗粮。藿，统指蔬菜。

译文

黄帝说：一般所说的，人之五种不同形体之间的差别以及正常形体和异常形体之间的差别，是指其骨节有小有大，肌肉有坚有脆，皮肤有厚有薄，血液有清有浊，气的运行有滑有涩，经脉有长有短，营血有多有少以及经络的数目等方面来说的，这些我都已经知道了。但这都是对平民百姓等体格强壮的人而言的。而那些地位显贵的人，他们都是饮食精美、养尊处优的人，其身体柔脆，肌肉软弱，血气的运行也急疾而滑利，和那些辛苦劳作的人在体质状况和生活情况上都迥然不同，那么，在给他们进行治疗时，针刺手法的快慢、进针的深浅、取穴的多少，也都可以相同的吗？

岐伯回答说：吃肥甘美味的人和吃粗粮豆菜的人所患疾病的治法怎么能相同呢？一般针刺的原则是气行滑利的，出针就要早一些；气行涩滞的，出针要就迟一些。气行滑利的，针感出现快，所以应该用小针并浅刺；气行涩滞的，针感出现慢，所以应该用大针并深刺。深刺的需要留针，浅刺的则要尽快出针。根据以上所说的针刺原则来看，针刺平民百姓那一类形体壮实的病人，就要深刺并留针；针刺王公贵族那一类形体柔脆的病人，就适宜用细小的针徐缓轻刺并尽快出针，这都是这类人的经气运行急疾滑利的缘故。

原文

黄帝曰：形气之逆顺，奈何？

岐伯曰：形气不足，病气有余，是邪胜也，急泻之。形气有余，病气不足，急补之。形气不足，病气不足，此阴阳气俱不足也。不可刺之。刺之，则重不足，重不足则阴阳俱竭，血气皆尽，五脏空虚，筋骨髓枯，老者绝灭，壮者不复矣。形气有余，病气有余，此谓阴阳俱有余也，急泻其邪，调其虚实。故曰有余者泻之，不足者补之，此

之谓也。故曰：刺不知逆顺，真邪相搏。满而补之，则阴阳四溢，肠胃充郭，肝肺内䐜，阴阳相错。虚而泻之，则经脉空虚，血气竭枯，肠胃聂辟[①]，皮肤薄著，毛腠夭膲，予之死期。

注释

①聂辟：聂，作畏怯、恐惧讲。辟，作邪气、淫邪讲。聂辟，形容肠胃正气不足，运化无力的状态。

译文

黄帝问：形体的表现与受病脏腑的功能表现有时一致，有时不一致，对于这种情况，应该如何区分并加以治疗呢？

岐伯说：如果外表形体不显强健，而受病的脏腑却功能亢进，外似虚而内为实，就说明是邪气在体内占着优势，应该毫不犹豫地立即使用泻法来泻除邪气；相应的，如果外表形体魁伟强壮，而受病的脏腑却功能低下，外似实而内为虚，就应该毫不犹豫地立即使用补法来补益正气。倘若外表形体不显强健，而受病的脏腑也功能低下，这就属于阴阳表里血气都已经虚弱的情况。对于这种情况，就不可以再用针刺进行治疗，如果误用了针刺，就会导致虚上加虚，虚上加虚就会导致内外阴阳全都衰竭，血气也都耗尽，五脏精气空虚，筋骨痿弱、骨髓枯涸。老年人精气已衰的就会因此由衰而绝、甚至死亡；壮年人精气充足的，也会因此耗损严重而难

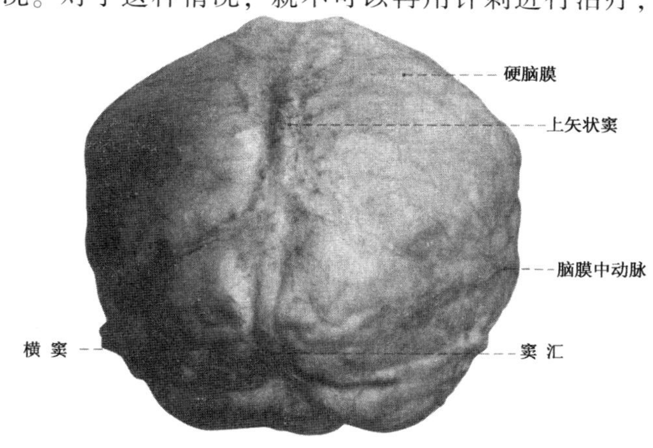

人体解剖之硬脑膜

以恢复。倘若外表形体强健壮实，而受病的脏腑也功能亢进，这就被称作阴阳表里血气都处于亢盛状态，应该立即使用泻法来泻除邪气，以达到排除病邪、调整正气的目的。所以说，病气有余的属于实症，应当用泻法来治疗，病气不足的，属于虚症，应当用补法来治疗，就是这个道理。所以说，施用针刺治病而不懂得形体病气顺逆的意义以及补泻的作用，就会导致正气和邪气相互搏争。倘若对邪气满盛的病症误用了补法，就会使阴阳各经的血气满溢于外，肠胃之气壅滞不通、充塞腹内而致腹部胀满，肝肺二脏的脏气不得宣通而致气机壅塞于内，阴阳运行失常而发生错乱。相应的，倘若对正气虚衰的病症误用了泻法，就会使经脉因得不到营养而空虚，血气因过分耗损而衰竭枯涸，肠胃运化软弱而无力，皮肤瘦薄而附骨，毛脱发折，腠理憔悴痿弱，见到这些症候，就可以预测到其死期不远了。

| 原文 |

故曰：用针之要，在于知调阴与阳，调阴与阳。精气乃光①，合形与气，使神内藏。

故曰：上工平气，中工乱脉，下工绝气危生。故曰：下工不可不慎也。必审五脏变化之病，五脉之应，经络之实虚，皮之柔粗，而后取之也。

| 注释 |

①精气乃光："光"字，《甲乙经》中作"充"字，可从。

| 译文 |

所以说：运用针刺治疗疾病的要领，就是在于懂得要调和阴阳，使之达到平衡状态。调和了阴与阳的太过与不及，就可以使精神气血充沛，形体与神气内外合一，神气得以内藏而不散。

所以说医术高明的医生，就能够平复不正常的气血运行。医术一般的医生，诊断不够确切，治疗不够恰当，往往会扰乱经气。医术低劣的医生，不分虚实，滥施补泻，就只会耗绝血气以致危及病人的生命。所以说使用最后那种治疗方法的医术低劣的医生，在诊治病患时不能不特别谨慎。在针刺之前，必需首先审察清楚五脏传变化生而出现的各种病候，五脏脉的脉象与五脏病候的相应情况，经络的虚实，皮肤的柔嫩粗糙，然后才可以取用适当的穴位来进行治疗。

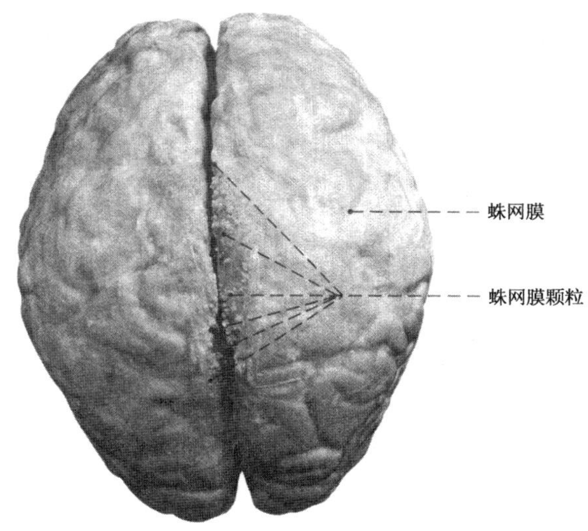

人体解剖之蛛网膜

寿夭刚柔第六　法律

| 原文 |

黄帝问于少师曰：余闻人之生也，有刚有柔，有弱有强，有短有长，有阴有阳，愿闻其方。

少师答曰：阴中有阴，阳中有阳，审知阴阳，刺之有方，得病所始，刺之有理，谨度病端，与时相应。内合于五脏六腑，外合于筋骨皮肤，是故内有阴阳，外亦有阴阳。在内者，五脏为阴，六腑为阳；在外者，筋骨为阴，皮肤为阳。故曰病在阴之阴者，刺阴之荥输①；病在阳之阳者，

刺阳之合[②]；病在阳之阴者，刺阴之经[③]；病在阴之阳者，刺络脉[④]。故曰病在阳者命曰风，病在阴者命曰痹，阴阳俱病命曰风痹。

病有形而不痛者，阳之类也；无形而痛者，阴之类也。无形而痛者，其阳完而阴伤之也，急治其阴，无攻其阳；有形而不痛者，其阴完而阳伤之也，急治其阳，无攻其阴。阴阳俱动，乍有形，乍无形，加以烦心，命曰阴胜其阳，此谓不表不里，其形不久。

注释

①阴之荥输：指手三阴经和足三阴经的荥穴（属火）及输穴（属土）。②阳之合：指手三阳经和足三阳经的合穴（属土）。③阴之经：指手三阴经和足三阴经的经穴（属金）。④络脉：即十五络脉，在此代指手三阳经和足三阳经的络穴。

译文

黄帝问于少师说：我听说人生在世，由于各人的禀赋不同，性情有刚有柔，体质有强有弱，形体有高有矮，一切生理病理的现象，就其性质来说，都是有阴有阳的。我想听你谈一谈这些差异的区别以及相应于这些差异而使用的不同针刺方法。

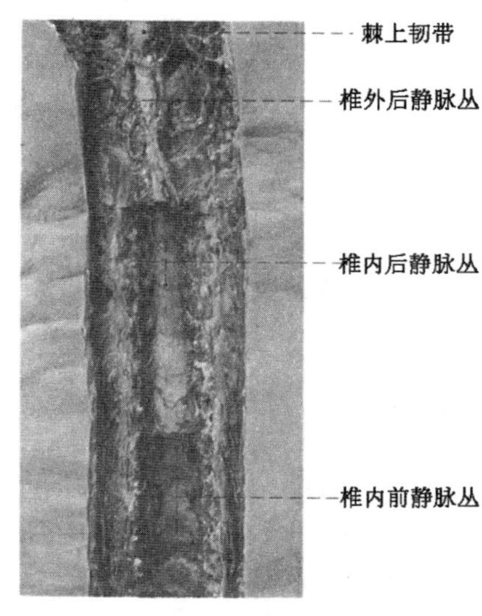

人体解剖之椎静脉丛

少师回答说：人体所含的阴阳，内容是多方面的，其属性也是相对而言的，阴之中还可以再分出阴，阳之中还可以再分出阳。只有明确了解和掌握了阴阳的规律，才能找到恰当的针刺方法来调和；只有知晓了开始发病时的病性是属于阴的还是属于阳的，治疗起来才能有理有据。此外，还要认真诊察致病的原因，根据四季时令的变化来把握发病的性质和特点，同时，所选定的治疗方法，其功效在内要与五脏六腑的病候相合，其功效在外要与筋骨皮肤的病候相合，只有这样，才能取得良好的疗效。不仅身体的内部有阴阳之分，身体的外部也有阴阳之分。在体内，五脏属阴，六腑属阳；在体表，筋骨属阴，皮肤属阳。根据这种内外阴阳的关系，再由病候所发生的部位，就可以初步选定针刺治疗所要用的穴位。所以说内为阴，体内的五脏亦属阴，如果五脏有病，即所谓的病在阴中之阴，就应当针刺阴经的荥穴和输穴；相应的，外为阳，体表的皮肤亦属阳，如果皮肤有病，即所谓的病在阳中之阳，就应当针刺阳经的合穴；此外，外为阳，体表的筋骨却属阴，如果筋骨有病，即所谓的病在阳中之阴，就应当针刺阴经的经穴；相应的，内为阴，体内的六腑却属阳，如果六腑有病，即所谓的病在阴中之阳，就应当针刺阳经的络穴。至于疾病的症候，其发病的部位也可以用阴阳来分类。病邪在体表阳分的疾患叫作风；病邪在体表阴分的疾患叫作痹；体表的阴分和阳分都有病的疾患，叫作风痹。

病患在外表有形态的变化而没有疼痛感的，是病在浅表、在皮肉筋骨，是属于阳的一类疾病；病患在外表没有形态的变化却有疼痛感的，是病在深处、在五脏六腑，是属于阴的一类疾病。在外表没有病形的表现却感到疼痛的这一类病症，其属阳的体表完好如常，只是属阴的五脏六腑

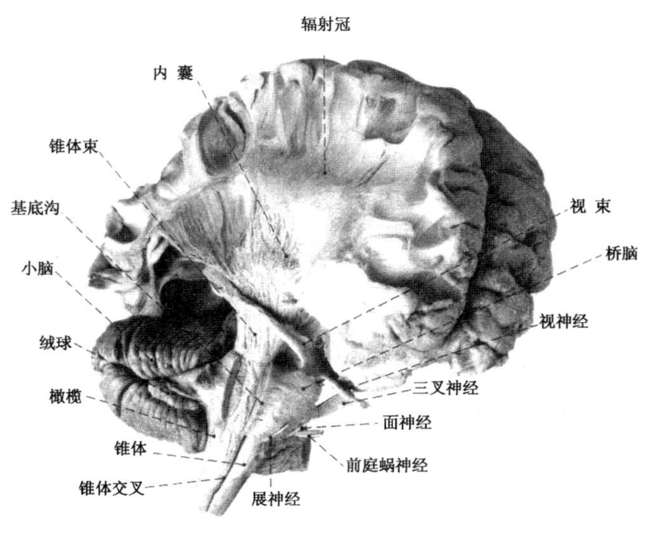

人体解剖之锥体束

有病，应该急速治疗其属阴的五脏六腑，而不要治疗其属阳的皮肉筋骨。反之，在外表有病形的表现而不感到疼痛的这一类病症，其属阴的五脏六腑是没有病的，只是属阳的体表受到了损伤，应该急速治疗其属阳的皮肉筋骨，而不要治疗其属阴的五脏六腑。至于表里阴阳经都发生病患时，则有时会在体表出现病形的表现，有时就会因病在脏腑而在体表不出现病形的表现。倘若此时再感到心中烦躁不安，那就叫作阴病甚于阳病，即属阴的五脏受病比较厉害，这时的病情就是所谓的既不全是在表，又不全是在里，表里阴阳都已受病的情况，病患发展到了这个阶段，就难以治疗了，而离其形体的败坏也就不久远了。

原文

黄帝问于伯高曰：余闻形气，病之先后、外内之应，奈何？伯高答曰：风寒伤形，忧恐忿怒伤气。气伤脏，乃病脏。寒伤形，乃应形。风伤筋脉，筋脉乃应。此形气外内之相应也。

黄帝曰：刺之奈何？伯高答曰：病九日者，三刺而已；病一月者，十刺而已。多少远近，以此衰①之。久痹不去身者，视其血络②，尽出其血。

黄帝曰：外内之病，难易之治，奈何？伯高答曰：形先病而未入脏者，刺之半其日；脏先病而形乃应者，刺之倍其日。此外内难易之应也。

注释

①衰：在此是祛除的意思。②血络：即指浅部静脉。大的浅静脉，有肘部的曲池、腘部的委中等；小的浅静脉，有掌部的鱼际、跖部的然谷等。

译文

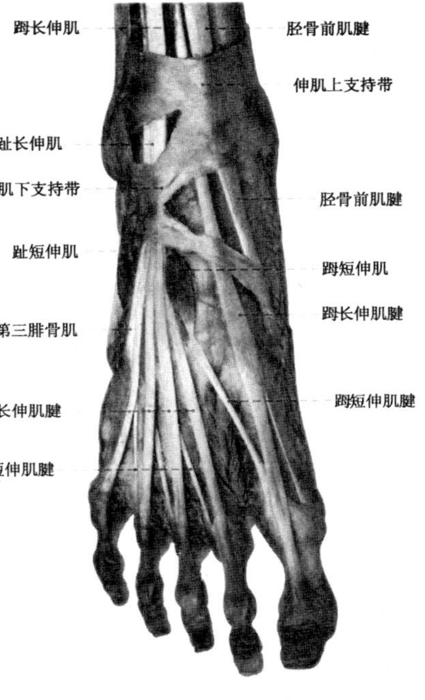

人体解剖之足部肌肉

黄帝问于伯高说：我听说外表的形体和体内的气机发生病变时，其发病之先后以及所发之在内在外的病症都是与其病因相应的，这之中的情形是怎样的？伯高回答说：风寒病邪外袭，必先侵袭于在外的形体；忧恐愤怒等情志刺激，必先影响到体内气机的运行。气机的活动失于协调，就会造成五脏不和，而使五脏发病；寒邪侵袭形体，就会使在外的形体受伤，而在肌表出现相应的病症；风邪伤及筋脉，就会在筋脉出现相应的病症。这就是形体与气机受到了伤害，而相应地在外与内发病的情况。

黄帝问：根据病程的长短不同，怎样去合理使用针刺治疗呢？伯高回答说：得病已经九天的，针刺三次就可以痊愈；得病已经一个月的，针刺十次也可以痊愈。不论病程时日的多少长短，都可以根据这一病三日就针刺一次的原则，来估计出祛除病邪最适当的治疗次数。如果有久患痹病而不能治愈的，就应当诊察他的血络，在有淤血的地方用刺络放血的方法出尽恶血。

黄帝问：外因与内因所致的疾病，在针刺时有难治与易治的不同，其具体情况是怎样的？伯高回答说：外邪伤人，形体先病而尚未传入内脏的，是病在浅表，其针刺的次数可以按照一般的标准减去一半，即原来患病一个月而需要针刺十次的，现在只要针刺五次就可以了；内因所伤，内脏先病，再由里达表而影响到在外的形体也相应地出现病症的，是病在深处，这时其针刺的次数就要按照一般的标准加上一倍，即原来患病一个月而需要针刺十次的，现在需要针刺二十次才可以。这些都是以患病一个月作为标准来说明外因与内因所致疾病在治疗上的难易区别。

原文

黄帝问于伯高曰：余闻形有缓急，气有盛衰，骨有大小，肉有坚脆，皮有厚薄，其以立寿夭，奈何？

伯高答曰：形与气相任[①]则寿，不相任则夭；皮与肉相裹[②]则寿，不相裹则夭；血气经络胜形则寿，不胜形则夭。

注释

①相任：就是相称、相互适应的意思。②相裹：因皮在外以裹肉而名。在此指皮厚肉坚而言。皮厚肉脆或皮薄肉坚的，叫作“不相裹”。

译文

黄帝问于伯高说：我听说人的形体有缓有急，元气有盛有衰，骨骼有大有小，肌肉有坚有脆，皮肤有厚有薄，从这几方面去观察，怎样可以断定一个人是长寿还是短命？

伯高回答说：形体与元气相称，内外平衡的，就会长寿；反之，不相称、不平衡的，就会短命。皮厚肉坚，能够相称的，就会长寿；皮厚肉脆，互不相称的，就会短命。血气经络旺盛充实，胜过外表形体的，就会长寿；反之，血气经络衰退空虚，其情况还不及形体的，就会短命。

原文

黄帝曰：何谓形之缓急？伯高答曰：形充而皮肤缓者则寿，形充而皮肤急者则夭。形充而脉坚大者顺也，形充而脉小以弱者气衰，衰则危矣。若形充而颧不起者骨小，骨小则夭矣。

形充而大肉[①]䐃[②]坚而有分者[③]肉坚，肉坚则寿矣；形充

而大肉无分理不坚者肉脆，肉脆则夭矣。此天之生命，所以立形定气而视寿夭者。必明乎此立形定气，而后以临病人，决死生。

黄帝曰：余闻寿夭，无以度之。伯高答曰：墙基④卑，高不及其地⑤者，不满三十而死；其有因加疾者，不及二十而死也。

黄帝曰：形气之相胜，以立寿夭奈何？伯高答曰：平人而气胜形者寿；病而形肉脱，气胜形者死，形胜气者危矣。

注释

①大肉：指人体腿、臂、臀等肌肉较肥厚之处的肌肉。②䐃（jùn）：肌肉结聚之处，在此指人体肩、肘、髀、膝等肌肉突起的部位。③有分者：就是分肉明显的意思。④墙基：在此指耳边而言。⑤地：耳前之肉叫作地。

译文

黄帝问：什么叫作形体的缓急？伯高回答说：形体充实而皮肤和缓的人，就会长寿；形体充实而皮肤紧张的人，就会短命。形体充实而脉气坚大的，属表里如一，内外俱强，就叫作顺；形体充实而脉气弱小的，属外实内虚，脉气不足，是气衰的征象，出现气衰就表明其寿命不长了。形体充实而面部颧骨低平不起的，是骨骼弱小，出现这种形体充实而骨骼弱小之情况的人，就会短命。形体充实而臀部肌肉丰满且在其肩、肘、髀、膝等肌肉突起的地方也都是肌肉坚实而肤纹清楚的，就叫作肉坚，像这样的肌肉坚实的人，就会长寿；形体充实而臀部肌肉瘦削，没有肤纹且不坚实的，就叫作肉脆，像这样的肌肉脆薄的人，就会短命。

这些都是由各人的先天禀赋不同所造成的，所以通过判定在外之形体和在内之元气的盛衰，以及形体与气血之间是否平衡统一，就可以观察、推测出人的生命寿夭。作为医生必须明了这个道理，知道如何确定形体的强弱，判定元气的盛衰，观察形与气之间平衡协调与否，然后才能在临床上诊察病人，决定治疗措施，判断生死预后。

黄帝说：我听说人的寿命长短可以通过观察某些部位而大致估计出来，但究竟能活到多少岁数，我还是无法测度。伯高回答说：就面部来说，如果耳边四周的骨骼塌陷，低平窄小，高度还不及耳前的肌肉，这样的人不满三十岁就会夭亡；倘若再加上因外感内伤等原因而患了其他疾病，那么不到二十岁就会夭亡了。

黄帝问：形体与气两者相比有过与不及之时，怎样用它来辨别一个人长寿还是短命？伯高回答说：平常之人，气足神全胜过形体的，即使外貌较为瘦小，也会长寿。得了病的人，如果形体肌肉已消瘦不堪而脱陷，即使气能胜形，即气还不衰，但由于形体恢复困难，形脱则气难独存，所以仍是会死亡的。倘若形能胜气，由于元气已经衰竭，气衰神衰，因此即使外表的形肉没有脱减，其病情也同样很危险，不会长寿。

| 原文 |

黄帝曰：余闻刺有三变，何谓三变？

伯高答曰：有刺营者，有刺卫者，有刺寒痹之留经者。

黄帝曰：刺三变者，奈何？

伯高答曰：刺营者，出血；刺卫者，出气；刺寒痹者，内热[①]**。**

| 注释 |

①内热：内，通“纳”。内热，就是纳热的意思，即纳热于内，驱散寒邪。

译文

黄帝说：我听说刺法中有“三变”的说法，什么叫作三变？

伯高回答说：所谓三变，就是根据不同的病症而设立的三种不同的针刺方法。其中有刺病在营分的，有刺病在卫分的，还有刺寒痹留滞在经络之中的。

黄帝问：针刺这三种病的方法都是怎样的？

伯高回答说：刺病在营分的，是用点刺放血的方法，使营分的病邪随郁血而外泄；刺病在卫分的，是用摇大针孔的方法，以疏泄卫气，并使卫分的病邪得以消散；刺寒邪留滞经络而形成痹症的，是用蜂刺的方法或是针后药熨的方法，使热气入内温煦经脉并驱散寒邪。

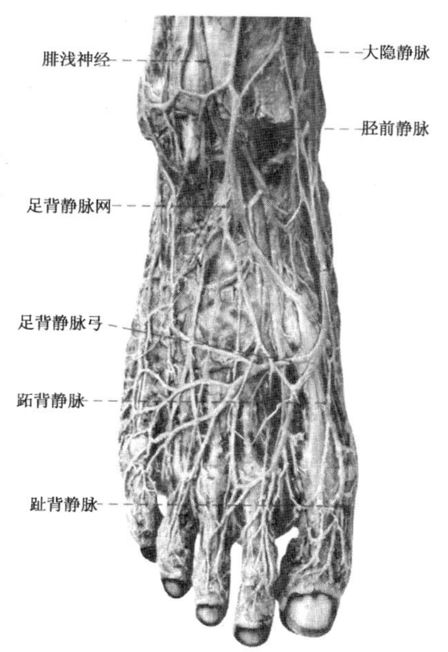

人体解剖之足部神经与静脉

原文

黄帝曰：营卫寒痹之为病，奈何？

伯高答曰：营之生病也，寒热少气，血上下行。卫之生病也，气痛时来时去，怫忾[①]贲响[②]，风寒客于肠胃之中。寒痹之为病也，留而不去，时痛而皮不仁。

黄帝曰：刺寒痹内热，奈何？

伯高答曰：刺布衣者，以火焠[③]之。刺大人者，以药熨之。

黄帝曰：药熨奈何？

伯高答曰：用淳酒二十斤，蜀椒一斤，干姜一斤，桂

心一斤，凡四种，皆㕮咀[④]，渍酒中。用绵絮[⑤]一斤，细白布四丈，并内酒中。置酒马矢煴中[⑥]，盖封涂，勿使泄。五日五夜，出布绵絮，曝干之，干复渍，以尽其汁。每渍必晬其日[⑦]，乃出干。干，并用滓与绵絮，复布为复巾[⑧]，长六七尺，为六七巾。则用之生桑炭炙巾，以熨寒痹所刺之处，令热入至于病所，寒复炙巾以熨之，三十遍而止。汗出以巾拭身，亦三十遍而止。起步内中，无见风。每刺必熨，如此病已矣。此所谓内热也。

注释

①怫忾：怫，作郁讲。忾，作气满讲。怫忾，就是气满郁塞的意思。②贲响：即指腹鸣。③焠（cuì）：用火烧灼的意思，可作灸讲。焠刺，就是指火针法，即将针用火烧热后，迅速刺入，随即拔出。④㕮咀：就是嚼的意思，古人把将药咬成粗块的过程叫作㕮咀。是古人炮制药物的方法，那时候没有刀，所以就要用嘴把药物咬碎，使之变细，像芝麻豆粒一样大小。后世根据这个意思，虽然已经改用了刀锉，但对药物的相制，仍通称㕮咀。⑤绵絮：在此指用蚕茧制成的丝绵。⑥马矢煴中：指用燃烧的干马粪去煨，取其火煨。⑦晬（zuì）其日：晬，就是一周的意思。晬其日，即指一日一夜。⑧复布为复巾：复布，就是双层布。巾，重布为巾，是指夹袋一类的东西；复巾，就是用双层布制成夹袋的意思。

译文

黄帝问：营分病、卫分病以及寒痹的症状表现都是怎样的？

伯高回答说：营和血是一体的，营分病的症状表现，主要是寒热往来，气弱无力，邪在营血而上下妄行的现象。卫和气是一体的，卫分病的症状，主要是因气机不畅所致的气痛，表现为无形而痛，时来时去，忽痛忽止，此外还有腹部胀满不舒，或腹中肠鸣作响等症状，这些都是因风寒外袭，客于肠胃之中，气机不通而导致的。寒痹的症状，是因寒邪停留于经络之间，血脉凝滞不行所产生的，故而其症状表现为久病难去，肌肉时常疼痛并伴有皮肤麻木不仁（不知痛痒）的感觉。

黄帝问：刺寒痹时使热气内入的方法是怎样的？

伯高回答说：根据病人的体质不同，刺寒痹时使热气内入的方法会有所不同。对于普通劳动者，他们身体强健，皮厚肉坚，可以用火针或艾灸的方法来进行治疗；而对于那些王公贵族，他们养尊处优，皮薄肉脆，则适宜采用针后药熨的方法来进行治疗。

黄帝问：药熨的制法及其应用是怎样的？

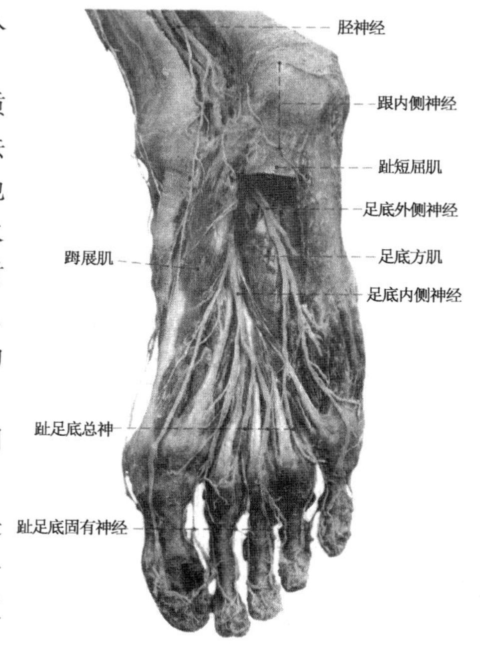

人体解剖之足底神经

伯高回答说：药熨的疗法，是取醇酒二十升、蜀椒一升、干姜一斤、桂心一斤，共四种药料。将后三种药都用牙齿嚼碎成豆粒一样大小，然后一起浸泡在酒中。再取丝绵一斤、细白布四丈，也一起浸泡在酒中。此后再把盛有酒的酒器，放到燃烧的干马粪上去煨，不过酒器的盖子必须用泥土涂抹密封，不能让它露气。待到煨了五日五夜之后，将白布和丝绵取出晒干。晒干之后，再重复浸入酒中，不计次数，直到把酒吸尽为止。每浸泡一次，都要泡够一天一夜的时间，再取出晒干。待酒汁已被吸尽之后，就把药渣也取出来晒干，并将药渣与丝绵都放在夹袋内。这种夹袋，就是将双层的布再对折之后制成的，每个夹袋都有六七尺长，一共要做六七个夹袋。使用的时候，先将夹袋放在生桑炭火上烤热，再用它来温熨寒痹局部施针的部位，使温热传入里面的病所。夹袋冷了，就放到生桑炭火上去烤热，烤热后再来熨，一共要熨三十次才能停止。熨后就会出汗，汗出来了，要用夹袋来擦拭身体，也是要擦三十次才能停止。擦干汗液之后，要在没有风的室内活动，切记不要受风。每次针刺都必须配合药熨，这样治疗，才能痊愈。这就是所谓的用药熨使热气内入的方法。

官针第七　法星

原文

凡刺之要，官针最妙。九针之宜，各有所为；长短大小，各有所施也。不得其用，病弗能移。疾浅针深，内伤良肉，皮肤为痈。病深针浅，病气不泻，支[①]为大脓。病小针大，气泻太甚，疾必为害；病大针小，气不泄泻，亦复为败。失针之宜，大者泻，小者不移。已言其过，请言其所施。

注释

①支：《甲乙经》作“反”字，或作“皮”字，译从后者。

译文

针刺的要点，在于以选用符合规格的针具为最好。九种针具之所以适合于临床应用，就在于他们各有其不同的治疗作用，长的、短的、大的、小的，都各有其不同的施用对象。如果使用不得法，病症就不能治愈。疾病在浅表，却用针深刺，就会损伤内部的肌肉，并导致皮肤上发生脓肿；疾病在深部，却用针浅刺，则非但病气不能泻除，而且皮肤上也会发生大的疮疡。病症轻微的，却用大针去刺，刺激过重，就会使元气泻伤太过而导致病情更加严重；病症严重的，却用小针微刺，邪气得不到疏泄，也难以获得一定的疗效。因此，如果不能选用适宜的针具进行针刺，应该用小针的时候却误用了大针，刺之过分，就会损伤正气；而应该用大针的时候却误用了小针，刺之不足，则病邪也不能祛除。以上我已经说明了误用针具的害处，下面再让我来谈一谈各种针具的合理施用方法。

原文

病在皮肤无常处者，取以镵针于病所，肤白勿取。病在分肉间，取以员针于病所。病在经络痼痹者，取以锋针。病在脉气少，当补之者，取以鍉针，于井荥分输[①]。病为大脓者，取以铍针。病痹气暴发者，取以员利针。病痹气痛而不去者，取以毫针。病在中者，取以长针。病水肿不能通关节者，取以大针。病在五脏固居者，取以锋针。泻于井荥分输，取以四时[②]。

注释

①井荥分输：取以四时分输，指各个经脉。输，指各经在肘膝以下的井、荥、输、经、合等特殊的穴位。②取以四时：就是说取用这些腧穴时，要根据四季时令的不同而分别使用相应的腧穴，如“春取络脉诸荥”等（详见《灵枢·本输》篇）。

译文

病在皮肤浅表而游走不定的，当取用箭头形的镵针在病痛的所在处进行针刺，以泻除风热；但如果患部的肤色苍白而并无红肿充血的迹象，则说明热邪已去，就不能再取用镵针来进行治疗。病在皮下浅层的肌肉或肌腱之间的，当取用针端呈卵圆形的员针在病痛的所在处施行推摩，以流通气血。病在经络、属于顽固性的痹症的，当取用三棱形的锋针来进行治疗，以做刺络放血之用。病在经脉、属气虚不足的虚症而应施用补法的，当取用不刺入皮肤的鍉针分别按压在各经的井穴、荥穴等穴位上，以使其血气流通。病属于脓疡之类的，当取用剑形的铍针来进行治疗，以做切开排脓之用。病属痹症且急性发作的，当取用既圆且锐的员利针来进行治疗，深刺之，以治暴痛。病属痹病疼痛日久不愈的，当取用形如毫毛的毫针来进行治疗，可较长时间地留针，以去痛痹。病已在深部的，当取用长针来进行治疗，以去在内之邪。患水肿病而在关节间积水以致关节不通利的，当取用针锋微圆的大针来进行治疗，以排出关节内所积聚的水液。病在五脏而顽固盘踞、难以祛除的，也当取用锋针来进行治疗，在各经的井穴、荥穴等穴上施用泻法，并根据这些穴位与四季时令的相应关系，灵活使用。

原文

凡刺有九，以应九变。一曰输刺。输刺者，刺诸经荥输脏腧也。二曰远道刺。远道刺者，病在上，取之下，刺腑腧也。三曰经刺。经刺者，刺大经①之结络经分也。四曰络刺。络刺者，刺小络之血脉也。五曰分刺。分刺者，刺分肉之间也。六曰大泻刺。大泻刺者，刺大脓以铍针也。七曰毛刺。毛刺者，刺浮痹皮肤也。八曰巨刺。巨刺者，左取右，右取左。九曰焠刺。焠刺者，刺燔针②则取痹也。

注释

①大经：就是指五脏六腑的经脉。②燔针：就是指用火烧过的针，即火针。

译文

一般而言，针刺有九种不同的方法，以适应于治疗九种不同的病情。第一种叫作输刺。输刺，就是针刺十二经在四肢部位的荥穴和腧穴以及背部的在足太阳膀胱经上的五脏腧穴（即心腧、肺腧、肝腧、脾腧以及肾腧）。第二种叫作远道刺。远道刺，就是病在人体上部的，而取用距离病所较远的下部的腧穴，也就是针刺足三阳经所属的下肢的腧穴。第三种叫作经刺。经刺，就是针刺患病经络之经与络间结聚不通的地方。第四种叫作络刺。络刺，就是针刺皮下浅部小络脉所属的血脉（小静脉），使之出血以泻其邪。第五种叫作分刺。分刺，就是针刺肌和肉的间隙。邪在诸经分肉之间的用这种方法。第六种叫作大泻刺。大泻刺，就是用铍针切开排脓，以治疗较大的化脓性的痈疡。第七种叫作毛刺。毛刺，是浮浅的刺法，就是在皮肤上浅刺，仅入皮而不进肉，用以治疗皮肤表层的痹证。第八种叫作巨刺。巨刺，就是身体左侧的病症选取身体右侧的腧穴来进行针刺，身体右侧的病症选取身体左侧的腧穴来进行针刺的交叉针刺法。第九种叫作焠刺。焠刺，就是用烧热的针来治疗寒痹。

原文

凡刺有十二节[①]，以应十二经。一曰偶刺。偶刺者，以手直心若背，直痛所，一刺前，一刺后，以治心痹。刺此者，傍针之也。二曰报刺。报刺者，刺痛无常处也，上下行者；直内，无拔针，以左手随病所，按之，乃出针，复刺之也。三曰恢刺。恢刺者，直刺傍之，举之前后，恢筋急，以治筋痹也。四曰齐刺。齐刺者，直入一，傍入二；以治寒气小深者。或曰三刺。三刺者，治痹气小深者也。五曰扬刺。扬刺者，正内一，傍内四，而浮之；以治寒气之博大者也。六曰直针刺。直针刺者，引皮乃刺之；以治寒气之浅者也。七曰输刺。输刺者，直入直出，稀发针而深之；以治气盛而热者也。八曰短刺。短刺者，刺骨痹，稍摇而深之，致针骨所，以上下摩骨也。九曰浮刺。浮刺者，傍入而浮之；以治肌急而寒者也。十曰阴刺。阴刺者，左右率[②]刺之，以治寒厥，中寒厥，足踝后少阴也。十一曰傍针刺。傍针刺者，直刺傍刺各一，以治留痹，久居者也。

十二曰赞刺。赞刺者，直入直出，数发针而浅之，出血，是谓治痈肿也。

| 注释 |

①十二节：就是十二种刺法的意思。②率：都。

| 译文 |

针刺方法还有十二种，以适应于治疗十二经之不同的病症。第一种叫作偶刺。偶刺法，就是用手直对着胸前和背后，当痛处之所在，一针刺在前胸，一针刺在后背的针刺法，用以治疗心气闭塞以致心胸疼痛的心痹症。不过在使用这种刺法时，必须斜刺进针，以防伤及内脏。第二种叫作报刺。报刺法，是用于治疗疼痛没有固定部位、痛势上下游走不定的病症。针刺时，用右手在痛处直刺进针且不立即出针，再用左手随着疼痛的部位循按，等到按到新的痛处之后再将针拔出，并刺入新按到的疼痛部位。第三种叫作恢刺。恢刺法，就是直刺在筋的旁边，然后再或前或后地提插捻转，扩大针孔，步以舒缓筋脉拘急之症状的针刺法。这种刺法，适用于治疗筋脉拘挛而致疼痛的筋痹病。第四种叫作齐刺。齐刺法，就是在病变部位的正中直刺一针，在其左右两旁又各刺一针的针刺法，用以治疗寒气稽留范围较小而部位又较深的痹症。这种针刺法，三针齐下，所以也有称它为三刺的。运用三刺，主要就是为了治疗寒痹之气范围小且部位深的那一类疾病的。第五种叫作阳刺。阳刺法，就是在病变部位的正中刺一针，再在四周刺四针，且都用浅刺的针刺法，用以治疗寒气稽留面积较广而部位较浅的病症。第六种叫作直针刺。直针刺法，就是在针刺时将穴位处的皮肤提起，然后将针沿皮刺入，但不刺入肌肉的针刺法，用以治疗寒气稽留部位较浅的病症。第七种叫作输刺。输刺法，在操作时，进针和出针的动作都较快，直刺而入，直针而出，取穴较少且刺入较深，用以治疗气盛而有热的病症，主泻热。第八种叫作短刺。短刺法，适用于骨节浮肿，不能活动，局部发冷的骨痹病。进针时，要缓缓刺入，进针后，要稍稍摇动针体，再行深入，以使针尖达到骨的附近，再上下提插，以摩擦骨部。第九种叫作浮刺。浮刺法，就是从病所的旁边斜刺进针，浮浅地刺入肌表的针刺法，用以治疗肌肉挛急且属于寒性的病症。第十种叫作阴刺。阴刺法，就是左右并刺的针刺法，用以治疗阴寒内盛的寒厥症。因为寒厥症和足少阴肾经有关，所以患了寒厥症，就必须取足内踝后足少阴肾经的原穴太溪穴来进行治疗，且左右两边都要针刺。第十一种叫作傍针刺。傍针刺法，就是在病所直刺一针，再在其旁边刺一针的针刺法，用以治疗邪气久居不散的留痹症。第十二种叫作赞刺。赞刺法，其进针和出针的动作都较快，在患处快而浅地直刺几针，目的就在于使其出血以泄散局部的郁血，这也是消散痈肿的一种针刺法。

原文

脉之所居，深不见者，刺之；微内针，而久留之，以致其空脉气也。脉下浅者，勿刺；按绝其脉，乃刺之；无令精出，独出其邪气耳。

所谓三刺则谷气[①]出者，先浅刺绝皮[②]，以出阳邪；再刺则阴邪出者，少益深，绝皮致肌肉，未入分肉间也；已入分肉之间，则谷气出。故《刺法》曰：始刺浅之，以逐邪气，而来血气；后刺深之，以致阴气之邪；最后刺极深之，以下谷气。此之谓也。

故用针者，不知年之所加[③]，气之盛衰，虚实之所起，不可以为工也。

注释

①谷气：即水谷之气，一般用以代指胃气。此处代指由谷气运化而生成的经脉之气。经气至，则针感生。②绝皮：就是透过的意思。指刺

皮肤。③年之所加：即指五运六气的演变规律，在每一年中各有风、寒、暑、湿、燥、火六气的增加时期。

| 译文 |

脉络分布在深部而不显现于外、不能用肉眼看见的，在针刺时，要轻微地进针，刺入其内，并长时间留针，以使孔穴中的脉气上行而产生针感。脉络分布在浅部而现于外的，就不能直接针刺，必须先按压隔绝其脉，避开血管，然后才可以进行针刺。只有这样，才不致出血，也就不使精气外泄，而只将邪气去除。

所谓"三刺"就是可以使谷气出而产生针感的针刺法。就是浅刺进入皮肤，以宣泄卫分的阳邪。然后再刺入一些，以使阴邪能够外出，而其刺入的深度，也只是稍稍深一些，比皮肤的浅层略深，透过了皮肤，接近了肌肉，但还不能达到肌肉之间。最后再将针尖深入到分肉之间，这时就会使谷气出而产生酸麻肿胀等针感。所以古医书《刺法》中曾说"开始时浅刺皮肤，可以驱逐浅表的邪气，而使血气流通；此后再刺入较深，就可以宣散阴分的邪气；最后刺入极深，到了一定的深度，就可以通导谷气而产生针感"。其内容说的正是这种"三刺"的针刺法。

所以运用针法来治疗疾病的医者，不知道每年风、寒、暑、湿、燥、火六气增加的时期，每一节气中六气盛衰的情况，以及因气候变化而引起病情的虚实变化，就不能成为良医。

| 原文 |

凡刺有五，以应五脏。一曰半刺①。半刺者，浅内而疾发针，无针伤肉，如拔毛状；以取皮气，此肺之应也。二曰豹文刺。豹文刺②者，左右前后，针之中脉为故；以取经络之血者，此心之应也。三曰关刺③。关刺者，直刺左右，尽筋上；以取筋痹④，慎无出血，此肝之应也。或曰渊刺，

一曰岂刺。四曰合谷刺⑤。合谷刺者，左右鸡足，针于分肉之间；以取肌痹⑥，此脾之应也。五曰输刺⑦。输刺者，直入直出，深内之至骨；以取骨痹，此肾之应也。

注释

①半刺：半，形容浅的样子。半刺，就是指只浅刺入皮，而不伤肌肉，相当于现代皮肤针的叩打刺激法。②豹文刺：就是形容针刺的部位较多，形如豹身上的斑纹。这是一种多针出血法。③关刺：关，就是指关节。本法以针刺关节附近的部位为主，故称关刺。④筋痹：就是一种以四肢拘挛，关节疼痛，不能活动为特征的病症。⑤合谷刺：在此并非指针刺大肠经的合谷穴，而是指针刺人体分肉之间的部位。⑥肌痹：就是因感受了寒湿之邪而使皮肤肌肉都发生疼痛的一种痹症。⑦输刺：输，就是输送通达的意思。此之“输刺”与上文十二节中的“输刺”意义相同，都是指用深刺法来输泄骨节间的病邪。

译文

针刺法中还有五种，可以适用于与五脏有关的病变。第一种叫作半刺。半刺法，就是浅刺进入皮肤后，接着急速出针，而并不损伤肌肉的针刺法，其动作就好像拔去毫毛一样。其主要目的就在于使皮肤轻微地感受一下刺激，以疏泄皮肤浅表部的邪气。因为肺主皮毛，所以这是和肺脏相应的针刺法。第二种叫作豹文刺。豹文刺法，就是在病变部位的前后左右，针刺多下，而使刺点像豹的斑纹一样的针刺法。这种刺法，以刺中络脉、放出郁血为标准，用来消散经络中的郁血。因为心主血脉，所以这是和心脏相应的针刺法。第三种叫作关刺。关刺法，就是直刺两侧四肢关节附近之筋的尽端，用以治疗筋痹病。但在针刺时要注意不能使它出血。因为肝主筋，所以这是和肝脏相应的针刺法。这种刺法，也称为渊刺。此外，它还有一个名称，叫作岂刺。第四种叫作合谷刺。合谷刺法，就是在患处从中间向左右两侧各斜刺一针，形成“个”字形，就像鸡足一样，并将针刺入到分肉之间的针刺法，用以治疗肌痹病。因为脾主肌肉，所以这是和脾脏相应的针刺法。第五种叫作输刺。输刺法，在操作时，进针和出针的动作都较快，直刺而入，直针而出，且要将针深刺至骨的附近，用以治疗骨痹病。因为肾主骨，所以这是和肾脏相应的针刺法。

本神第八　法风

原文

黄帝问于岐伯曰：凡刺之法，先必本于神①。血、脉、营、气、精、神，此五脏之所藏也。至其淫泆②离脏则精失，魂魄飞扬，志意恍乱，智虑去身者，何因而然乎？天之罪与？人之过乎？何谓德、气、生、精、神、魂、魄、心、意、志、思、智、虑？请问其故。

注释

①神：广义的“神”是指一切生命活动的表现，狭义的“神”是指人的思想意识与精神活动。此处的“神”，所指的主要为后者。②淫泆：淫，过分的意思。泆，放纵的意思。淫泆，指放纵过度。

译文

黄帝问于岐伯说：凡是使用针刺的疗法，首先必须以病人的精神活动情况作为诊断的依据。血、脉、营、气、精、神，这些都是由五脏六腑所贮藏的用以维持生命活动的物质基础和动力，但其中神的作用最为重要。若是过度放纵七情六欲而使神气从五脏六腑离散，则会使五脏的精气散失，魂魄飞荡飘扬，意志恍惚迷乱，并丧失意识和思考能力，然而，是什么原因导致病症产生的呢？是上天的惩罚？还是人为的过失呢？什么是所谓的德、气、生、精、神、魂、魄、心、意、志、思、智、虑呢？请问其中的缘故。

原文

岐伯答曰：天之在我者，德①也；地之在我者，气②也；德流气薄而生者也。故生之来谓之精，两精相搏谓之神，随神往来者谓之魂，并精而出入者谓之魄，所以任物者谓之心，心之所忆谓之意，意之所存谓之志，因志而存变谓之思，因思而远慕谓之虑，因虑而处物谓之智。故智者之养生也，必顺四时而适寒暑，和喜怒而安居处，节阴阳而调刚柔，如是则僻邪不至，长生久视。

注释

①德：是指天地万物的运动规律，诸如四季更替、万物盛衰等。②气：是指天地之间的自然产物，诸如五谷果菜、江河溪泉等。

译文

岐伯回答说：天所赋予我们的是生化之机，地所赋予我们的是长养之气，地之长养之气随天之生化之机而动，阴阳之气上下交感，才使万物化生而成形。所以，基于阴阳两气相交而产生的生命的原始物质，就叫作精。阴阳两精相互结合而形成的生命活力，就叫作神。伴随着神气往来存在的精神活动，叫作魂。依傍着精气的出入流动而产生的神气功能，叫作魄。能够使人主动地去认识客观事物的主观意识，叫作心。心里有所记忆并进一步形成欲念的过程，叫作意。欲念已经存留并决心贯彻的过程，叫作志。为了实现志向而反复考虑应该做些什么的过程，叫作思。因思考而预见后果的过程，叫作虑。因深谋远虑而有所抉择以巧妙地处理事务的过程，叫作智。所以明智之人的养生方法，必定是顺应四季的时令，以适应气候的寒暑变化。不过于喜怒，并能良好地适应周围的环境；节制阴阳的偏盛偏衰，并调和刚柔，使之相济。像这样，就能使病邪无从侵袭，从而延长生命，不易衰老。

| 原文 |

是故怵惕[①]思虑者则伤神，神伤则恐惧，流淫而不止。因悲哀动中者，竭绝而失生。喜乐者，神惮散[②]而不藏。愁忧者，气闭塞而不行。盛怒者，迷惑而不治。恐惧者，神荡惮而不收。

心，怵惕思虑则伤神，神伤则恐惧自失，破䐃脱肉，毛悴色夭，死于冬[③]。

脾，愁忧不解则伤意，意伤则悗乱[④]，四肢不举，毛悴色夭，死于春。

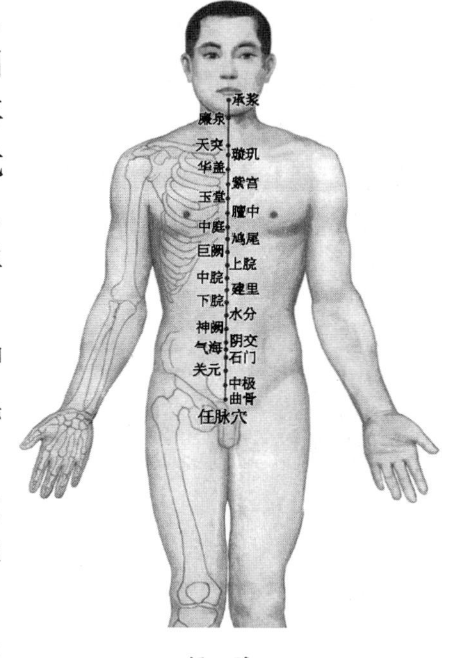

任 脉

肝悲哀动中则伤魂，魂伤则狂忘不精，不精则不正，当人阴缩而挛筋，两胁骨不举，毛悴色夭，死于秋。

肺喜乐无极则伤魄，魄伤则狂，狂者意不存人，皮革焦，毛悴色夭，死于夏。

肾盛怒而不止则伤志，志伤则喜忘其前言，腰脊不可以俯仰屈伸，毛悴色夭，死于季夏[⑤]。

恐惧而不解则伤精，精伤则骨痠痿厥，精时自下。

是故五脏主藏精者也，不可伤，伤则失守而阴虚，阴虚则无气，无气则死矣。是故用针者，察观病人之态，以知精神魂魄之存亡，得失之意，五者以伤，针不可以治之也。

注释

①怵(chù)：恐惧。惕(tì)：指惊恐不安的样子。②惮(dàn)散：惮劳累。惮散，在这里是形容神气耗散的样子。③死于冬：在五行归类中，心属火，冬季属水，因为水能克火，所以心的病症到了冬季就会加重，甚至使人死亡，故而说“死于冬”。以下之“死于春”等句，同理。④悗：同“闷”字，胸中满闷。乱：烦乱。⑤季夏：即指农历六月，也就是一般所说的长夏，在五行归类中属土。

译文

所以惊惧、思虑太过，就会伤损神气。神气被伤，就会时常使人产生惊恐畏惧的情绪，并使五脏的精气流散不止。因悲、哀过度而伤及内脏的，就会使人神气衰竭消亡而丧失生命。喜乐过度的，神气就会消耗涣散而不得藏蓄。愁忧过度的，就会使上焦的气机闭塞而不得畅行。大怒的，就会使神气迷乱惶惑而不能正常运行。恐惧过度的，就会使神气流荡耗散而不能收敛。

心藏神，恐惧、惊悸、思考、焦虑太过，就会伤神。神被伤，就会使人感到恐慌畏惧而失去主宰自身的能力，并出现膝髀等处高起的肌肉陷败，遍体的肌肉消瘦等症状。再进一步发展，到了毛发憔悴凋零、皮色枯槁无华的程度，就会在冬季水旺的时候受克而死亡。

脾藏意，忧愁太过且长期不能解除，就会伤意。意被伤，就会使人感到心胸苦闷烦乱，并出现手足举动无力等症状。再进一步发展，到了毛发憔悴凋零、皮色枯槁无华的程度，就会在春季木旺的时候受克而死亡。

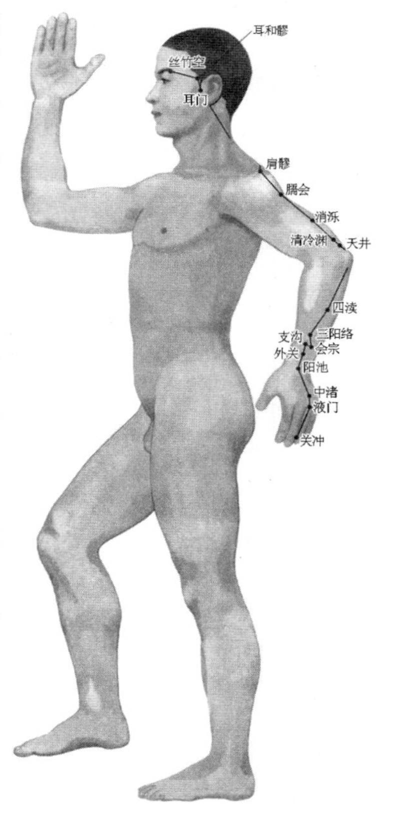

手少阳三焦经

肝藏魂，悲哀太过而影响到内脏，就会伤魂。魂被伤，就会使人癫狂、迷忘而不能清楚地认识周围环境，意识不清就会表现出异于常人的言行。此外，还会出现阴器萎缩，筋脉挛急，两胁肋处活动不利等症状；再进一步发展，到了毛发憔悴凋零、皮色枯槁无华的程度，就会在秋季金旺的时候死亡。

肺藏魄，喜乐太过而没有限制，就会伤魄。魄被伤，就会使人神乱发狂，发狂的人意识丧失，旁若无人。此外，还会出现皮肤枯焦等症状。再进一步发展，到了毛发憔悴凋零、皮色枯槁无华的程度，就会在夏季火旺的时候受克而死亡。

肾藏志，大怒太过而不能自止，就会伤志。志被伤，就会使人记忆力衰退，时常会忘记以前所说过的话。此外，还会出现腰脊转动困难，不能随意俯仰屈伸等症状。再进一步发展，到了毛发憔悴凋零、皮色枯槁无华的程度，就会在长夏土旺的时候受克而死亡。

恐惧太过且长期不能解除，就会伤精。精被伤，就会出现骨节酸痛、痿软无力而厥冷，时常有遗精滑泄等症状。

综上所述，五脏是主管储藏精气的，而精气又是生命活动的物质基础，属阴，所以每一脏的功能都不能受到损伤。倘若五脏的功能受到了损伤，就会使五脏所藏的精气失于内守，流散耗伤而形成阴虚。阴是阳的物质基础，精失阴虚，缺少营养物质，就无法化生阳气，也就无法进行气化活动。没有阳气及其气化作用，就不能吸收和传输营养，而生命也就停止了。所以运用针刺治疗疾病的医者，必须观察病人的全身状况和表情神态，以了解病人之精、神、魂、魄的存亡得失情况。倘若发现五脏及其所藏的精气都已受到损伤，那么就不可以再妄用针刺来进行治疗。

原文

肝藏血，血舍魂。肝气虚则恐，实则怒。脾藏营，营舍意。脾气虚则四肢不用，五脏不安，实则腹胀，经溲[①]不利。心藏脉，脉舍神。心气虚则悲，实则笑不休。肺藏气，气舍魄。肺气虚，则鼻塞不利，少气。实则喘喝，胸盈仰息。肾藏精[②]，精舍志，肾气虚则厥，实则胀，五脏不安。必审五脏之病形，以知其气之虚实，谨而调之也。

注释

①经溲(sōu)：就是指大小便。《素问·调经论》中曾说“形有余则腹胀，泾溲不利”，故此之“经”字当作“泾”字。②肾藏精：这里的精，包括两个方面，一是指来源于五脏六腑的水谷精微，二是指人类生育繁殖的物质基础。

译文

肝储藏血液，代表精神意识的魂就寄附在肝血之中。肝气虚陡，肝血不足，就会使人产生恐惧的感觉；肝气盛，就会使人变得容易发怒。脾储藏营气，属于精神活动之一的意就寄附在营气之中。脾气虚弱，不能输布水谷精微所化生的营气，就会使手足不能运动，五脏不能安和；脾气壅滞，运化不利，就会出现腹部胀满，大小便不利等症状。心主宰着人体周身血脉的运行，代表一切思维活动的神就寄附在血脉之中。心气虚弱，会使人产生悲忧的感觉；心气盛，就会使人大笑不止。肺储藏人体的真气，代表器官活动功能的魄就寄附在真气之中。肺气虚弱，就会使人感到鼻孔阻塞，呼吸不利而气短；肺气壅逆，就会出现气粗喘喝，

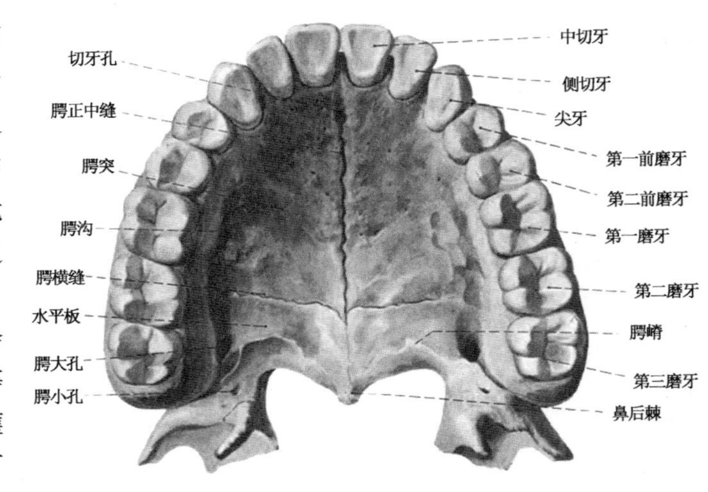

上颌恒牙

胸部胀满，仰面呼吸等症状。肾储藏五脏六腑之阴精，属于精神活动之一的志就寄附在肾精之中。肾气虚弱，元阳不足，就会出现手足厥冷等症状；肾气壅滞，就会出现下腹胀满等症状，并使五脏都不能正常运行。所以在进行治疗的时候，必须首先审察五脏疾患的症状表现，以了解脏气的虚实，然后再根据病情慎重地加以调理，才能获得良好的疗效。

终始第九　法野

| 原文 |

凡刺之道，毕于《终始》。明知终始，五脏为纪，阴阳定矣。阴者主脏，阳者主腑。阳受气于四末，阴受气于五脏。故泻者迎之，补者随之。知迎知随，气可令和。和气之方，必通阴阳。五脏为阴，六腑为阳。传之后世，以血为盟[①]。敬之者昌，慢之者亡。无道行私，必得夭殃。

注释

①以血为盟：就是歃血为盟的意思。歃血是把血涂于口唇旁边，是古代最郑重的一种定立法则的仪式，用以表示有坚定的决心绝不背信弃约。

译文

凡是关于针刺的理论和方法，都在《终始》篇中有了详尽而明了的阐述。明确掌握了终始篇的内容和含义，再以五脏为纲领，就可以确定阴阳各经的关系。手足三阴经为五脏所主，手足三阳经为六腑所主，阳经所禀受的脉气来自于四肢末梢，阴经所禀受的脉气来自于五脏。所以，泻法是迎着脉气的来向而进针，以夺其势，补法是随着脉气的去向而进针，以充其势。懂得迎随补泻的方法，就可以使脉气得以调和。但是要想掌握调和脉气的方法，必须通晓阴阳的含义和规律，比如五脏在内而属阴，六腑在外而属阳等。要将这种理论流传到后世，以造福百姓，而学习者也必须歃血盟誓，郑重地去对待它，痛下决心去钻研它，唯有如此，才能使它发扬光大。认真严肃地学习它、使用它，就可以取得良好的疗效；反之，不重视它，就会丧失其应有的疗效，甚至会使这种理论消亡。如果不遵循这些理论所提出的原则，自以为是，一意孤行，就必将危害患者的生命，而造成严重的后果。

原文

谨奉天道，请言终始！终始者，经脉为纪。持其脉口人迎①，以知阴阳，有余不足，平与不平。天道毕矣。

所谓平人者不病。不病者，脉口人迎应四时也。上下相应而俱往来也，六经之脉不结动也，本末之寒温之相守司也，形肉血气必相称也。是谓平人。

少气者，脉口人迎俱少而不称尺寸也。如是者，则阴阳俱不足。补阳则阴竭，泻阴则阳脱。如是者，可将以甘药，不可饮以至剂[②]。如是者，弗灸。不已者，因而泻之，则五脏气坏矣。

| 注释 |

①脉口人迎：都是切脉的部位。脉口，亦称寸口、气口，在手腕内侧桡动脉的搏动处，属手太阴肺经，可测候五脏之阴气的盛衰；人迎，在颈部两侧颈动脉的搏动处，属足阳明胃经，可测候六腑之阳气的盛衰。

②至剂：指药力猛烈且药量偏大的药剂。

| 译文 |

世间万事万物的变化都遵循着自然界的演变法则。现在，就让我根据自然界的规律，来谈一谈针刺的终始的意义。所谓终始，是以人体的十二经脉为纲纪，通过切按寸口脉和人迎脉的脉象，来了解五脏六腑之阴阳有余或是不足的内在变化，以及人体之阴阳平衡或是失衡的状况。这样，自然界反映于人体的变化规律也就基本上能被掌握了。

所谓平人，就是没有得病的正常人。没有得病的正常人：其脉口和人迎的脉象都是与四季的阴阳盛衰相适应的；其脉气也是上下呼应而往来不息的；其手足六经的脉搏，既没有结涩不足，也没有动疾有余等病象；其属于本的内在脏气与属于末的外在肌肤，都能在寒温之性上保持协调一致；而其外表的形体肌肉与体内的血气也都能够均衡相称。这样的人就被称作“平人”。

元气虚少的病人，寸口和人迎之处都会出现虚弱无力的脉象，且脉搏的长度也达不到应有的尺寸。倘若出现这种情况，就说明患者的阴阳都已不足，这时，如果补其阳气，就会使阴气衰竭；如果泻其阴气，就会使阳气脱陷。对于这种情况，就只能用甘温的药物来调和它，而不能用大补大泻的汤剂去进行治疗。像这种情况的，也不能施行灸法，误用灸法就会耗竭真阴。倘若因为病患日久不愈，就改用泻法，就会使五脏的精气受到损坏。

| 原文 |

人迎一盛[①]，病在足少阳；一盛而躁，病在手少阳。人迎二盛，病在足太阳；二盛而躁，病在手太阳。人迎三盛，病在足阳明；三盛而躁，病在手阳明。人迎四盛，且大且数，命名溢阳[②]。溢阳为外格[③]。

脉口一盛，病在足厥阴；一盛而躁，在手心主。脉口二盛，病在足少阴；二盛而躁，在手少阴。脉口三盛，病在足太阴；三盛而躁，在手太阴。脉口四盛，且大且数者，名曰溢阴，溢阴为内关[④]。内关不通，死不治。人迎与太阴脉口俱盛四倍以上，命名关格[⑤]。关格者，与之短期。

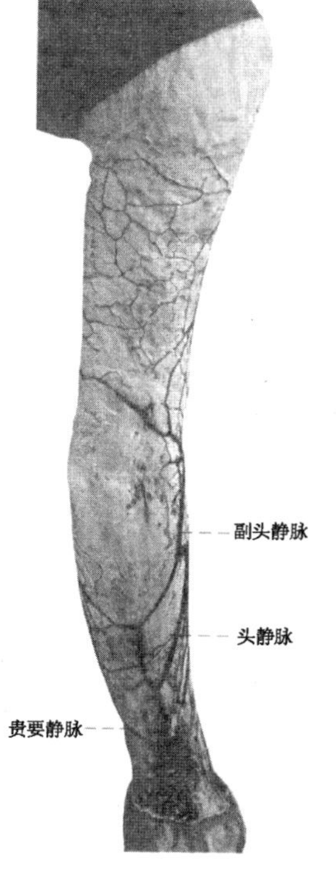

上肢浅静脉

| 注释 |

①盛：旺盛而大的意思。一盛、二盛、三盛、四盛，就是大一倍、两倍、三倍、四倍的意思。②溢阳：溢，是满而外流的意思。溢阳，就是指阳经的脉气偏盛而盈溢于外的意思。③外格：格，就是格拒。外格，就是指阳气偏盛，格拒阴气，以致阴阳不能相交的意思。④内关：关，就是关闭的意思。内关，就是指阴气偏盛，拒阳气于外，以致表里隔绝的意思。⑤关格：就是阴气与阳气俱盛，相互格拒，不能相交运动的意思，有阴阳离决之意。

| 译文 |

人迎脉大于寸口脉一倍的，是病在足少阳胆经；大一倍且兼有躁动的，是病在手少阳三焦经。人迎脉大于寸口脉两倍的，是病在足太阳膀胱经；大两倍且兼有躁动的，是病在手太阳小肠经。人迎脉大于寸口脉三倍的，是病在足阳明胃经；大三倍且兼有躁动的，是病在手阳明大肠经。人迎脉大于寸口脉四倍，且其脉象大而且快的，是六阳经的脉气偏盛到了极点而盈溢于外的表现，这种情况就叫作溢阳。出现溢阳时，由于阳气偏盛至极，就会格拒阴气而使之不能外达，以致出现阳气不能与阴气相交的情况，所以此时的情形就称为外格。

寸口脉大于人迎脉一倍的，是病在足厥阴肝经；大一倍且兼有躁动的，是病在手厥阴心包络经。寸口脉大于人迎脉两倍的，是病在足少阴肾经；大两倍且兼有躁动的，是病在手少阴心经。寸口脉大于人迎脉三倍的，是病在足太阴脾经；大三倍且兼有躁动的，是病在手太阴肺经。寸口脉大于人迎脉四倍，且其脉象大而且快的，是六阴经的脉气偏盛到了极点而盈溢于内的表现，这种情况就叫作溢阴。出现溢阴时，由于阴气偏盛至极，就会使阳气不能内入，而出现阴气不能与阳气相交的情况，所以此时的情形就称为内关。出现内关，就说明阴阳表里已隔绝不通，这是难以治疗的死症。人迎和处于手太阴经所属的寸口处所出现的脉象都大于平常脉象四倍以上的，是阴阳两气都偏盛到了极点以致阴阳隔绝、相互格拒的表现，这种情况被称作关格。诊察到了关格的脉象，就可以断定患者将在短期内死亡。

| 原文 |

人迎一盛，泻足少阳而补足厥阴，二泻一补，日一取之，必切而验之，疏取之上，气和乃止。人迎二盛，泻足太阳，补足少阴，二泻一补，二日一取之，必切而验之，疏取之上，气和乃止。人迎三盛，泻足阳明而补足太阴，

二泻一补，日二取之，必切而验之，疏取之上，气和乃止。

脉口一盛，泻足厥阴而补足少阳，二补一泻，日一取之，必切而验之，疏而取之上，气和乃止。脉口二盛，泻足少阴而补足太阳，二补一泻，二日一取之，必切而验之，疏取之上，气和乃止。脉口三盛，泻足太阴而补足阳明，二补一泻，日二取之，必切而验之，疏而取之上，气和乃止。所以日二取之者，太阴主胃[1]，大富于谷气，故可日二取之也。

注释

①太阴主胃：即太阴经主于胃的意思，也就是足太阴脾经的脉气来源于中焦胃腑的意思。

译文

人迎脉大于寸口脉一倍的，是病在足少阳胆经，治之当泻足少阳胆经，而胆与肝相表里，胆实则肝虚，故当同补足厥阴肝经。取两个用泻法的穴位，同时再取一个用补法的穴位（即以泻穴的数目倍于补穴的数目作为取穴的标准）来进行治疗，每天针刺一次。此外，在治疗的同时还必须按切人迎与寸口的脉象以测验病势的进退及疗效。倘若此

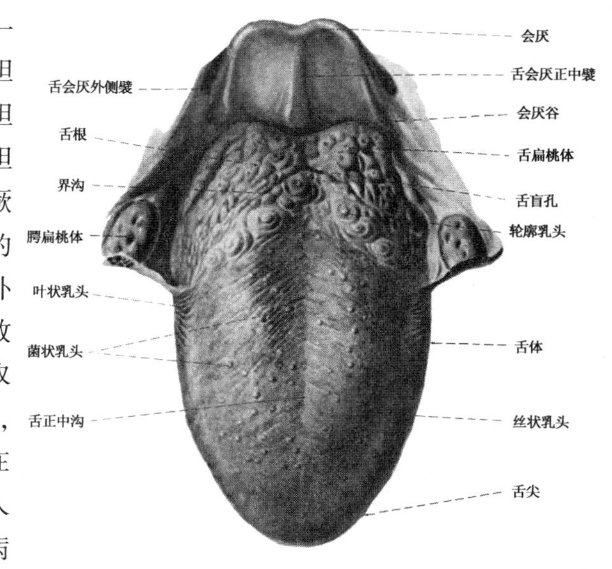

舌部背面

时切按到了躁动不安的脉象，就要取用胆经和肝经之脉气所出部位的穴位来进行针刺，等到脉气调和了以后，针刺才能停止。人迎脉大于寸口脉两倍的，是病在足太阳膀胱经，治之当泻足太阳膀胱经，而膀胱与肾相表里，膀胱实则肾虚，故当同时补足少阴肾经。取两个用泻法的穴位，同时再取一个用补法的穴位（即以泻穴的数目倍于补穴的数目作为取穴的标准）来进行治疗，每两天针刺一次。此外，在治疗的同时还必须按切人迎与寸口的脉象以测验病势的进退及疗效。倘若此时切按到了躁动不安的脉象，就要取用膀胱经和肾经之脉气所出部位的穴位来进行针刺，等到脉气调和了以后，针刺才能停止。人迎脉大于寸口脉三倍的，是病在足阳明胃经，治之当泻足阳明胃经，而胃与脾相表里，胃实则脾虚，故当同时补足太阴脾经。取两个用泻法的穴位，同时再取一个用补法的穴位（即以泻穴的数目倍于补穴的数目作为取穴的标准）来进行治疗，每天针刺两次。此外，在治疗的同时还必须按切人迎与寸口的脉象以测验病势的进退及疗效。倘若此时切按到了躁动不安的脉象，就要取用胃经和脾经之脉气所出部位的穴位来进行针刺，等到脉气调和了以后，针刺才能停止。

寸口脉大于人迎脉一倍的，是病在足厥阴肝经，治之当泻足厥阴肝经，而肝与胆相表里，肝实则胆虚，故当同时补足少阳胆经。取两个补法的穴位，同时再取一个泻法的穴位（即以补穴的数目倍于泻穴的数目作为取穴的标准）来进行治疗，每天针刺一次。此外，在治疗的同时还必须按切人迎与寸口的脉象以测验病势的进退及疗效。倘若此时切按到了躁动不安的脉象，就要取肝经与胆经之脉气所出部位的穴位来进行针刺，等到脉气调和了以后，针刺才能停止。寸口脉大于人迎脉两倍的，是病在足少阴肾经，治之当泻足少阴肾经，而肾与膀胱相表里，肾实则膀胱虚，故当同时补足太阳膀胱经。取两个补法的穴位，同时再取一个泻法的穴位（即以补穴的数目倍于泻穴的数目作为取穴的标准）来进行治疗，每两天针刺一次。此外，在治疗的同时还必须按切人迎与寸口的脉象以测验病势的进退及疗效。倘若此时切按到了躁动不安的脉象，就要取肾经和膀胱经之脉气所出部位的穴位来进行针刺，等到脉气调和了以后，针刺才能停止。寸口脉大于人迎脉三倍的，是病在足太阴脾经，治之当泻足太阴脾经，而脾与胃相表里，脾实则胃虚，故当同时补足阳明胃经。取两个补法的穴位，同时再取一个泻法的穴位（即以补穴的数目倍于泻穴的数目作为取穴的标准）来进行治疗，每天针刺两次。此外，在治疗的同时还必须按切人迎与寸口的脉象以测验病势的进退及疗效。倘若此时切按到了躁动不安的脉象，就要取脾经和胃经之脉气所出部位的穴位来进行针刺，等到脉气调和了以后，针刺才能停止。之所以每天能够进行两次针刺治疗，主要是因为足太阴脾经和足阳明胃经的脉气都来源于位居中焦而主水谷之消化与吸收的胃，其所受纳的水谷精微之气最为丰富，而其脉气也最为充盛，因此在脾胃二经上每天可以进行两次针刺治疗。

原文

人迎与脉口俱盛三倍以上，命曰阴阳俱溢，如是者不开，则血脉闭塞，气无所行，流淫于中，五脏内伤。如此者，因而灸之，则变易而为他病矣。

凡刺之道，气调而止。补阴泻阳，音气益彰，耳目聪明。反此者，血气不行。

所谓气至而有效者，泻则益虚。虚者，脉大如其故而不坚也。坚如其故者，适①虽言快，病未去也。补则益实。实者，脉大如其故而益坚也。夫如其故而不坚者，适虽言快，病未去也。故补则实，泻则虚。痛虽不随针，病必衰去。必先通十二经脉之所生病，而后可得传于终始矣。故阴阳不相移，虚实不相倾，取之其经。

注释

①适：在此作当时讲。

译文

人迎与寸口部位所出现的脉象都比平常的脉象大三倍以上的，是阴阳两气都偏盛至极而盈溢于脏腑的表现，叫作阴阳俱溢。出现这样的病症，就会内外不能开通。内外不能相通，就会使血脉闭塞，气机不通，真气无处可行而流溢于内，并内伤五脏。像这种情况，如果认为灸法可以开通内外，而妄用灸法进行治疗，就会使病机转化而形成其他的疾患。

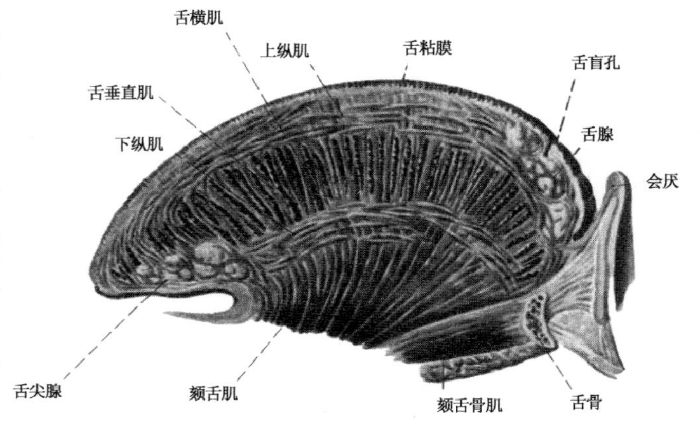

舌部肌肉

大凡针刺的原则，都是以使阴阳之气调和为最终目的。通过治疗而已经使阴阳之气调和的，就要停止针刺，不能太过，过则生变。内为阴，外为阳，补其内在的正气，泻其外来的邪气，就能使五脏精气充实、功能健全，而出现声音洪亮、中气充足、耳聪目明等身体健康的表现。相反的，如果泻其在内的正气，补其在外的邪气，或是治疗太过，都会使血气不能正常运行。

治疗实症时，在针下产生了感应而说明针刺已经有了疗效的时候，此时如果再用泻法去泻其病气，就会使患者的病气更加削弱，此时的脉象仍和患病时的脉象一样大，但却没有患病时的脉象那样坚实。倘若用了泻法之后而脉象仍显坚实，就和患病时的脉象一样，则即便患者说他感到已经恢复到了正常时的健康状态，其实他的病患也还未完全除去。治疗虚症时，在针下产生了感应而说明针刺已经有了疗效的时候，此时如果再用补法去补其正气，就会使患者的正气更加充实，此时的脉象仍和患病时的脉象一样大，但却比患病时的脉象更加坚实。倘若用了补法之后而脉象不显坚实，仍和患病时的脉象一样，则即便患者说他已经感到轻快舒适，其实他的病患也还未完全除去。所以能准确地施用补法，就必定能使正气充实；能准确地施用泻法，就必定能使病邪衰退。这样，即使病痛在当时并没有随着针刺治疗的进行而立即消除，但其病情还是必定会减轻乃至痊愈的。要取得这样满意的效果，必须首先通晓有关十二经脉的理论及其发病时所出现的症状和病理机转，然后才能得到《终始》篇的精义，进而在临床上取得良好的疗效。阴经和阳经都各有其所联属的相应脏腑，这种对应的关系是不会改变的。虚实不同的脏腑病变，反映于体表肢节，也各有其相应的症候，而这种对应的关系也是不会错乱的。由此，要调整各种病理变化，只要根据其病候而确定出患病的脏腑，再取患病脏腑所属经脉上的腧穴来进行治疗，就可以了。

原文

凡刺之属，三刺至谷气。邪僻妄合，阴阳易居。逆顺相反，沉浮异处。四时不得，稽留淫泆。须针而去。故一刺则阳邪出，再刺则阴邪出，三刺则谷气至，谷气至而止。所谓谷气至者，已补而实，已泻而虚。故以知谷气至也。邪气独去者，阴与阳未能调，而病知愈也。故曰补则实，泻则虚。痛虽不随针，病必衰去矣。

阴盛而阳虚，先补其阳，后泻其阴而和之。阴虚而阳盛，先补其阴，后泻其阳而和之。

三脉动于足大指之间，必审其实虚。虚而泻之，是谓重虚。重虚，病益甚。凡刺此者，以指按之。脉动而实且疾者则泻之，虚而徐者则补之。反此者，病益甚。其动也，阳明在上，厥阴在中，少阴在下。

膺腧中膺，背腧中背。肩膊虚者，取之上。

重舌，刺舌柱[①]以铍针也。

手屈而不伸者，其病在筋；伸而不屈者，其病在骨。在骨守骨，在筋守筋。

| 注释 |

①舌柱：即舌的根柱部分，其出有大筋（指静脉）。

| 译文 |

大凡使用针刺的治疗，都要采用“三刺法”，即由浅至深地分三个步骤进行针刺，并由此引导谷气来复而产生针感，才能取得良好的疗效。如果出现邪僻不正之气与体内之气血相合而为患。或是应该居于内的阴僭越于外，而应该居于外的阳反沉陷于内，以致内外阴阳错乱；或是上下运行的气血，应该逆行的反而顺行，应该顺行的反而逆行，以致气血运行失常；或是经络之气运行部位的深浅发生了改变，以致内外经气各失其位，相杂而行；或是脉气不能与四时时令相应而出现升降浮沉的变化；或是外邪稽留于人体而使邪气满溢于脏腑经脉等病变，都应该用针刺去治疗，使之痊愈。运用“三刺法”时：初刺是将针刺入皮肤的浅表部位，以使阳分的病邪外出；再刺是将针刺到较深的部位，以使阴分的病邪外出；三刺是将针刺到更深的部位，到了一定的深度，就会使谷气出而产生针感，有了得气的感觉就表明已经取得了疗效，此时就可以出针了。所谓“谷气至”的情形，就是指用了补法，就会出现正气充实的表现，用了泻法，就会出现病邪衰退的表现；通过这些表现，医者就可以知道谷气已经到来了。倘若经过针刺而能使病邪得以排除，则即便此时人体的阴阳血气还没能得到调和，我们也能知道病人将要痊愈了。所以，能准确地施用补法，就必定能使正气充实，能准确地施用泻法，就必定能使病邪衰退。这样，即使病痛在当时并没有随着针刺治疗的进行而立即消除，但其病情还是会减轻乃至痊愈的。

阴经邪气盛而阳经正气虚的，治疗时，应当首先补其阳经的正气，然后再泻其阴经的邪气，才能调和这种阴盛阳虚的病变；阴经正气虚而阳经邪气盛的，治疗时，应当首先补其阴经的正气，然后再泻其阳经的邪气，才能调和这种阴虚阳盛的病变。

足阳明胃经、足厥阴肝经和足少阴肾经这三条经脉的病变，都可以由其各自所属在足大趾附近的动脉搏动情况反映出来。针刺时，必需首先审察清楚这三条经脉的病症是实症还是虚症，才能再进一步决定治疗的措施。如果属于虚症的而误用了泻法，以致患者虚上加虚的，就叫作“重虚”。因误治而致“重虚”的，就会使病情更加严重。因此，凡是在针刺这三条经脉的病症时，都应该用手指去按切其所属的动脉，再由其脉象来决定治疗的方法。如果动脉的搏动坚实而迅疾，就应当立即用泻法去泻其实邪；如果动脉的搏动虚弱而徐缓，就应当用补法去补其不足。倘若误用了与此相反的针法，实症用补，虚症用泻，就只会使病情更趋严重。这三条经脉各自所属之动脉各有其不同的搏动部位，足阳明胃经的在足跗之上（冲阳脉），足厥阴肝经的在足跗之内（太冲脉），足少阴肾经的在足跗之下（太溪脉）。

阴经的循行经过膺部（胸之两侧），膺俞是分布在胸部两旁的腧穴，用之可以治疗症状出现于膺部的、属于阴经的病变。阳经的循行经过背部，背俞是分布在背部的腧穴，用之可以治疗症状出现于背部的、属于阳经的病变。当肩髆部出现酸胀麻木等属虚的症状时，可以取用循行经过肩髆部的上肢经脉所属之腧穴来进行治疗。

治疗重舌病，应当取用剑形的铍针，针刺舌下的大筋，并排出恶血。

手指弯屈而不能伸直的，它的病位在筋，是筋病；手指伸直而不能弯曲的，它的病位在骨，是骨病。病位在骨的，就应当治骨，而不可误治于筋；病位在筋的，就应当治筋，而不可误治于骨。

| 原文 |

泻一方实，深取之，稀按其痏[①]，以极出其邪气；补一方虚，浅刺之，以养其脉，疾按其痏，无使邪气得入。邪气来也紧而疾，谷气来也徐而和。脉实者，深刺之，以泄

其气；脉虚者，浅刺之，使精气无得出，以养其脉，独出其邪气。刺诸痛者，其脉皆实。

| 注释 |

①稀按其痏（wěi）：稀，在此是慢的意思。痏，在此代指针孔。稀按其痏，就是出针后，不要立即按闭针孔的意思。

| 译文 |

（针刺时，施用补法还是泻法，必须根据脉象的虚实来确定。）脉象坚实有力的，治疗时，就应当用深刺的方法去针刺，出针后也不要立即按闭针孔，以使邪气尽量外泄。脉象虚弱无力的，治疗时，就应当用浅刺的方法去针刺，以调养脉气，使之不过于损耗，出针后还应急速地按闭针孔，不使邪气再行侵入。邪气侵袭，来势正盛的时候，脉象的表现是坚紧而疾速的；谷气到来，正气渐盛的时候，脉象的表现是徐缓而平和的。所以：脉象坚实的，是邪气正盛的表现，应当用深刺的针法，以疏泄邪气；脉象虚弱的，就是正气虚弱的表现，应当用浅刺的针法，以使精气不得外泄，脉气得以滋养，而仅将邪气排出。针刺治疗各种疼痛的病症，都应当采用泻法，因为他们的脉象表现都是坚实的。

| 原文 |

故曰：从腰以上者，手太阴阳明皆主之；从腰以下者，足太阴阳明皆主之。病在上者下取之，病在下者高取之，病在头者取之足，病在足者取之腘。病生于头者头重，生于手者臂重，生于足者足重。治病者先刺其病所以生者也。

| 译文 |

所以说：根据循经近刺的取穴原则，腰部以上的各种病症，都在手太阴肺经和手阳明大肠经的主治范围之内；腰部以下的各种病症，都在足太阴脾经和足阳明胃经的主治范围之内。根据循经远刺的取穴原则：病患在身体上半部的，可以取用身体下半部的腧穴来进行治疗；病患在身体下半部的，可以取用身体上半部的腧穴来进行治疗；病患在头部的，可以取用足部的腧穴来进行治疗；病患在腰部的，可以取用腋窝部的腧穴来进行治疗。病患始生于头部的，其头必重；病患始生于手部的，其臂必重；病患始生于足部的，其足必重。在治疗这些疾病的时候，根据治病求本的治疗原则，都首先要针刺其病患最初发生的部位，以治其本。

| 原文 |

春，气在毛；夏，气在皮肤；秋，气在分肉；冬，气在筋骨。刺此病者各以其时为齐[①]。故刺肥人者，以秋冬之齐；刺瘦人者，以春夏之齐。

病痛者，阴也。痛而以手按之不得者，阴也，深刺之。痒者，阳也，浅刺之。病在上者，阳也；病在下者，阴也。

| 注释 |

①齐：通“剂”。在此指的是针刺的数目与深浅程度，相当于用药剂量的大小。

| 译文 |

邪气侵袭人体，往往因季节不同而有深浅的差别。春天阳气生发，病邪伤人，多在浅表的皮毛；夏天阳气充盛，病邪伤人，多在浅层的皮下；秋天阳气收敛，病邪伤人，多在肌与肉之间；冬天阳气闭藏，病邪伤人，多在深部的筋骨。所以，在治疗以上这些与四季时令相关的病症时，针刺的深浅，就应该根据季节的变化及发病部位的深浅不同而有所变化。但同时，针刺的深浅也要因人而异，即使在同一季节，如果病人的体质不同，那么针刺的深浅也会有所不同。例如：对于体肥肉厚的患者，不论在哪个季节，都应采用一般在秋冬时才使用的深刺法；而对于体瘦肉薄的患者，则不论在哪个季节，都要采用一般在春夏时才使用的浅刺法。

患疼痛病症的，多因寒邪凝滞不散所致，其病性属阴。在疼痛的部位用手去按压而没有压痛感的，是病邪隐藏在深处，其病性也属阴。对于这些阴症，治疗时都应该深刺。患者感到痒的，是病邪居于皮肤的浅表，其病性属阳，治疗时应当浅刺。阳主升，病患在身体上半部的，就属于阳症；阴主降，病患在身体下半部的，就属于阴症。

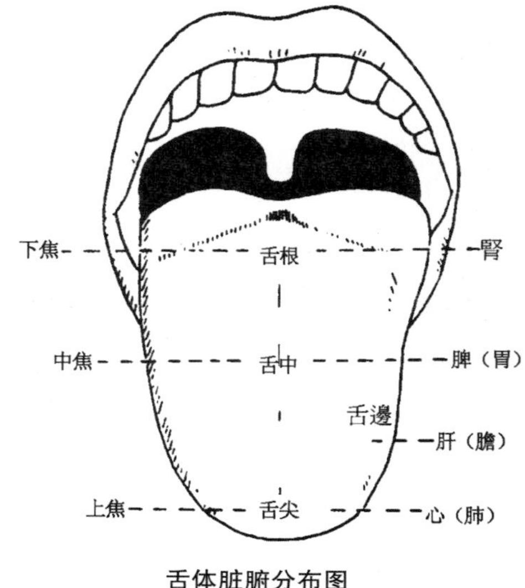

舌体脏腑分布图

原文

病先起阴者，先治其阴而后治其阳；病先起阳者，先治其阳而后治其阴。

刺热厥者，留针，反为寒；刺寒厥者，留针，反为热。刺热厥者，二阴一阳；刺寒厥者，二阳一阴。所谓二阴者，二刺阴也；一阳者，一刺阳也。

久病者，邪气入深。刺此病者，深内而久留之，间日而复刺之。必先调其左右，去其血脉。刺道毕矣。

凡刺之法，必察其形气。形肉未脱，少气而脉又躁，躁疾者，必为缪刺之。散气可收，聚气可布。深居静处，占神往来；闭户塞牖，魂魄不散。专意一神，精气之分，

毋闻人声，以收其精，必一其神，令志在针。浅而留之，微而浮之，以移其神，气至乃休。男内女外，坚拒勿出。谨守勿内，是谓得气。

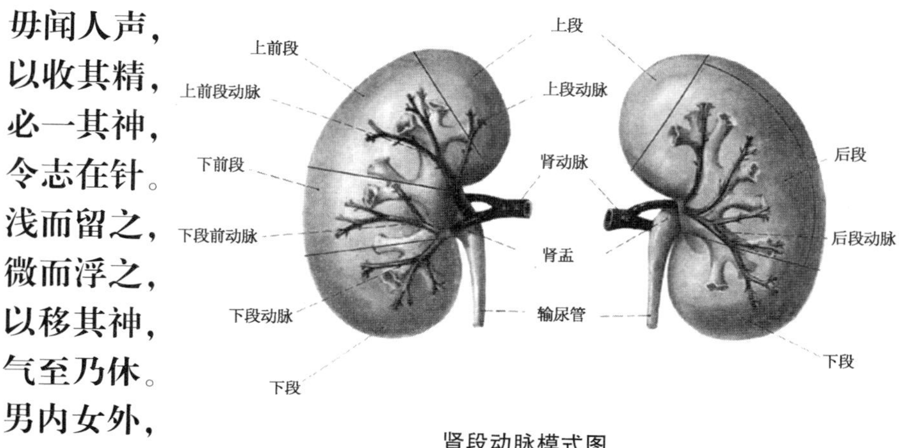

肾段动脉模式图

凡刺之禁：新内勿刺，新刺勿内。已醉勿刺，已刺勿醉。新怒勿刺，已刺勿怒。新劳勿刺，已刺勿劳。已饱勿刺，已刺勿饱。已饥勿刺，已刺勿饥。已渴勿刺，已刺勿渴。大惊大恐，必定其气，乃刺之。乘车来者，卧而休之，如食顷乃刺之。出行来者，坐而休之，如行十里顷乃刺之。凡此十二禁者，其脉乱气散，逆其营卫，经气不次[①]。因而刺之，则阳病入于阴，阴病出为阳，则邪气复生。粗工勿察，是谓伐身。形体淫泆，乃消脑髓，津液不化，脱其五味[②]，是谓失气也。

注释

①经气不次：就是经气不按次序运行的意思。②脱其五味：五味，就是指水谷饮食。脱其五味，就是身体极度衰弱，以至难以运化水谷精微，不能化生精气的意思。

| 译文 |

疾病先起于阴经而后传于阳经的，治疗时，应当先治阴经，以治其本，然后再治阳经，以治其标；反之，疾病先起于阳经而后传于阴经的，治疗时，应当先治阳经，以治其本，然后再治阴经，以治其标。

针刺治疗热厥病时，倘若留针过久，反而会使病性由热转寒；针刺治疗寒厥病时，倘若留针过久，就反而会使病性由寒转热。针刺治疗热厥病时，为了能使阴气盛而阳邪退，就应当用补法针刺阴经二次，同时再用泻法针刺阳经一次；而针刺治疗寒厥病时，为了能使阳气盛而阴邪退，就应当用补法针刺阳经二次，同时再用泻法针刺阴经一次。所谓“二阴”的意思，就是指在阴经上针刺二次；“一阳”的意思，就是指在阳经上针刺一次。

患病日久的，病邪必深入于内。针刺治疗这类宿疾，必须深刺，并长时间地留针，才能消除隐伏于深层的病邪。同时还需每隔一日就再刺一次，连续地针刺，直到病人痊愈才能停止。此外，由于经脉之气是左右互贯的，所以还要审察病邪在人体左右的偏盛情况，并在治疗时首先使其调和。而对于有淤血存在的，还要在治疗时先使用泻血法，祛除其血脉中的郁结，只有这样，才能取得良好的疗效。熟悉了以上这些方法，针刺的道理也就大体上能够掌握了。

大凡针刺的法则，都要求医者必须诊察患者形体的强弱与元气的盛衰。倘若患者的形体肌肉并未脱陷，只是元气衰少而脉象躁动，那么对于这种气虚脉躁而厥逆的病症，必须采取左病刺右、右病刺左的缪刺法，由此才可以使耗散的精气收敛，聚积的邪气散去。在施用针法时，医者需要神定气静，就像深居于幽静的处所一样，以便能够体察到患者神气的活动情况。同时，医者还要精神内守，就像把门窗都关上而使内外隔绝一样，从而使医者的思想集中到一点而不分散，以便能够体察到患者精气的分合变化。在针刺时，医者不应去留意旁人的声音，以便能够收敛意念。意念收敛之后，就一定要使精神集中，并将注意力集中在针刺的操作上，此后才可以开始进行针刺的治疗。对于初次接受针刺治疗或是对针刺有畏惧心理的患者，要用浅刺并留针的方法来进行治疗。倘若患者仍有不适的感觉，就要更加轻微地捻针，并将针尖提至皮下，以转移患者的注意力，缓解其紧张情绪。此后，医者就要耐心行针，直到针下有了得气的感觉才能停止针刺。在针刺前后，病人都要谨守禁忌，即男子忌入内室，女子忌出外房，也就是指女子坚决地拒绝行房而不出内室，男子谨慎地固守精气而不入内室，以避免房事。倘若能这样谨守禁忌，就能使真气易于康复，也就是所谓的“得气”。

凡使用针刺进行治疗，都要遵守以下禁忌：行房后不久的，不可以针刺；而针刺后不久的，亦不可以行房。已经醉酒的，不可以针刺；而已经针刺完的，亦不可以醉酒。刚发完怒的，不可以针刺；而已经针刺完的，亦不可以发怒。刚劳累过的，不可以针刺；而已经针刺完的，亦不可以劳累。已经吃饱饭的，不可以针刺；而已经针刺完的，亦不可以吃得过饱。已经感到饥饿的，不可以针刺；而已经针刺完的，亦不可以受饥挨饿。已经感到口渴的，不可以针刺；而已经针刺完的，亦不可以口渴。对于过度惊慌和恐惧的患者，必须在使他的精神气血安定之后，才可以开始针刺。坐车来就诊的病人，要让他卧在床上休息大约吃一顿饭的时间之后，才可以开始针刺；从远处步行来就诊的病人，要让他坐着休息大约走十里路的时间之后，才可以开始针刺。凡是属于上述这十二种针刺禁忌范围内的病人，他们的脉气都是紊乱的，正气都是外散的，营卫运行也都是失常的，而其经脉气血也不能循经依次正常周流全身。此时，如果不加诊察就草率地依据病症而妄行针刺，就会使本属浅表的病症深入于内脏，或是使本属内脏的病症由里出表而产生浅表的病症。如此，就会使邪气复盛，正气益衰。医技粗浅的医生，没有诊察这些禁忌，就妄用针刺，实际上就等于在摧残病人的身体，这种情况就叫作“伐身”。其结果就只能是使病人的形肉身体过度耗伤，脑髓被消损，津液不能化生，

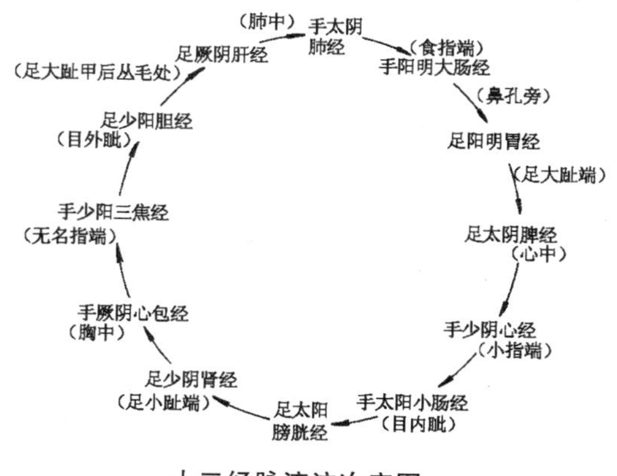

十二经脉流注次序图

甚至于不能运化饮食五味之精微以生精气，而终使真气消亡，这就是所谓的“失气”。

原文

太阳之脉，其终也，戴眼[①]、反折[②]、瘛疭[③]，其色白，绝皮乃绝汗[④]，绝汗，则终矣。少阳终者，耳聋，百节尽纵，目系绝[⑤]，目系绝，一日半则死矣。其死也，色青白，乃死。阳明终者，口目动作，喜惊，妄言，色黄，其上下之经盛而不行，则终矣。少阴终者，面黑，齿长而垢，腹胀闭塞，上下不通，而终矣。厥阴终者，中热嗌干，喜溺心烦，甚则舌卷，卵上缩，而终矣。太阴终者，腹胀闭，不得息，气噫，善呕，呕则逆，逆则面赤，不逆则上下不通，上下不通，则面黑皮毛燋，而终矣。

注释

①戴眼：就是指两目上视、不能转动的现象。②反折：即指角弓反张。③瘛疭：就是指手足牵引拘急、抽搐不已的现象。④绝汗：是指汗出如珠，着身即干的出汗方式。这是病人在将死时所出的汗，故称绝汗。⑤目系绝：目系，就是眼球联系于脑的脉络。目系绝，就是眼球与脑部相通之脉气已经断绝。

译文

手足太阳经之脉气将绝之时，病人会出现两目上视不能转动，角弓反张，手足抽搐，面色苍白，皮肤不显血色，以及出绝汗等症状。绝汗一出，就表明病人将要死亡了。手足少阳经之脉气将绝之时，病人会出现耳聋，周身骨节松弛无力，以及眼球联系于脑的脉气断绝而使眼珠不能转动等症状。出现了这种眼珠不能转动的病象，就表明病人还有一天半的时间就会死亡，在病人临死的时候，倘若其面色由青而转白，那就表明其马上就要死亡了。手足阳明经之脉气将绝之时，病人会出现口眼抽动并牵引歪斜，容易惊恐，胡言乱语，以及面色发黄等症状。手阳明经所属之动脉在上，足阳明经所属之动脉在下，当这上下两处之动脉出现躁动而盛的脉象时，就表明其胃气已绝而脉气不行，此时病人就会死亡。手足少阴经之脉气将绝之时，病人会出现面色发黑，牙龈短缩而使牙齿露出的部分变长并积满垢污，腹部胀满，以及气机闭塞，上下不能相通等症状而死亡。手足厥阴经之脉气将绝之时，病人会出现胸中发热，咽喉干燥，小便频数，以及心中烦躁等症状。再严重的就会出现舌卷、睾丸上缩等症状而死亡。手足太阴经之脉气将绝之时，病人会出现腹部胀满闭塞以致呼吸不利，以及时常嗳气、呕吐等症状。呕吐就会使气上逆，气上逆就会有面色红赤的表现。倘若气不上逆，就表明上下不能交通，上下不能交通就会使病人面色发黑，皮毛枯焦而死。

经脉第十

| 原文 |

雷公问于黄帝曰：《禁服》[1]之言，凡刺之理，经脉为始。营其所行，制其度量。内次五脏，外别六腑，愿尽闻其道。

黄帝曰：人始生，先成精，精成而脑髓生；骨为干，脉为营，筋为刚，肉为墙；皮肤坚而毛发长。谷入于胃，脉道以通，血气乃行。

雷公曰：愿卒闻经脉之始生。

黄帝曰：经脉者，所以能决死生，处百病，调虚实，不可不通。

肺手太阴之脉，起于中焦，下络大肠，还循胃口，上膈属肺。从肺系横出腋下，下循臑内，行少阴心主之前，下肘中，循臂内，上骨下廉，入寸口，上鱼，循鱼际，出大指之端；其支者，从腕后直出次指内廉，出其端。

是动则病肺胀满，膨膨而喘咳，缺盆中痛，甚则交两手而瞀，此为臂厥。是主肺所生病者，咳，上气喘渴，烦心，胸满，臑臂内前廉痛厥，掌中热。气盛有余，则肩背痛，风寒，汗出中风，小便数而欠。气虚，则肩背痛寒，少气不足以息，溺色变。为此诸病，盛则泻之，虚则补之，热则疾之，寒则留之，陷下则灸之，不盛不虚，以经取之。盛者寸口大三倍于人迎，虚者则寸口反小于人迎也。

大肠手阳明之脉，起于大指次指之端，循指上廉，出合谷两骨之间，上入两筋之中，循臂上廉，入肘外廉，上臑外前廉，上肩，出髃骨之前廉，上出于柱骨之会上，下入缺盆络肺，下膈属大肠；其支者，从缺盆上颈贯颊，入下齿中，还出挟口，交人中，左之右，右之左，上挟鼻孔。

是动则病齿痛颈肿。是主津液所生病者，目黄，口干，鼽衄，喉痹，肩前臑痛，大指次指痛不用。气有余，则当脉所过者热肿；虚，则寒栗不复。为此诸病，盛则泻之，虚则补之，热则疾之，寒则留之，陷下则灸之，不盛不虚，以经取之。盛者人迎大三倍于寸口，虚者人迎反小于寸口也。

| 注释 |

①《禁服》：其意就是指《灵枢》的《禁服》篇，“凡刺之理”等六句皆载于此篇。因该篇记载了黄帝授书于雷公时所说的话“慎之慎之，吾为子言之。凡刺之理”，故雷公在这里以此发问。

译文

雷公问黄帝道："《禁服》（原"服"字作"脉"，据《图经》及张注本改）篇上说，针刺治病的原理，首先应当懂得经脉系统，因为它是全身气血运行的通道，它循行的路线和长短都有一定的标准，在内依次与五脏相连，在外分别与六腑相通。希望听你详尽地讲讲其中的道理。

黄帝说：人在开始孕育的时候，首先是源自于父母的阴阳之气会合而形成精，精形成之后再生成脑髓，此后人体才会逐渐成形。以骨骼作为支柱，以脉道作为营藏气血的处所，以筋的刚劲来约束和坚固骨骼，以肌肉作为保护内在脏腑和筋骨血脉的墙壁，等到皮肤坚韧之后，毛发就会生长出来，如此，人的形体就长成了。人出生以后，五谷入胃，化生精微而营养全身，就会使全身的脉道得以贯通。从此，血气才能在脉道中运行不息，濡养全身，而使生命维持不息。

雷公说：我希望能够全面地了解经脉的起始所在及其在周身循行分布的情况。

黄帝说：经脉不但能够运行气血，濡养周身，而且还可以决断死生，诊断百病，调和虚实，治疗疾病，所以不能不通晓有关它的知识。

肺的经脉手太阴经，起始于中焦胃脘部，向下行，联络于与本经相表里的脏腑——大肠腑，然后自大肠返回，循行环绕胃的上口，向上穿过横膈膜，联属于本经所属的脏腑——肺脏，再从气管横走并由腋窝部出于体表，沿着上臂的内侧，在手少阴心经与手厥阴心包络经的前面下行，至肘部内侧，再沿着前臂的内侧、桡骨的下缘，入于桡骨小头内侧、动脉搏动处的寸口部位，上至手大指本节后手掌肌肉隆起处的鱼部，再沿鱼部的边缘到达手大拇指的指端。另有一条支脉，从手腕后方

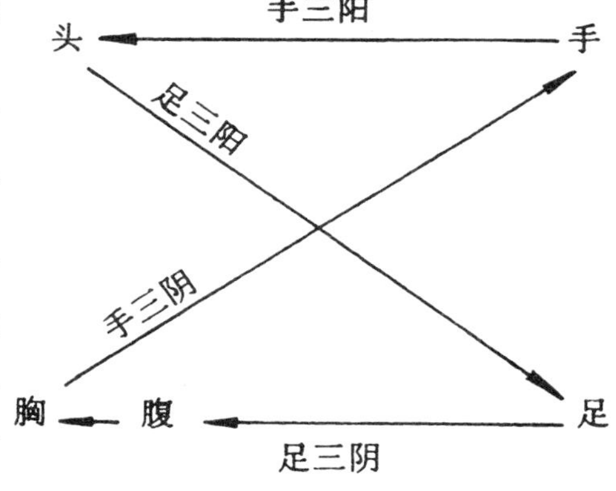

十二经脉走向和交接规律示意图

分出，沿着食指拇侧直行至食指的桡侧前端，与手阳明大肠经相衔接。

手太阴肺经之经气发生异常的变动，就会出现肺部胀满，气喘，咳嗽，缺盆部疼痛等症状。在咳嗽剧烈的时候，病人常常会交叉双臂按住胸前，并感到眼花目眩、视物不清，这就是臂厥病，是由肺经之经气逆乱所导致的一种病症。手太阴肺经上的腧穴主治肺脏所发生的疾病，其症状是咳嗽气逆，喘促，口渴，心中烦乱，胸部满闷，上臂内侧前缘的部位疼痛、厥冷，手掌心发热。本经经气有余时，就会出现肩背部遇风寒而作痛，自汗出而易感风邪，以及小便次数增多而尿量减少等症状。本经经气不足时，就会出现肩背部遇寒而痛，呼吸气少不能接续，小便颜色改变等症状。治疗上面这些病症时，属于经气亢盛的就要用泻法，属于经气不足的就要用补法；属于热的就要用速针法，属于寒的就要用留针法；属于阳气内衰以致脉道虚陷不起的就要用灸法；既不属于经气亢盛也不属于经气虚弱，而仅仅只是经气运行失调的，就要用本经所属的腧穴来调治。属于本经经气亢盛的，其寸口脉的脉象要比人迎脉的脉象大三倍；而属于本经经气虚弱的，其寸口脉的脉象反而会比人迎脉的脉象小。

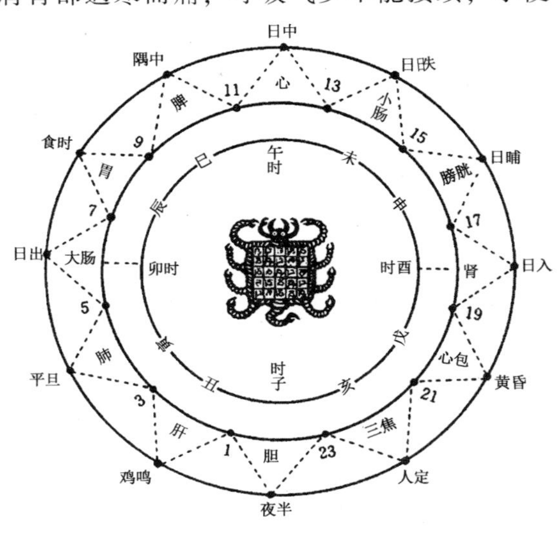

时辰与脏腑流注图

手阳明大肠经，起始于食指的指端，沿着食指内侧的上缘，通过拇指、食指歧骨之间的合谷穴，向上行至拇指后方、腕部外侧前缘两筋之中的凹陷处，再沿前臂外侧的上缘，进入肘外侧，然后沿上臂的外侧前缘，上行至肩，出于肩峰的前缘，再向后上走到脊柱骨之上而与诸阳经会合于大椎穴，然后再折向前下方，进入缺盆，并下行而联络于与本经相表里的脏腑——肺脏，再向下贯穿隔膜，而联属于本经所属的脏腑——大肠腑；另有一条支脉，从缺盆处向上走至颈部，并贯通颊部，而进入下齿龈中，其后再从口内返出而挟行于口唇旁，左右两脉在人中穴处交汇，相交之后，左脉走到右边，右脉走到左边，再往上挟行于鼻孔两侧，而在鼻翼旁的迎香穴处与足阳明胃经衔接。

手阳明大肠经之经气发生异常的变动，就会出现牙齿疼痛、颈部肿大等症状。手阳明大肠经上的腧穴主治津液不足的疾病，其症状是眼睛发黄、口中干燥、鼻塞或出鼻血、喉头肿痛以致气闭、肩前与上臂疼痛、食指疼痛而不能活动。本经经气有余时，就会出现经脉所过之处发热而肿的病象。本经经气不足时，就会出现发冷颤抖、不易恢复温暖等病象。治疗上面这些病症时：属于经气亢盛的就要用泻法，属于经气不足的就要用补法；属于热的就要用速针法，属于寒的就要用留针法；属于阳气内衰以致脉道虚陷不起的就要用灸法；既不属于经气亢盛也不属于经气虚弱，而仅仅只是经气运行失调的，就要用本经所属的腧穴来调治。属于本经经气亢盛的，其人迎脉的脉象要比寸口脉的脉象大三倍；而属于本经经气虚弱的，其人迎脉的脉象反而会比寸口脉的脉象小。

| 原文 |

胃足阳明之脉，起于鼻之交頞中①，旁纳太阳之脉②，下循鼻外，入上齿中，还③出挟口，环唇，下交承浆，却循颐④后下廉，出大迎，循颊车，上耳前，过客主人，循发际，至额颅⑤；其支者，从大迎前下人迎，循喉咙，入缺盆，下膈，属胃，络脾；其直者，从缺盆下乳内廉，下挟脐，入气街⑥中；其支者，起于胃口，下循腹里，下至气街中而合，以下髀关⑦，抵伏菟⑧，下膝膑中，下循胫外廉，下足跗，入中指内间；其支者，下廉三寸而别，下入中指外间；其支者，别跗上，入大指间，出其端。

是动则病洒洒振寒[9]，善伸，数欠，颜黑，病至则恶人与火，闻木声则惕然而惊，心欲动，独闭户塞牖而处，甚则欲上高而歌，弃衣而走，贲响腹胀，是为骭厥[10]。

是主血所生病者[11]，狂瘧，温淫汗出，鼽衄，口㖞，唇胗[12]，颈肿，喉痹，大腹水肿，膝膑肿痛，循膺、乳、气街、股、伏菟、骭外廉、足跗上皆痛，中指不用。

气盛，则身以前皆热，其有余于胃，则消谷善饥，溺色黄。气不足则身以前皆寒栗，胃中寒则胀满。

为此诸病，盛则泻之，虚则补之，热则疾之，寒则留之，陷下则灸之，不盛不虚，以经取之。盛者，人迎大三倍于寸口；虚者，人迎反小于寸口也。

注释

①頞中：頞，即鼻梁。頞中，指鼻梁上端（鼻根部位）的凹陷处。②旁纳太阳之脉：纳，《甲乙经》《千金方》《铜人经》《十四经发挥》、马莳本、张介宾本均作“约”，也就是缠束的意思。《铜人经》的为“足太阳起目眦（睛明穴）而阳明旁行约之”，其意思就是说足阳明胃经的经脉缠束旁侧之足太阳膀胱经的经脉。③环、却、过、直、合、抵、别：环绕于四周的叫作“环”；不进反退的叫作“却”；通过它经穴位所在部位的叫作“过”；一直向前走而不转向的叫作“直”；两脉相并的叫作“合”；到达某处的叫作“抵”；另行而发出分支的叫作“别”。下同。④颐：即口角后方、腮部之下的部位。⑤额颅：就是指前额处、发下眉上之间的部位。⑥气街：穴位名，其部位在少腹下方之毛际的两旁，也叫作气冲。⑦髀关：穴位名，其部位在大腿前方上端的皮肤交纹处。⑧伏菟：穴位名，其部位在大腿前方的肌肉隆起处，因其形如趴伏的兔子，故名。⑨洒洒振寒：指患者有阵阵发冷的感觉，就好像凉水洒在身上一样。⑩骭厥：骭，是胫骨在古时候的名称。骭厥，就是指足阳明之气自胫部而上逆的病症。古人认为贲响（肠中气体走动而发生鸣响）、腹胀都

是因足胫部之气上逆所致，故称之为骭厥。⑪是主血所生病者：胃腑受纳水谷而使营血得以化生，是为营血之根，如果胃腑有病，则营血不生。足阳明经受纳胃腑之气，成为多气多血之经，而可调节营血之变，所以足阳明胃经上的腧穴可以主治有关血的各种病症。⑫口㖞（wāi），唇胗：㖞，歪。口㖞，就是指口角歪斜。唇胗，就是指口唇生出疮疡。

译文

胃的经脉足阳明经，起于鼻孔两旁（迎香穴），由此上行，左右相交于鼻根部，并缠束旁侧的足太阳膀胱经的经脉，到达内眼角（睛明穴）之后再向下行，沿鼻的外侧，入于上齿龈内，继而返出来挟行于口旁，并环绕口唇，再向下交会于口唇下方的承浆穴处，此后再沿腮部后方的下缘退行而出于大迎穴，又沿着下颌角部位的颊车，上行至耳的前方，通过足少阳胆经所属的客主人穴，沿着发际，上行至额颅部；它有一条支脉，从大迎穴的前方，向下走行至颈部的人迎穴处，再沿喉咙进入缺盆，向下贯穿横膈膜，而联属于本经所属的脏腑——胃腑，并联络于与本经相表里的脏腑——脾脏；其直行的经脉，从缺盆处下行至乳房的内侧，再向下挟行于脐的两侧，最后进入阴毛毛际两旁的气街部位（气冲穴）；另有一条支脉，起始于胃的下口处（即幽门，大约相当于下脘穴所在的部位），再沿着腹部的内侧下行，到达气街的部位，而与前面所讲的那条直行的经脉会合，再由此下行，沿着大腿外侧的前缘到达髀关穴处，而后直达伏菟穴，再下行至膝盖，并沿小腿胫部外侧的前缘，

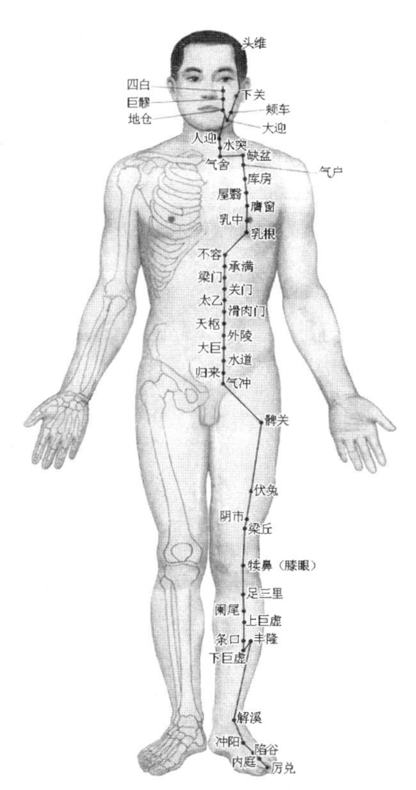

足阳明胃经

下行至足背部，最后进入足次趾的外侧间（即足中趾的内侧部）；还有一条支脉，在膝下三寸的地方分出，下行到足中趾的外侧间；又有一条支脉，从足背面（冲阳穴）别行而出，向外斜走至足厥阴肝经的外侧，进入足大趾，并直行到大趾的末端，而与足太阴脾经衔接。

足阳明胃经之经气发生异常变动时，就会出现全身一阵阵发冷战栗，就像被冷水淋洒过一样，以及频频呻吟、时作呵欠、额部暗黑等症状。发病时怕见人和火光，听到木器撞击所发出的声音，就会神慌惊恐，心中跳动不安，因此病人喜欢关闭门窗而独处室内。在病情严重时，就会出现病人想要爬到高处去唱歌、脱了衣服而乱跑，以及腹胀肠鸣等症状，这时的病症就被称作骭厥病。

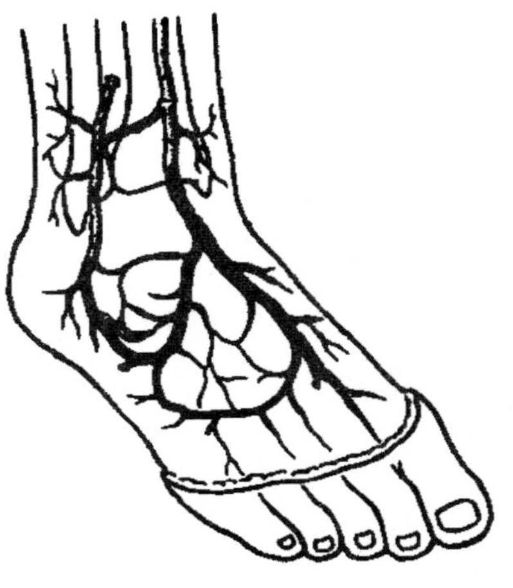

足背示意图

足阳明胃经上的腧穴主治血相关的疾病，如高热神昏的疟疾，温热之邪淫胜所致的大汗出，鼻塞或鼻出血，嘴角歪斜，口唇生疮，颈部肿大，喉部闭塞，腹部因水停而肿胀，膝髌部肿痛，足阳明胃经沿着胸膺、乳部、气街、大腿前缘、伏菟、胫部外缘、足背等处循行的部位都发生疼痛，足中趾不能自如活动等。

本经经气有余时，就会出现胸腹部发热，若气盛而充于胃腑，使胃腑之气有余，就会出现胃热所导致的谷食易消而时常饥饿，以及小便颜色发黄等症状。本经经气不足时，就会出现胸腹部发冷而战栗。若胃中阳虚有寒，以致运化无力，水谷停滞中焦，就会出现胀满的病象。

治疗上面这些病症时，属于经气亢盛的就要用泻法，属于经气不足的就要用补法；属于热的就要用速针法，属于寒的就要用留针法；属于阳气内衰以致脉道虚陷不起的就要用灸法；既不属于经气亢盛也不属于经气虚弱，而仅仅只是经气运行失调的，就要用本经所属的腧穴来调治。属于本经经气亢盛的，其人迎脉的脉象要比寸口脉的脉象大三倍；而属于本经经气虚弱的，其人迎脉的脉象反而会比寸口脉的脉象小。

| 原文 |

脾足太阴之脉，起于大指之端，循指内侧白肉际①，过核骨②后，上内踝前廉，上踹③内，循胫骨后，交出厥阴之前，上膝股内前廉，入腹属脾络胃，上膈，挟咽，连舌本，散舌下；其支者，复从胃，别上膈，注心中。

是动则病舌本强，食则呕，胃脘痛，腹胀善噫，得后与气④，则快然如衰，身体皆重。是主脾所生病者，舌本痛，体不能动摇，食不下，烦心，心下急痛，溏、瘕泄⑤、水闭，黄疸，不能卧，强立，股膝内肿、厥，足大指不用。为此诸病，盛则泻之，虚则补之，热则疾之，寒则留之，陷下则灸之，不盛不虚，以经取之。盛者，寸口大三倍于人迎；虚者，寸口反小于人迎也。

| 注释 |

①白肉际：手足之掌（或跖）与指（或趾）都有赤白肉际，掌（或跖）与指（或趾）的阴面为白肉，阳面（即生有毫毛的那一面）为赤肉，二者相交界的地方即为赤白肉际。②核骨：即指第一趾跖关节在足内侧所形成的圆形隆起，其状如圆骨，故名。③踹：在此为“腨”之误，即指小腿的腓肠肌部，俗称小腿肚。④得后与气：后，就是指大便；气，就是指矢气。得后与气，就是指排出了大便或矢气。⑤溏：泄溏，指大便稀薄。瘕泄：指痢疾。

| 译文 |

脾的经脉足太阴经，起始于足大趾的末端，沿着足大趾内侧的白肉处，通过足大趾本节后方的核骨，上行到达内踝的前缘，再上行至小腿的内侧，然后沿胫骨的后缘，与足厥阴肝经相交会并穿行至其前方，此后再上行经过膝部、大腿之内侧的前缘，进入腹内，而联属于本经所属的脏腑——脾脏，并联络于与本经相表里的脏腑——胃腑，然后再向上穿过横膈膜，挟行于咽喉两侧，连于舌根，并散布于舌下；它的支脉，在胃腑处分出，上行穿过隔膜，注入心中，而与手少阴心经相衔接。

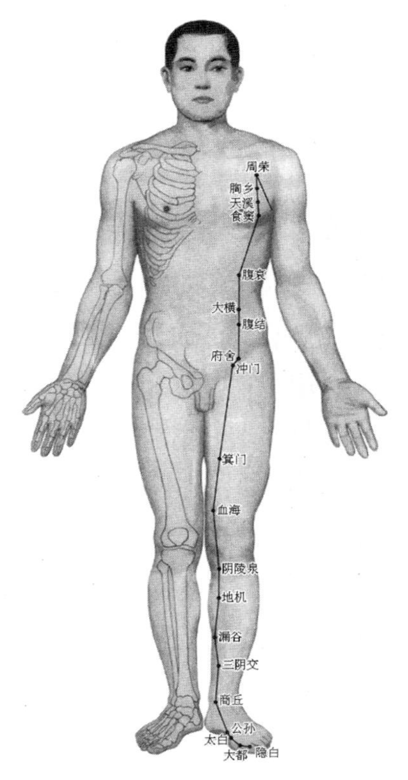

足太阴脾经

足太阴脾经之经气发生异常的变动，就会出现舌根强直，食则呕吐，胃脘疼痛，腹部胀满，时时嗳气等症状；在排出大便或矢气后，就会感到脘腹轻快，就好像病已祛除了一样。此外，还会出现全身上下均感沉重等病象。足太阴脾经上的腧穴主治脾脏所发生的疾病，如舌根疼痛，身体不能活动，食物不能下咽，心中烦躁，心下牵引作痛，大便溏薄，痢疾，水闭于内以致小便不通，面目皮肤发黄至黄疸，不能安静睡卧等。勉强站立时，就会出现股膝内侧经脉所过之处肿胀而厥冷的病象。此外，还有足大趾不能活动等症状。治疗上面这些病症时：属于经气亢盛的就要用泻法，属于经气不足的就要用补法；属于热的就要用速针法，属于寒的就要用留针法；属于阳气内衰以致脉道虚陷不起的就要用灸法；既不属于经气亢盛也不属于经气虚弱，而仅仅只是经气运行失调的，就要用本经所属的腧穴来调治。属于本经经气亢盛的，其寸口脉的脉象要比人迎脉的脉象大三倍；而属于本经经气虚弱的，其寸口脉的脉象反而会比人迎脉的脉象小。

原文

心手少阴之脉，起于心中，出属心系[①]，下膈络小肠；其支者，从心系上挟咽，系目系；其直者，复从心系却上肺，下出腋下，下循臑内后廉，行手太阴心主之后，下肘内，循臂内后廉，抵掌后锐骨[②]之端，入掌内后廉，循小指之内出其端。

是动则病嗌干[③]心痛，渴而欲饮，是为臂厥[④]。是主心所生病者，目黄胁痛，臑臂内后廉痛厥，掌中热痛。为此诸病，盛则泻之，虚则补之，热则疾之，寒则留之，陷下则灸之，不盛不虚，以经取之。盛者，寸口大再倍于人迎；虚者，寸口反小于人迎也。

注释

①心系：指心脏与其他脏腑相联系的脉络。②锐骨：指掌后尺侧部隆起的骨头。③嗌（yì）干：嗌，指食道的上口。嗌干，指食道上口之咽喉部有干燥的感觉。④臂厥：就是指因手臂的经脉之气厥逆上行而导致的病症。

译文

心的经脉手少阴经，起始于心中，从心出来以后就联属于心的脉络，然后向下贯穿横膈膜，而联络于与本经相表里的脏腑——小肠腑；它的支脉，从心的脉络向上走行，并挟行于咽喉的两旁，此后再向上行而与眼球连接于脑的脉络相联系；它直行的经脉，从心的脉络上行至肺部，然后再向下走行而横出于腋窝下，此后再向下沿着上臂内侧的后缘走行，且循行于手太阴肺经和手厥阴心包络经的后方，一直下行而至肘内，再沿着前臂内侧的后缘循行，直达掌后小指侧高骨的尖端，并进入手掌内侧的后缘，再沿着小指内侧到达小指的前端，而与手太阳小肠经相衔接。

手少阴心经之经气发生异常的变动，就会出现咽喉干燥、头痛、口渴而想要喝水等症状，这样的病症就叫作臂厥症。手少阴心经上的腧穴主治心脏所发生的疾病，其症状是眼睛发黄，胁肋疼痛，上臂及下臂的内侧后缘处疼痛、厥冷，掌心处发热、灼痛。治疗上面这些病症时：属于经气亢盛的就要用泻法，属于经气不足的就要用补法；属于热的就要用速针法，属于寒的就要用留针法；属于阳气内衰以致脉道虚陷不起的就要用灸法；既不属于经气亢盛也不属于经气虚弱，而仅仅只是经气运行失调的，就要用本经所属的腧穴来调治。属于本经经气亢盛的，其寸口脉的脉象要比人迎脉的脉象大两倍；而属于本经经气虚弱的，其寸口脉的脉象反而会比人迎脉的脉象小。

| 原文 |

小肠手太阳之脉，起于小指之端，循手外侧上腕，出踝[①]中，直上循臂骨下廉，出肘内侧两筋之间，上循臑外后廉，出肩解[②]，绕肩胛，交肩上，入缺盆络心，循咽下膈，抵胃属小肠；其支者，从缺盆循颈上颊，至目锐眦，却入耳中；其支者，别颊上䪼[③]抵鼻，至目内眦，斜络于颧。是动则病嗌痛颔[④]肿，不可以顾，肩似拔，臑似折。是主液所生病者[⑤]，耳聋、目黄、颊肿，颈、颔、肩、臑、肘、臂外后廉痛。为此诸病，盛则泻之，虚则补之，热则疾之，寒则留之，陷下则灸之，不盛不虚，以经取之。盛者，人迎大再倍于寸口；虚者，人迎反小于寸口也。

| 注释 |

①踝：指手腕后方尺侧部隆起的骨头。②肩解：指肩关节后面的骨缝。③䪼：指眼眶下的部位，其中还包括颧骨内所连及的上牙床的部位。

④颔(hàn)：指下颌骨正中下方的空软部位，即平常所说的下巴颏。⑤是主液所生病者：小肠为受盛之官，承接胃所腐熟的水谷，并泌别清浊，使其精华营养全身，其糟粕归于大肠，其水液归于膀胱。小肠有病，则水谷不分，清浊难别。是故小肠可以调节水液的产生，而其所络属的经脉——小肠经也就可以调治水液方面所发生的病症。

译文

小肠的经脉手太阳经，起始于手小指外侧的末端，沿着手的后缘循行而向上到达腕部，并出于腕后小指侧的高骨；由此再沿着前臂尺骨的下缘直行而上，出于肘后内侧两筋的中间；再向上沿着上臂外侧的后缘，出于肩后的骨缝处，绕行肩胛部，再前行而相交于肩上，继而进入缺盆，深入体内而联络于与本经相表里的脏腑——心脏；此后再沿着食管下行并贯穿横膈，到达胃部，最后再向下行而联属于本经所属的脏腑——小肠腑。它的一条支脉，从缺盆部分出，沿着颈部向上走行而到达颊部，再从颊部行至外眼角，最后从外眼角斜下而进入耳内。它的另一条支脉，从颊部别行而出，走向眼眶下方，并从眼眶下方到达鼻部，然后再抵达内眼角，最后再从内眼角向外斜行并络于颧骨，而与足太阳膀胱经相衔接。手太阳小肠经之经气发生异常的变动，就会出现咽喉疼痛，颔部发肿，颈项难以转动而不能回顾，肩部就像被人拉拔一样紧张疼痛，上臂部就像已被折断一样剧痛难忍等症状。手阳明大肠经上的腧穴主治液（体）所发生的疾病，其症状是耳聋，眼睛发黄，面颊

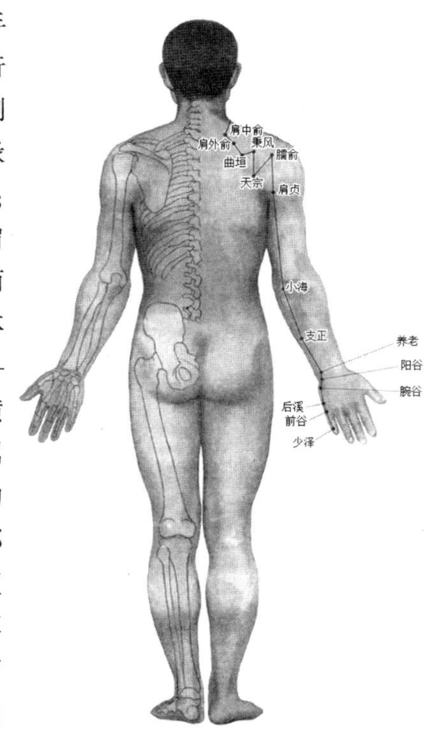

手太阳小肠经

肿胀，以及颈部、颔部、肩部、上臂、肘部、前臂等部位的外侧后缘处疼痛。治疗上面这些病症时：属于经气亢盛的就要用泻法，属于经气不足的就要用补法；属于热的就要用速针法，属于寒的就要用留针法；属于阳气内衰以致脉道虚陷不起的就要用灸法；既不属于经气亢盛也不属于经气虚弱，而仅仅只是经气运行失调的，就要用本经所属的腧穴来调治。属于本经经气亢盛的，其人迎脉的脉象要比寸口脉的脉象大两倍；而属于本经经气虚的，其人迎脉的脉象反而会比寸口脉的脉象小。

原文

膀胱足太阳之脉，起于目内眦，上额交巅①；其支者，从巅至耳上角②；其直者，从巅入络脑，还出别下项，循肩髃③内，挟脊抵腰中，入循膂④，络肾属膀胱；其支者，从腰中下挟脊贯臀，入腘中；其支者，从髆内左右，别下，贯胛，挟脊内，过髀枢⑤，循髀外，从后廉下合腘中，以下贯踹内，出外踝之后，循京骨⑥，至小指外侧。是动则病冲头痛，目似脱，项似拔，脊痛，腰似折，髀不可以曲，腘如结，踹如裂，是为踝厥⑦。是主筋所生病者⑧，痔、疟、狂、癫疾，头囟⑨项痛，目黄、泪出、鼽衄，项、背、腰、尻⑩、腘、踹、脚皆痛，小指不用。为此诸病，盛则泻之，虚则补之，热则疾之，寒则留之，陷下则灸之，不盛不虚，以经取之。盛者，人迎大再倍于寸口；虚者，人迎反小于寸口也。

注释

①巅：是指头顶正中的最高处，也就是百会穴所在的位置。②耳上角：是指耳尖上方所对之头皮的部位。③肩髃（yú）：指肩胛骨。④膂

（lǚ）：挟行于脊柱两旁的浅层肌肉。⑤髀（bì）：指大腿。髀枢：指髋关节，又称大转子，为环跳穴所在的部位。⑥京骨：指足小趾本节后向外侧突出的半圆骨，也即京骨穴所在的部位。⑦踝厥：指结等症状而言，这些症状都是由本经经气自外踝部向上逆行而导致的，故名踝厥。⑧是主筋所生病者：《素问·生气通天论》中说"阳气者，精则养神，柔则养筋"，即说明阳气可以濡养经筋。太阳经为阳气最充足的经脉，其阳气不足则经筋无以养，所以足太阳膀胱经可以主治筋所发生的病症。⑨囟（xìn）：指顶门。婴儿头顶骨缝未合之处称为傥门。⑩尻：即指骶骨的末端。自腰以下至骶尾骨（第十七至二十一节）通称为尻。

| 译文 |

膀胱的经脉足太阳经，起始于内眼角，向上经过额部而交会于头部的最高处——巅顶；它的一条支脉，从巅顶走行至耳的上角；它直行的经脉，从顶巅向内深入而络于脑髓，然后返还出来，再下行到达颈项的后部，此后就沿着肩胛的内侧，挟行于脊柱的两旁，抵达腰部，再沿着脊柱旁的肌肉深入腹内，而联络于与本经相表里的脏腑——肾脏，并联属于本经所属的脏腑——膀胱腑；另有一条支脉，从腰部分出，挟着脊柱的两侧下行并贯穿臀部，而直入于膝部的腘窝中；还有一条支脉，从左右的肩胛骨处分出，向下贯穿肩胛骨，再挟着脊柱的两侧，在体内下行，通过髀枢部，然后再沿着大腿外侧的后缘向下走行，而与先前进入腘窝的那条支脉在腘窝中相会合，由此再向下走行，通过小腿肚的内部，出于外踝骨的后方，再沿着足小趾本节后的圆骨，到达足小趾外侧的末端，而与足少阴肾经相衔接。足太阳膀胱经之经气发生异常的变动，就会出现伴有气上冲之感觉的头痛，眼睛疼痛得好像要从眼眶中脱出似的，颈项就好像在被牵拔一样紧张疼痛，脊柱和腰部好像已被折断一样疼痛难忍，髋关节不能屈曲，膝腘部好像已被捆绑住一样紧涩结滞，不能运动自如，小腿肚疼痛得好像要裂开一样，以上这些病症就叫作踝厥病。足太阳膀胱经上的腧穴主治筋所发生的疾病，如痔疮，疟疾，狂病，癫病，头、顶门与颈部疼痛，眼睛发黄，流泪，鼻塞或鼻出血，项、背、腰、尻、腘、小腿肚、脚等部位都发生疼痛，足小趾不能活动。治疗上面这些病症时：属于经气亢盛的就要用泻法，属于经气不足的就要用补法；属于热的就要用速针法，属于寒的就要用留针法；属于阳气内衰以致脉道虚陷不起的就要用灸法；既不属于经气亢盛也不属于经气虚弱，而仅仅只是经气运行失调的，就要用本经所属的腧穴来调治。属于本经经气亢盛的，其人迎脉的脉象要比寸口脉的脉象大两倍；而属于本经经气虚弱的，其人迎脉的脉象反而会比寸口脉的脉象小。

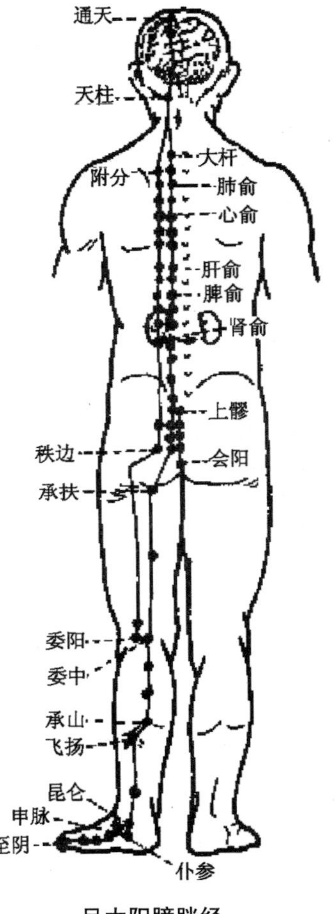

足太阳膀胱经

| 原文 |

肾足少阴之脉，起于小指之下，邪走足心[①]，出于然谷之下，循内踝之后，别入跟中，以上踹内，出腘内廉，上股内后廉，贯脊，属肾，络膀胱；其直者，从肾上贯肝膈，入肺中，循喉咙，挟舌本；其支者，从肺出络心，注胸中。

是动则病饥不欲食，面如漆柴[②]，咳唾则有血，喝喝[③]而喘，坐而欲起，目䀮䀮[④]，如无所见，心如悬，若饥状；气不足则善恐，心惕惕，如人将捕之，是为骨厥。

是主肾所生病者，口热舌干，咽肿上气，嗌干及痛，烦心，心痛，黄疸，肠澼[⑤]，脊股内后廉痛，痿厥嗜卧，足下热而痛。为此诸病，盛则泻之，虚则补之，热则疾之，寒则留之，陷下则灸之，不盛不虚，以经取之。灸则强食

生肉，缓带披发⑥，大杖重履⑦而步。盛者，寸口大再倍于人迎；虚者，寸口反小于人迎者。

注释

①邪走足心：邪，其读音、意义均与“斜”字相同。邪走足心，就是指肾经的经脉从膀胱经经脉的终点出发后，斜行走向足心部的涌泉穴。②漆柴：漆，就是指黑色。漆柴，就是形容患者的面色黯黑无泽，就好像烧焦了的黑色木炭一样。③喝喝：是形容喘息之声。④䀮（huāng）䀮：形容视物不清的样子。⑤肠澼：是指病邪瓣积于肠中，即今天所说的痢疾。⑥缓带：就是放松衣带。披发：就是披散头发。其目的是使身体不受束缚，气血得以畅行无阻。⑦大杖：就是粗而结实的拐杖。重履：就是在睡鞋外面再套上一双鞋子。因古人睡觉时多需另换睡鞋，起床后再将睡鞋换下，但体弱的人起床后不脱换睡鞋，而是在睡鞋外面再套上一双鞋子，故称重履。大杖重履：在此用以形容动作徐缓的样子。

译文

肾的经脉足少阴经，起始于足小趾的下方，斜行走向足心部，出于内踝前下方之然谷穴所在的部位，然后沿着内踝的后方，别行向下，入于足跟部，再由足跟部上行至小腿肚的内侧，并出于腘窝的内侧，此后再沿着大腿内侧的后缘，贯穿脊柱，而联属于本经所属的脏腑——肾脏，并联络于与本经相表里的脏腑——膀胱腑；其直行的经脉，从肾脏向上行，贯穿肝脏和横膈膜，而进入肺脏，再从肺脏沿着喉咙上行并最终挟傍于舌的根部；另有一条支脉，从肺脏发出，联络于心脏，并贯注于胸内，而与手厥阴心包络经相衔接。

足少阴肾经之经气发生异常的变动，就会出现虽觉饥饿却不想进食，面色像漆柴一样黯黑无泽，咳唾带血，喘息喝喝有声，刚坐下去就想站起来，视物模糊不清，就好像看不见东西一样，以及心如悬挂在空中似的空荡不宁，其感觉就好像处于饥饿状态一样等症状；气虚不足的，就常常会有恐惧感，其病症发作时，患者心中怦怦跳动，就好像有人要来逮捕他一样，以上这些病症就叫作骨厥病。

足少阴肾经上的腧穴主治肾脏所发生的疾病，其症状是自觉口中发热，舌头干，咽部肿胀，气息上逆，喉咙干燥而疼痛，心中烦乱，心痛，黄疸，痢疾，脊柱及大腿内侧后缘疼痛，足部痿软而厥冷，嗜睡，足底发热并疼痛。治疗上面这些病症时：属于经气亢盛的就要用泻法，属于经气不足的就要用补法；属于热的就要用速针法，属于寒的就要用留针法；属于阳气内衰以致脉道虚陷不起的就要用灸法，既不属于经气亢盛也不属于经气虚弱，而仅仅只是经气运行失调的，就要用本经所属的腧穴来调治。要使用灸法的患者，都应当增强饮食以促进肌肉生长，同时还要结合适当的调养——放松身上束着的带子，披散头发而不必扎紧，从而使全身气血得以舒畅。此外，即使病人尚未痊愈，也要经常起床——手扶较粗的拐杖，足穿重履，缓步行走，做轻微的活动，从而使全身筋骨得以舒展。属于本经经气亢盛的，其寸口脉的脉象要比人迎脉的脉象大两倍；而属于本经经气虚弱的，其寸口脉的脉象反而会比人迎脉的脉象小。

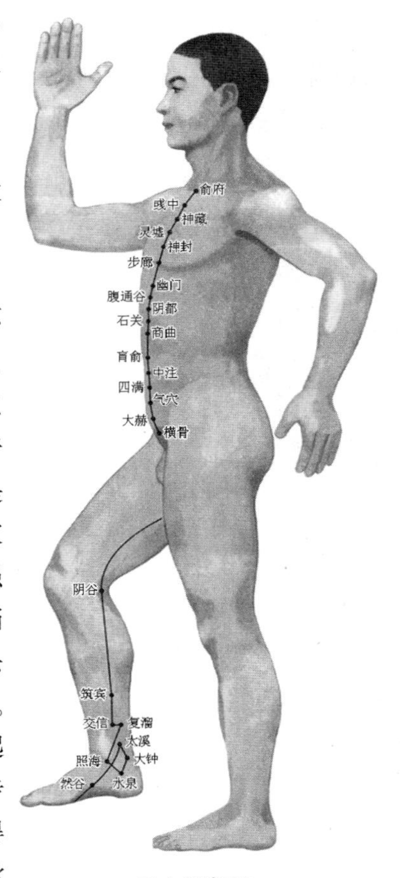

足少阴肾经

原文

心主手厥阴心包络之脉，起于胸中，出属心包络，下膈，历络三焦[①]；其支者，循胸出胁，下腋三寸，上抵腋，下循臑内，行太阴少阴之间，入肘中，下臂行两筋之间，

入掌中，循中指出其端；其支者，别掌中，循小指次指[2]出其端。

是动则病手心热，臂肘挛急，腋肿，甚则胸胁支满，心中澹澹大动，面赤目黄，喜笑不休。

是主脉所生病者[3]，烦心心痛，掌中热。

为此诸病，盛则泻之，虚则补之，热则疾之，寒则留之，陷下则灸之，不盛不虚，以经取之。盛者，寸口大一倍于人迎；虚者，寸口反小于人迎也。

注释

①历络三焦：历，就是经过的意思。历络三焦，就是指心包络经自胸至腹，顺次经过并联络上、中、下三焦。②小指次指：即指小指旁侧的第二个手指，也就是无名指。③是主脉所生病者：心主血脉，而心包络为心的外卫，代心受邪并代心行令，所以心包络经可以主治脉所发生的疾病。

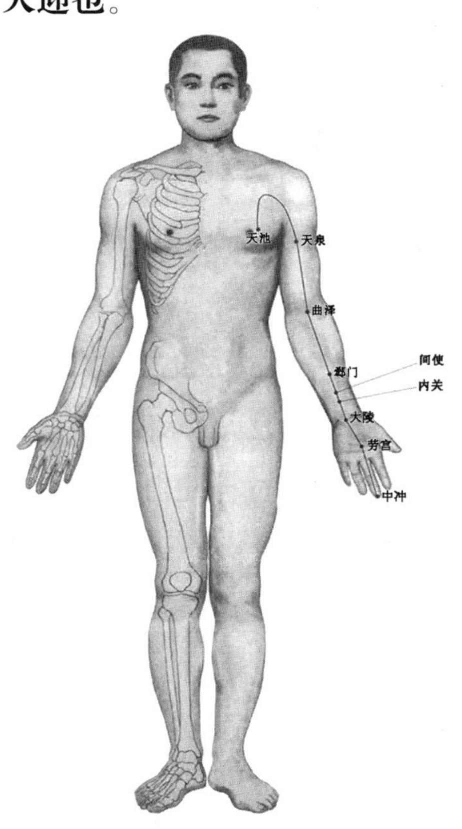

手厥阴心包经

译文

心主的经脉手厥阴心包络经，起始于胸中，向外走行而联属于本经所属的脏腑——心包络，然后再下行贯穿横膈膜，由此而经过并联络于与本经相表里的脏腑——三焦；它的一条支脉，从胸中横出至胁部，再走行到腋下三寸处，此后再向上循行，抵达腋窝部，然后再沿着上臂的内侧，在手太阴肺经与手少阴心经这两条经脉的中间向下循行，进入肘中，再沿着前臂内侧两筋的中间下行，入于掌中，再沿着中指直达其末端；它的另一条支脉，从掌心别行而出，沿着无名指到达其末端，而与手少阳三焦经相衔接。

手厥阴心包络经之经气发生异常的变动，就会出现掌心发热，臂肘关节拘挛，腋下肿胀等症状。更严重的还会出现胸部、胁肋部支撑满闷，心中惊恐不安以致心脏跳动剧烈，面色发赤，眼睛发黄，喜笑不止。

手厥阴心包络经上的腧穴主治脉所发生的疾病，其症状是心中烦躁，心痛，掌心发热。

治疗上面这些病症时：属于经气亢盛的就要用泻法，属于经气不足的就要用补法；属于热的就要用速针法，属于寒的就要用留针法；属于阳气内衰以致脉道虚陷不起的就要用灸法；既不属于经气亢盛也不属于经气虚弱，而仅仅只是经气运行失调的，就要用本经所属的腧穴来调治。属于本经经气亢盛的，其寸口脉的脉象要比人迎脉的脉象大一倍；而属于本经经气虚弱的，其寸口脉的脉象反而会比人迎脉的脉象小。

| 原文 |

三焦手少阳之脉，走于小指次指之端，上出两指之间，循手表腕①，出臂外两骨之间②，上贯肘，循臑外，上肩，而交出足少阳之后，入缺盆，布膻中，散络心包③，下膈，循属三焦；其支者，从膻中上出缺盆，上项，系耳后直上，出耳上角，以屈下颊至䪼；其支者，从耳后入耳中，出走耳前，过客主人前，交颊，至目锐眦。

是动则病耳聋浑浑焞焞④，嗌肿喉痹。是主气所生病者⑤，汗出，目锐眦痛，颊痛，耳后肩臑肘臂外皆痛，小指次指不用。为此诸病，盛则泻之，虚者补之，热则疾之，

寒则留之，陷下则灸之，不盛不虚，以经取之。盛者，人迎大一倍于寸口；虚者，人迎反小于寸口也。

| 注释 |

①手表腕：即手腕的外侧，也就是手背。在此是指手背上从小指与无名指的分叉处到腕部阳池穴处的部分。②两骨之间：在此指的是桡骨与尺骨的中间。③散络心包：散布联终于心包络。④浑浑焞焞：形容听不清楚声音的样子。⑤是主气所生病者：因为三焦腑具有气化功能以通行水液，故其所络属的经脉——三焦经也就可以调治气所发生的病症。

| 译文 |

三焦的经脉手少阳经，由无名指的末端，向上走行而出于小指与无名指的中间，再沿着手背到达腕部，并出于前臂外侧两骨的中间，再向上循行，穿过肘部，沿着上臂的外侧，上行至肩部，而与足少阳胆经相交叉，并出行于胆经的后方，此后再进入缺盆，分布于两乳之间的膻中处，并散布联络于与本经相表里的脏腑——心包络，再向下穿过横膈膜，而依次联属于本经所属的脏腑——上、中、下三焦。它的一条支脉，从胸部的膻中处上行，出于缺盆，并向上走行到颈项，连接于耳后，再直上而出于耳上角，并由此屈折下行，绕颊部，而到达眼眶的下方；它的另一条支脉，从耳的后方进入耳中，再出行至耳的前方，经过足少阳胆经所属之客主人穴的前方，与前一条支脉交会于颊部，由此再上行至外眼角，而与足少阳胆经相衔接。

手少阳三焦经之经气发生异常的变动，就会出现耳聋，听声模糊，咽喉肿痛，喉咙闭塞等症状。手少阳三焦经上的腧穴主治气所发生的疾病，其症状是自汗出，外眼角疼痛，面颊疼痛，耳后、肩部、上臂、肘部、前臂等部位的外缘处都发生疼痛，无名指不能活动。治疗上面这些病症时：属于经气亢盛的就要用泻法，属于经气不足的就要用补法；属于热的就要用速针法，属于寒的就要用留针法；属于阳气内衰以致脉道虚陷不起的就要用灸法；既不属于经气亢盛也不属于经气虚弱，而仅仅只是经气运行失调的，就要用本经所属的腧穴来调治。属于本经经气亢盛的，其人迎脉的脉象要比寸脉的脉象大一倍；而属于本经经气虚弱的，其人迎脉的脉象反而会比寸口脉的脉象小。

| 原文 |

胆足少阳之脉，起于目锐眦，上抵头角①，下耳后，循颈行手少阳之前，至肩上，却交出手少阳之后，入缺盆；其支者，从耳后入耳中，出走耳前，至目锐眦后；其支者，别锐眦，下大迎，合于手少阳，抵于䪼，下加颊车，下颈合缺盆，以下胸中，贯膈络肝属胆，循胁里，出气街，绕毛际②，横入髀厌③中；其直者，从缺盆下腋，循胸过季胁④，下合髀厌中，以下循髀阳⑤，出膝外廉，下外辅骨⑥之前，直下抵绝骨⑦之端，下出外踝之前，循足跗上，入小指次指之间；其支者，别跗上，入大指之间，循大指歧骨⑧内出其端，还贯爪甲，出三毛⑨。

是动则病口苦，善太息，心胁痛，不能转侧，甚则面微有尘，体无膏泽⑩，足外反热，是为阳厥⑪。是主骨所生病者⑫，头痛颔痛，目锐眦痛，缺盆中肿痛，腋下肿，马刀侠瘿⑬，汗出振寒，疟，胸、胁、肋、髀、膝外至胫绝骨外踝前及诸节皆痛，小指次指不用。为此诸病，盛则泻之，虚则补之，热则疾之，寒则留之，陷下则灸之，不盛不虚，以经取之。盛者，人迎大一倍于寸口；虚者，人迎反小于寸口也。

| 注释 |

①头角：指前额之上缘的两端处，即额角。②毛际：指耻骨部阴毛的边缘。③髀厌：就是髀枢，即髋关节，俗称大转子，为环跳穴所在的

部位。④季胁：指两侧胸胁下方的软肋部。⑤髀：股，俗名大腿。内为阴，外为阳。髀阳：指大腿的外侧。⑥外辅骨：指腓骨。胫骨为内辅骨。⑦绝骨：外踝上方之崩骨，但骨在此处似乎有所中断，故名。它又是悬钟穴的别名。⑧歧骨：足之大趾与次趾本节后方的骨缝处叫作歧骨。⑨三毛：指足大趾背面，趾甲后方，第一趾关节处，有毛的部位。⑩膏：指膏脂。泽：润泽。膏泽：形容油润有光泽的样子。⑪阳厥：是指由少阳之气上逆所导致的病症。古人认为凡是足少阳胆经之经气发生异常变动而出现的病症，都是由胆木生火，火气冲逆所致，故其病症都称为阳厥病。⑫是主骨所生病者：胆之味为苦，苦味入骨；又骨为干，其质刚，胆为中正之官，其气亦刚，故胆腑有病，可伤及于骨。所以胆腑所络属的经脉——胆经也就可以调治骨所发生的病症。⑬马刀侠瘿：指瘰疬，相当于现在所说的淋巴结核，俗称疬串。其生于腋下，状似马刀形者，叫作马刀；而其生于颈部者，叫作侠瘿。

| 译文 |

胆的经脉足少阳经，起始于外眼角，向上循行至额角，再折而下行，绕至耳的后方，然后沿着颈部，在手少阳三焦经的前方向下走行，到达肩上，再与手少阳三焦经相交叉并出行到其后方，而进入缺盆；它的一条支脉，从耳的后方进入耳中，再出行至耳的前方，最后到达外眼角的后方；它的另一条支脉，从外眼角处别出，下行至大迎穴处，再由此上行而与手少阳三焦经相合，并到达眼眶的下方，折行，到达颊车的部位，再向下循行至颈部，并与前述之本经的主干会合于缺盆部，然后再由缺盆部下行至胸中，穿过横膈膜，而联络于与本经相表里的脏腑——肝脏，并联属于本经所属的脏腑——胆腑，此后再沿着胁部的里面向下走行，出于少腹两侧的气街部，再绕过阴毛的边缘，而横行进入环跳穴所在的部位；其直行的经脉，从缺盆部下行至腋部，再沿着胸部通过季胁，并与前一支脉象合于环跳穴所在的部位，由此向下行，沿着大腿的外侧到达膝部的外缘，再下行到腓骨的前方，然后一直下行，抵达外踝上方之腓骨末端的凹陷处，再向下行而出于外踝的前方，并由此沿着足背，进入足之第五趾与第四趾的中间；还有一条支脉，从足背别行而出，进入足之大趾与次趾的中间，并沿着足大趾的外侧（靠近次趾的那一侧）行至其末端，然后再回转过来，穿过足大趾的爪甲部分，出于趾甲后方的三毛部位，而与足厥阴肝经相衔接。

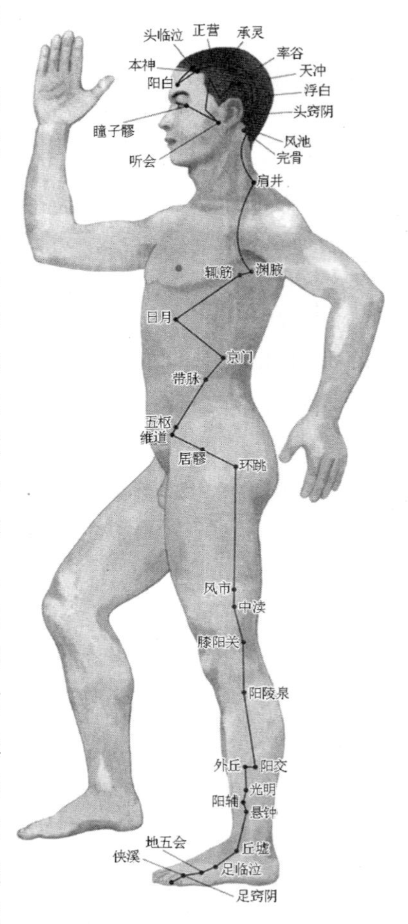

足少阳胆经

足少阳胆经之经气发生异常的变动，就会出现口苦，时常叹气，胸胁部作痛以致身体不能转动等症状；病情严重时，还会出现面部像有灰尘蒙罩着一样黯无光泽，全身皮肤干燥而失去润泽之色，以及足外侧反觉发热等症状，以上这些病症就叫作阳厥病。足少阳胆经上的腧穴主治骨所发生的疾病，其症状是头痛，颔部疼痛，外眼角痛，缺盆中肿痛，腋下肿胀，腋下或颈部病发瘰疬，自汗出而战栗怕冷，疟疾，胸胁、肋部、大腿、膝盖等部位的外侧，直至小腿外侧、绝骨、外踝前等部位以及胆经经脉循行所经过的各个关节都发生疼痛，足小趾旁侧之足趾（即第四足趾）不能活动。治疗上面这些病症时，属于经气亢盛的就要用泻法，属于经气不足的就要用补法；属于热的就要用速针法，属于寒的就要用留针法；属于阳气内衰以致脉道虚陷不起的就要用灸法；既不属于经气亢盛也不属于经气虚弱，而仅仅只是经气运行失调的，就要用本经所属的腧穴来调治。属于本经经气亢盛的，其人迎脉的脉象要比寸口脉的脉象大一倍；而属于本经经气虚弱的，其人迎脉的脉象反而会比寸口脉的脉象小。

| 原文 |

肝足厥阴之脉，起于大趾丛毛[①]之际，上循足跗上廉，去内踝一寸，上踝八寸，交出太阴之后，上腘内廉，循股阴[②]入毛中，过阴器，抵小腹，挟胃属肝络胆，上贯膈，布胁肋，循喉咙之后，上入颃颡[③]，连目系，上出额，与督脉会于巅；其支者，从目系下颊里，环唇内；其支者，复从肝别贯膈，上注肺。

是动则病腰痛不可俯仰，丈夫㿗疝，妇人少腹肿，甚则嗌干，面尘脱色。是主肝所生病者，胸满呕逆，飧泄狐疝[④]，遗溺闭癃。为此诸病，盛则泻之，虚则补之，热则疾之，寒则留之，陷下则灸之，不盛不虚，以经取之。盛者，寸口大一倍于人迎；虚者，寸口反小于人迎也。

| 注释 |

①丛毛：指足大趾背面第一趾关节处多毛的部位，也就是前文所提到的“三毛”。②股阴：即大腿的内侧部。③颃（háng）颡（sǎng）：即鼻腔后部之鼻后孔所在的部位，它是鼻腔与咽部相通的部位，也是鼻的内窍。④狐疝：是疝气的一种。睾丸时大时小、时上时下，如狐之出入无常者，叫作狐疝，又名偏坠。

| 译文 |

肝的经脉足厥阴经，起始于足大趾趾甲后方之丛毛的边缘，然后沿着足背的上缘向上走行，到达内踝前一寸的地方，再向上循行至内踝上方八寸的部位，而与足太阴脾经相交叉并出行到其后方，此后再上行至膝部腘窝的内缘，并沿着大腿的内侧，进入阴毛之中，然后环绕并通过阴器，而抵达少腹部，由此再挟行于胃的两旁，并联属于本经所属的脏腑——肝脏，再联络于与本经相表里的脏腑——胆腑，此后再向上走行，贯穿横膈膜，并散布于胁肋，然后再沿着喉咙的后方，向上进入于鼻腔后部之鼻后孔的地方，由此再向上走行，而与眼球连接于脑的脉络相联系，再向上行，出于额部，与督脉会合于头顶的最高处（即百会穴所在的部位）；它的一条支脉，从眼球连接于脑的脉络处别行而出，向下行至颊部内侧，再环绕口唇的内侧；它的另一条支脉，从肝脏别行而出，贯穿横膈膜，再向上走行并注于肺脏，而与手太阴肺经相衔接。

足厥阴肝经之经气发生异常的变动，就会出现腰部作痛以至不能前后俯仰，男子病发㿉疝，女子少腹肿胀等症状；病情严重时，还会出现喉咙干燥，面部像蒙着灰尘一样黯无光泽等症状。足厥阴肝经上的腧穴主治肝脏所发生的疾病，如胸中满闷，呕吐气逆，完谷不化的泄泻，睾丸时上时下的狐疝，遗尿，小便不通等。治疗上面这些病症时：属于经气亢盛的就要用泻法，属于经气不足的就要用补法；属于热的就要用速针法，属于寒的就要用留针法；属于阳气内衰以致脉道虚陷不起的就要用灸法；既不属于经气亢盛也不属于经气虚弱，而仅仅只是经气运行失调的，就要用本经所属的腧穴来调治。属于本经经气亢盛的，其寸口脉的脉象要比人迎脉的脉象大一倍；而属于本经经气虚弱的，其寸口脉的脉象反而会比人迎脉的脉象小。

| 原文 |

手太阴气绝，则皮毛焦。太阴行气，温于皮毛者也。故气不荣，则皮毛焦；皮毛焦，则津液去皮节[①]；津液去皮节者，则爪枯毛折；毛折者，则毛先死。丙笃丁死，火胜金也。手少阴气绝，则脉不通。少阴者，心脉也；心者，脉之合也。脉不通，则血不流；血不流，则髦[②]色不泽。故其面黑如漆柴者，血先死。壬笃癸死，水胜火也。足太阴气绝者，则脉不荣肌肉。唇舌者，肌肉之本也。脉不荣，

则肌肉软；肌肉软，则舌萎，人中满；人中满，则唇反；唇反者，肉先死。甲笃乙死，木胜土也。

足少阴气绝，则骨枯。少阴者，冬脉也，伏行而濡骨髓者也。故骨不濡，则肉不能著也；骨肉不相亲，则肉软却③；肉软却，故齿长而垢，发无泽；发无泽者，骨先死。戊笃己死，土胜水也。

足厥阴气绝，则筋绝。厥阴者，肝脉也；肝者，筋之合也；筋者，聚于阴气④，而脉络于舌本也。故脉弗荣，则筋急；筋急，则引舌与卵。故唇青、舌卷、卵缩，则筋先死。庚笃辛死，金胜木也。五阴气俱绝，则目系转，转则目运⑤。目运者，为志先死。志先死，则远一日半死矣。六阳气绝，则阴与阳相离，离则腠理⑥发泄，绝汗乃出。故旦占夕死，夕占旦死。

|注释|

①津液去皮节：就是津液丧失以致皮肤中缺少液体物质的意思。②髦（máo）：指头发。③却：在此是短缩的意思。④聚于阴气：阴气，在《难经》及各家中，均作“阴器”，也就是生殖器。聚于阴器的筋，主要为经筋。⑤目运：是指眼睛的黑睛上翻，仅露出白睛的现象。⑥腠理：腠，就是指汗孔。理，就是指皮肉的纹理。

|译文|

手太阴肺经之经气竭绝，就会出现皮毛焦枯的病象。因为手太阴肺经能够运行气血而温润肌表的皮肤和毫毛，倘若肺经之经气不足，不能运行气血以营养皮肤和毫毛，就会使皮毛焦枯。出现了皮毛焦枯的病象，就表明皮毛已经丧失了津液。皮毛丧失了津液的润泽，进而会出现爪甲枯槁，毫毛断折等现象。出现了毫毛折断、脱落的现象，就表明毫毛已经先行凋亡了。这种病症，逢丙日就会加重，逢丁日就会死亡。这都是因为丙、丁属火，肺属金，火能克金。手少阴心经之经气竭绝，就会使血脉不通。手少阴之经脉为心经，心乃血脉之相合者。血脉不通，就会使血液不能流、行，血液不能流、行，头发和面色就会没有光泽。所以倘若病人的面色黯黑，就好像烧焦的木炭一样，那就表明其营血已经先行衰败了。这种病症，逢壬日就会加重，逢癸日就会死亡。这都是因为壬、癸属水，心属火，水能克火的缘故。足太阴脾经之经气竭绝，就会使经脉不能输布水谷精微营养肌肉。脾主肌肉，其华在唇，其脉连于舌本、散于舌下，因此由唇舌就能够观察出肌肉的状态，所以说唇舌为肌肉的根本。经脉不能输布水谷精微以营养肌肉，就会使肌肉松软；肌肉松软，就会导致舌体萎缩，人中部肿满；人中部肿满，就会使口唇外翻。出现了口唇外翻的病象，就表明肌肉已经先行衰痿了。这种病症，逢甲日就会加重，逢乙日就会死亡。这都是甲、乙属木，脾属土，木能克土的缘故。

足少阴肾经之经气竭绝，就会出现骨骼枯槁的病象。因为足少阴肾经是应于冬季的经脉，它走行于人体深部而濡养骨髓，所以足少阴肾经之经气竭绝，就会使骨髓得不到濡养，进而就会导致骨骼枯槁。倘若骨骼得不到濡养而枯槁，那么肌肉也就不能再附着于骨骼上了；骨与肉分离而不能相互结合，就会使肌肉松软短缩；肌肉松软短缩，就会使牙齿显得长长了一些，并使牙齿上积满污垢，同时，还会出现头发失去光泽等现象。出现了头发枯槁无泽的病象，就表明骨骼已经先行衰败了。这种病症，逢戊日就会加重，逢己日就会死亡。这都是戊、己属土，肾属水，土能克水的缘故。

足厥阴肝经之经气竭绝，就会出现筋脉挛缩拘急、不能活动的病象。因为足厥阴肝经，是络属于肝脏的经脉，且肝脏外合于筋，所以足厥阴肝经与筋的活动有着密切的联系。再者，各条经筋都会聚于生殖器部，而其脉又都联络于舌根，倘若足厥阴肝经之经气不足，以至不能营养筋脉，就会使筋脉拘急挛缩。筋脉拘急挛缩，就会导致舌体卷屈以及睾丸上缩。因此如果出现了唇色发青、舌体卷屈以及睾丸上缩等病象，那就表明筋脉已经先行败绝了。这种病症，逢庚日就会加重，逢辛日就会死亡。这都是庚、辛属金，肝属木，金能克木的缘故。五脏所主的五条阴经之经气都已竭绝，就会使眼球内连于脑的脉络扭转；眼球连接于脑的脉络扭转，就会使眼睛上翻。出现了这种眼睛上翻的病象，就表明病人的神志已经先行败绝了。倘若病人的神志已经败绝，那么他离死亡也就只剩下一天半的时间了。六腑所主的六条阳经之经气都已竭绝，就会使阴气和阳气相互分离。阴阳分离，就会使皮表不固，精气外泄而流出大如串珠、凝滞不流的绝汗。这是人体精气败绝的病象，因此如果病人在早晨出现了这种病象，那就表明他将在当天晚上死亡，如果病人在晚上出现了这种病象，那就表明他将在第二天早晨死亡。

原文

经脉十二者，伏行分肉之间，深而不见；其常见者，足太阴过于外踝之上[①]**，无所隐故也。诸脉之浮而常见者，皆络脉也。六经络手阳明少阳之大络，起于五指间，上合肘中。**

饮酒者，卫气先行皮肤，先充络脉，络脉先盛，故卫气已平[②]**，营气乃满，而经脉大盛。脉之卒然动者，皆邪气居之，留于本末，不动则热。不坚则陷且空，不与众同，是以知其何脉之动也。**

注释

①足太阴过于外踝之上：张介宾认为“足太阴”应为“手太阴”，“踝”与“髁”通，本从张氏之说。②平：在此作“满盛”解。

译文

手足阴阳十二经脉，大都是隐伏在里而循行于分肉之间的，其位置都较深而不能在体表看到，通常可以看见的只有手太阴肺经之脉经过于手外踝骨之上的那一部分，这都是该处的皮肤细薄，使经脉无所隐匿的缘故。所以大多数浮现在浅表以致平常可以看见的经脉，都是络脉。在手之阴阳六经的络脉之中，最明显突出而易于诊察的就是手阳明大肠经和手少阳三焦经这两条经脉的大络，他们分别起于手部五指之间，由此再向上会合于肘窝之中。

饮酒之后，因为酒气具有剽疾滑利之性，所以它会先随着卫气行于皮肤，充溢于浅表的络脉，而使络脉首先满盛起来。此后，倘若在外的卫气已经充溢有余，就会使在内的营气也随之满盛，进而就会使经脉中的血气也大大地充盛起来。倘若没有饮酒，经脉就突然充盛起来、发生异常的变动，那么说明有邪气侵袭于内，并停留在了经脉自本至末的循行通路上。因为外邪侵袭人体，都是先入络后入经，所以如果经脉没有出现异常的变动，那就说明外邪尚在浮浅的络脉之中，此时的邪气不能走窜，就会郁而发热，从而使脉形变得坚实。如果络脉的脉形不显坚实，那就说明邪气已经深陷于经脉，并使络脉之气空虚衰竭了。凡是被邪气所侵袭了的经脉，都会出现与其他正常经脉不同的异常表现，由此我们也就可以测知是哪一条经脉感受到邪气而发生了异常的变动。

| 原文 |

雷公曰：何以知经脉之与络脉异也？

黄帝曰：经脉者常不可见也，其虚实也，以气口知之。脉之见者，皆络脉也。

雷公曰：细子无以明其然也。

黄帝曰：诸络脉皆不能经大节之间，必行绝道[①]而出，入复合于皮中，其会皆见于外。故诸刺络脉者，必刺其结上。甚血者虽无结，急取之以泻其邪而出其血，留之发为痹也。凡诊络脉，脉色青则寒且痛，赤则有热。胃中寒，手鱼之络多青矣；胃中有热，鱼际络赤。其暴黑者，留久

痹也；其有赤有黑有青者，寒热气也；其青短者，少气也。凡刺寒热者皆多血络。必间日而一取之，血尽而止，乃调其虚实。其小而短者少气，甚泻之则闷，闷甚则仆，不得言。闷则急坐之也。

| 注释 |

①绝道：就是“别道”的意思，也就是与经脉循行路径不同的循行道路。

| 译文 |

雷公问：怎样才能知道经脉或是络脉之中发生了病变呢？

黄帝说：经脉隐伏在内，因此即使其发生了病变，在体表常常也是看不到的，其虚实的变化情况只能从气口部位的脉象变化来测知。而在体表可以看到的那些经脉的病变，其实都是络脉的病变。

雷公说：我还是不能明白其中的道理。

黄帝说：所有的络脉都不能通过大关节所在的部位，因此在走行到大关节所在的部位时，络脉都要经过经脉所不到的地方，出于皮表，越过大关节后，再入里而与经脉相合于皮中，此外，他们相合的部位都会在皮表部显现出来。因此，凡是针刺络脉的病变，都必须刺中其有淤血结聚的地方，才能取得良好的疗效。而对于血气郁积的病症，虽然它还没有出现淤血结聚的现象，但也应该尽快采用刺络的方法去进行治疗，以泻除其病邪而放出其恶血。如果把恶血留在体内，就会导致血络凝滞、闭塞不通的痹症。在诊察络脉病变的时候：如果络脉所在的部位呈现青色，就表明它是寒邪凝滞于内、气血不通而痛的病症；如果络脉所在的部位呈现红色，那就表明它是体内有热的病症。例如，胃中有寒的病人，其手鱼部的络脉大多都会呈现出青色，而胃中有热的病人，其鱼际部的络脉就会呈现出红色。络脉所在部位突然呈现出黑色的，那就说明它是留滞已久的痹病。络脉所在部位的颜色时而发红、时而发黑、又时而发青的，那就说明它是寒热相兼的病症。颜色发青且脉络短小的，那是元气衰少的征象。一般在针刺邪在浅表以致寒热并作的病症时，因为病邪尚未深入于经，所以就应该多刺浅表的血络，同时还必需隔日一刺，直到把恶血完全泻尽才能停止，然后才可以再根据病症的虚实来进行调治。络脉色青且脉形短小的，是属于元气衰少的病症。如果对元气衰少很严重的病人使用了泻法，就会使他感到心胸烦闷，烦闷至极就会出现昏厥倒地、不能言语等症状。因此，对于这种病人，在他已有烦闷感而尚未昏仆的时候，就应该立即将他扶起，成半坐半卧位，再施以急救。

| 原文 |

手太阴之别，名曰列缺[①]。起于腕上分间[②]，并太阴之经直入掌中，散入于鱼际。

其病实，则手锐[③]掌热；虚，则欠故[④]，小便遗数。取之，去腕半寸[⑤]。别走阳明也。

手少阴之别，名曰通里。去腕一寸半[⑥]，别而上行，循经入于咽中，系舌本，属目系。其实则支隔[⑦]，虚则不能言。取之掌后一寸。别走太阳也。

手心主之别，名曰内关。去腕二寸，出于两筋之间，别走少阳。循经以上，系于心，包络心系。实则心痛，虚则为烦心。取之两筋间也。

手太地阳之别，名曰支正。上腕五寸，内注少阴；其别者，上走肘，络肩髃。实则节弛肘废，虚则生肬[⑧]，小者如指痂疥[⑨]。取之所别也。手阳明之别，名曰偏历。去腕三寸，别入太阴；其别者，上循臂，乘肩髃，上曲颊[⑩]偏齿；其别者，入耳，合于宗脉[⑪]。实则龋齿耳聋，虚则齿寒痹隔[⑫]。取之所别也。

手少阳之别，名曰外关。去腕二寸，外绕臂，注胸中，合心主。病实则肘挛，虚则不收。取之所别也。

注释

①手太阴之别，名曰列缺：每经之络脉，都以其从正经分出之处的腧穴的名字来命名。②分间：指分肉之间。③手锐：即手的锐骨部，也就是手掌后方之小指侧的高骨。④欠㰦：欠，就是呵欠；㰦，形容张口的样子。欠㰦，形容呵欠时张口伸腰的样子。⑤去腕半寸：列缺穴在手掌后方距离腕关节一寸五分的地方，因此原文中之“去腕半寸”当为“去腕寸半”之误。⑥去腕一寸半：通里穴在手掌后方距离腕关节一寸的地方，因此原文中之“去腕一寸半”当为“去腕一寸”之误。⑦支隔：指胸膈间支撑作胀以致感觉不舒畅的病症。⑧肬（yóu）：指赘肉。⑨痂疥：是古代的一种皮肤病。⑩曲颊：指下颌后方之下颌骨的弯曲处，在耳垂的下方。因其形状屈曲，故名。⑪宗脉：指聚结于耳中的经脉。⑫痹隔：痹，就是闭塞不通的意思。痹隔，就是胸膈间闭塞不通。

译文

手太阴肺经别出的络脉，名叫列缺。它起始于手腕上部的分肉之间，由此而与手太阴肺经的正经并行，直入于手掌内侧，并散布于鱼际的部位。

倘若它发生病变，其属于实症的，就会出现腕后之锐骨部与手掌部发热的症状，而其属于虚症的，就会出现张口呵欠，小便失禁或频数等症状。对于以上这些病症，都可以取用位于腕后一寸半处的列缺穴来进行治疗。这条络脉就是手太阴肺经走向并联络于手阳明大肠经的主要分支。

手少阴心经别出的络脉，名叫通里。它从手掌后方距离腕关节一寸处别行分出，由此而沿着手少阴心经的正经向上走行，并进入心中，然后再向上循行而联系于舌根，并连属于眼球内连于脑的脉络。倘若它发生病变，其属于实症的，就会出现胸膈间支撑不舒的症状，而其属于虚症的，就会出现不能言语的症状。对于以上这些病症，都可以取用位于手掌后方一寸处的通里穴来进行治疗。这条络脉就是手少阴心经走向并联络于手太阳小肠经的主要分支。

手厥阴心包络经别出的络脉，名叫内关。它在距离腕关节两寸处，从两筋的中间别行分出，由此再沿着手厥阴心包络经的正经向上走行，而联系于心，并包绕联络于心脏与其他脏腑相联系的脉络。倘若它发生病变，其属于实症的，就会出现心痛的症状，而其属于虚症的，就会出现头颈部僵硬强直的症状。对于以上这些病症，都可以取用位于手掌后方、两筋之间的内关穴来进行治疗。

手太阳小肠经别出的络脉，名叫支正。它从腕关节上方五寸的地方别行分出，由此再向内走行而注于手少阴心经之中；它有一条别行的支脉，在支正穴处别行而出，此后就向上走行，到达肘部，然后再向上循行，而联络于肩髃穴所在的部位。倘若它发生病变，其属于实症的，就会出现骨节弛缓，肘关节痿废而不能活动等症状，而其属于虚症的，就会在皮肤上生出赘疣，其中小的就像指头中间干结作痒的痂疥一样大小。对于以上这些病症，都可以取用手太阳小肠经的络脉从其本经所别出之处的络穴——支正穴来进行治疗。手阳明大肠经别出的络脉，名叫偏历。它在手掌后方距离腕关节三寸的部位从本经分出，由此而别行并进入手太阴肺经的经脉；它的一条别行的支脉，在偏历穴处别行而出，然后就沿着手臂上行，经过肩髃穴所在的部位，再向上走行，而到达曲颊的部位，进而斜行到牙根部并联络之；它的另一条别出的支脉，走入耳中，而与耳部的宗脉会合。倘若它发生病变，其属于实症的，就会发生龋齿、耳聋等病症，而其属于虚症的，就会出现牙齿发冷，胸膈间闭塞不畅等症状。对于以上这些病症，都可以取用手阳明大肠经的络脉从其本经所别出之处的络穴——偏历穴来进行治疗。

手少阳三焦经别出的络脉，名叫外关。它在手掌后方距离腕关节两寸的部位从本经分出，由此而向外绕行于臂部，然后再向上走行，注于胸中，而与手厥阴心包络经相会合。倘若它发生病变，其属于实症的，就会出现肘关节拘挛的症状，而其属于虚症的，就会出现肘关节弛缓不收的症状。对于以上这些病症，都可以取用手少阳三焦经的络脉从其本经所别出之处的络穴——外关穴来进行治疗。

原文

足太阳之别，名曰飞阳。去踝七寸，别走少阴。实则鼽窒，头背痛；虚则鼽衄。取之所别也。

足少阳之别，名曰光明。去踝五寸，别走厥阴，下络足跗。实则厥，虚则痿躄①，坐不能起。取之所别也。

足阳明之别，名曰丰隆。去踝八寸，别走太阴；其别者，循胫骨外廉，上络头项，合诸经之气，下络喉嗌。其病气逆则喉痹瘁瘖②。实则狂癫，虚则足不收，胫枯。取之所别也。

足太阴之别，名曰公孙。去本节之后一寸，别走阳明；其别者，入络肠胃。厥气上逆则霍乱③。实则肠中切痛，虚则鼓胀④。取之所别也。

足少阴之别，名曰大钟。当踝后绕跟，别走太阳；其别者，并经上走于心包，下贯腰脊。其病气逆则烦闷，实则闭癃⑤，虚则腰痛。取之所别者也。

足厥阴之别，名曰蠡沟。去内踝五寸，别走少阳；其别者，经股上睾，结于茎。其病气逆则睾肿卒疝。实则挺长，虚则暴痒。取之所别也。

注释

①痿：痿软无力。躄：足不能行。痿躄：指一种以下肢痿软无力，以致不能行走为特征的病症。②瘁：马莳认为“瘁”字应该作“猝”字解，也就是突然的意思。瘁瘖：突然失音，不能言语。③霍乱：病名。

其发作时上吐下泻，挥霍缭乱，故名霍乱。④鼓胀：腹胀如鼓。⑤闭：指大便闭结。癃：指小便不通。

译文

足太阳膀胱经别出的络脉，名叫飞阳。它在足之上方、距离外踝七寸的部位从本经分出，由此而别行并走向足少阴肾经的经脉。倘若它发生病变，其属于实症的，就会出现鼻塞不通，头背部疼痛等症状，而其属于虚症的，就会出现鼻塞或鼻出血。对于以上这些病症，都可以取用足太阳膀胱经的络脉从其本经所别出之处的络穴——飞阳穴来进行治疗。

足少阳胆经别出的络脉，名叫光明。它在足之上方、距离外踝五寸的部位从本经分出，由此而别行并走向足厥阴肝经的经脉，然后再向下走行，而联络于足背部。倘若它发生病变，其属于实症的，就会出现下肢厥冷的症状，而其属于虚症的，就会出现下肢痿软无力以致难以步行，以及坐下后就不能再起立等症状。对于以上这些病症，都可以取用足少阳胆经的络脉从其本经所别出之处的络穴——光明穴来进行治疗。

足阳明胃经别出的络脉，名叫丰隆。它在足之上方、距离外踝八寸的部位从本经分出，由此而别行并走向足太阴脾经的经脉。它有一条别行的支脉，在丰隆穴处别行而出，然后就沿着胫骨的外缘向上走行，一直走到头顶部，与其他各经的经气相会合，然后再向下走行，并最终联络于咽喉部。如果它的脉气向上逆行，就会导致咽喉肿闭、突然失音而不能言语等病症。如果它的经脉发生病变，其属于实症的，就会出现神志失常的癫狂症，而其属于虚症的，就会出现两足弛缓不收、小腿部肌肉枯萎等症状。对于以上这些病症，都可以取用足阳明胃经的络脉从其本经所别出之处的络穴——丰隆穴来进行治疗。

足太阴脾经别出的络脉，名叫公孙。它在足大趾本节后方一寸远的地方从本经分出，由此而别行并走向足阳明胃经的经脉。它有一条别行的支脉，向上走行，进入腹部而联络于肠胃。如果它的脉气厥逆上行，就会导致吐泻交作的霍乱症。如果它的经脉发生病变，其属于实症的，就会出现腹部痛如刀绞的病症，而其属于虚症的，就会出现腹胀如鼓的病症。对于以上这些病症，都可以取用足太阴脾经的络脉从其本经所别出之处的络穴——公孙穴来进行治疗。

足少阴肾经别出的络脉，名叫大钟。它从足内踝的后方别行分出，由此再环绕足跟至足的外侧，而走向足太阳膀胱经的经脉。它有一条别行的支脉，与足少阴肾经的正经并行而上，抵达心包络，然后再向外下方走行，贯穿腰脊。如果它的脉气上逆，就会出现心烦胸闷的症状。如果它的经脉发生病变，其属于实症的，就会出现二便不通的症状，而其属于虚症的，就会出现腰痛的症状。对于以上这些病症，都可以取用足少阴肾经的络脉从其本经所别出之处的络穴——大钟穴来进行治疗。

足厥阴肝经别出的络脉，名叫蠡沟。它在足之上方、距离内踝五寸的部位从本经分出，由此而别行并走向足少阳胆经的经脉。它有一条别行的支脉，经过胫部而上行至睾丸，并聚结于阴茎。如果它的脉气上逆，就会导致睾丸肿大，突发疝气。如果它的经脉发生病变，其属于实症的，就会导致阴茎勃起而不能回复，其属于虚症的，就会出现阴部奇痒难忍等症状。对于以上这些病症，都可以取用足厥阴肝经的络脉从其本经所别出之处的络穴——蠡沟穴来进行治疗。

原文

任脉之别，名曰尾翳[①]。下鸠尾，散于腹。实则腹皮痛，虚则痒搔。取之所别也。

督脉之别，名曰长强。挟膂上项，散头上，下当肩胛左右，别走太阳，入贯膂。实则脊强，虚则头重。高摇之，挟脊之有过者[②]。取之所别也。

注释

①尾翳：是鸠尾穴的别名。②过：在此是发生病变的意思。挟脊之有过者：指挟行于脊柱两侧的络脉发生病变而引起的病症。

译文

任脉别出的络脉，名叫尾翳。它起始于胸骨下方的鸠尾处，由此再向下散于腹部。倘若它发生病变，其属于实症的，就会出现腹部皮肤疼痛的症状，而其属于虚症的，就会出现腹部皮肤瘙痒的症状。对于以上这些病症，都可以取用任脉的络脉从其本经所别出之处的络穴——尾翳穴来进行治疗。

督脉别出的络脉，名叫长强。它起始于尾骨尖下方的长强穴处，由此再夹着脊柱两旁的肌肉向上走行到顶部，并散于头上，然后再向下走行到肩胛部附近，此后就别行走向足太阳膀胱经，并深入体内，贯穿脊柱两旁的肌肉。倘若它发生病变，其属于实症的，就会出现脊柱强直以致不能俯仰的症状，而其属于虚症的，就会出现头部沉重、振摇不定等症状。以上这些症状都是由本条络脉之挟行于脊柱两侧的部分发生病变而引起的，对于这些病症，都可以取用督脉的络脉从其本经所别出之处的络穴——长强穴来进行治疗。

原文

脾之大络，名曰大包。出渊腋①下三寸，布胸胁。实则身尽痛，虚则百节尽皆纵。此脉若罗络之血者，皆取之脾之大络脉也。

凡此十五络者，实则必见，虚则必下。视之不见。求之上下。人经不同，络脉异所别也。

注释

①渊腋：穴位名。其穴在腋下三寸处，属于足少阳胆经。因为大包穴在腋下六寸处，正好位于渊腋穴下方三寸的地方，所以就用“渊腋下三寸”来作为寻取大包穴的标准。

译文

脾脏的大络，名叫大包。它起始于渊腋穴下方三寸处，由此再散布于胸胁。倘若它发生病变，其属于实症的，就会出现全身各处都疼痛的症状，而其属于虚症的，就会出现周身骨节都弛纵无力的症状。此外，当它发生病变时，还会使大包穴附近出现网络状的血色斑纹。对于以上这些病症，都可以取用脾之大络从其本经所别出之处的络穴——大包穴来进行治疗。

以上所说的十五条络脉，他们在发病时，凡是属于脉气壅盛所致之实症的，其脉络都必然会变得明显突出而容易看到，凡是属于脉气虚弱所致之虚症的，其脉络都必然会变得空虚下陷而不易察知。如果在络穴所在部位的体表处看不到任何异常的现象，那么就应当到该穴所在部位的附近去仔细观察。人的形体有高矮胖瘦的区别，因而其经脉就会有长短的不同，而其络脉所别行分出的部位也就多少会有一些差异，所以医者在诊察病情时，都应当灵活变通，而不能执一而求。

经筋第十三

原文

足太阳之筋，起于足小指，上结于踝，邪上结于膝，其下循足外踝，结于踵，上循跟，结于腘，其别者，结于腨①外，上腘中内廉，与腘中并上结于臀，上挟脊，上项；其支者，别入结于舌本；其直者，结于枕骨，上头下颜，结于鼻；其支者，为目上网，下结于頄；其支者，从腋后外廉，结于肩髃；其支者，入腋下，上出缺盆，上结于完骨；

其支者，出缺盆，邪上出于頄[②]。其病小指支跟肿痛，腘挛，脊反折，项筋急，肩不举，腋支，缺盆中纽痛，不可左右摇。治在燔针[③]劫刺[④]，以知[⑤]为数，以痛为输[⑥]。名曰仲春痹也。

| 注释 |

①腨：小腿肚。②頄（kuí）：眼眶下的高骨，即颧骨。③燔针：即火针，指烧红的针。④劫刺：是一种针刺的手法，即快速地进针和出针的刺法。⑤知：通"至"，指达到治疗的效果，即病愈。⑥以痛为输：在痛处取穴，即取天应穴、阿是穴。

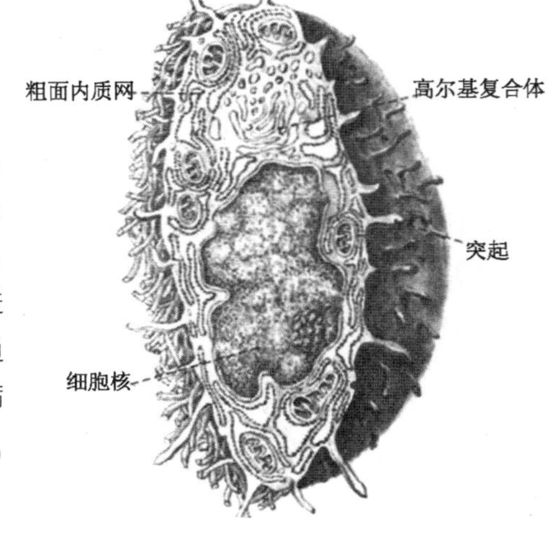

皮骨细胞超微结构图

| 译文 |

足太阳膀胱经的筋：起于足的小拇趾，上行并结聚于足的外踝，再斜行向上结聚于膝部；循行于足跗下，沿足外踝的外侧，结聚于足跟，又沿足跟上行而结聚于膝腘内。它另行的一条支筋：结聚于腿肚的外侧，上行进入腋窝的内侧缘，与前一支筋并行，上结于臀部，再上行经过脊柱两旁，至头项，由此分出的支筋：另行入内并结聚于舌根。其直行的支筋，由项上行而结聚于枕骨，再至头顶，然后下至眉上，结聚于鼻的两旁。由鼻分出的支筋，像网络一样围绕而上至眼胞，然后向下结聚于颧骨处。又一支筋：由腋后外侧，上行而结聚于肩髃穴处。另一条支筋：由腋窝，向上出于缺盆处结聚于耳后完骨部。还有一条支筋：由缺盆部另出，斜行向上出于颧骨部。由本经筋所引起的病症表现为：足小拇趾及足跟疼痛，膝腘部挛急，脊背反张，项筋发紧，肩不能抬举，腋部牵扯缺盆部辗转疼痛，肩部不能左右摇动；治疗时应用火针速刺疾出的方法。针刺的次数以病情好转为度，以痛处作为针刺的穴位。这种病称为仲春痹。

原文

足少阳之筋，起于小指次指，上结外踝，上循胫外廉，结于膝外廉；其支者，别起外辅骨，上走髀①，前者结于伏菟之上，后者结于尻；其直者，上乘眇②季胁，上走腋前廉，系于膺乳，结于缺盆；直者，上出腋，贯缺盆，出太阳之前，循耳后，上额角，交巅上，下走颔，上结于頄；支者，结于目眦，为外维。其病小指次指支转筋，引膝外转筋，膝不可屈伸，腘筋急，前引髀，后引尻③，即上乘眇季胁痛，上引缺盆膺乳颈，维筋急，从左之右，右目不开，上过右角，并跻脉而行，左络于右，故伤左角，右足不用，命曰维筋相交。治在燔针劫刺，以知为数，以痛为输。名曰孟春痹也。

注释

①髀：指大腿或者大腿外侧。②眇（miǎo）：指胁下空软处。③尻：指尾骶部。

译文

足少阳经的经筋，起于足第四趾趾端，沿足背上行结聚于外踝，再沿着胫骨外侧，向上结聚在膝部的外缘。足少阳经筋的一条分支，从外辅骨处分出，向上行至大腿部，在此又分为两支。行于前面的一支，结聚在伏菟之上；行于后面的一支，结聚在尾骶部；其直行的一支，向上行至胁下空软处及季肋部位，再向上行于腋部的前缘，横过胸旁，连接乳部，向上结聚于缺盆；它的另一直行支线，出腋部，穿过缺盆，穿出后行于足太阳经筋的前面，沿耳后绕至上额角，交会于巅顶，从头顶侧面向下走至颔部，又转向上结聚于颧部；还有一条支筋，从颧部发出，结聚在外眼角，成为眼的外维。足少阳经的经筋发病时：见足第四趾掣引转筋，并牵扯膝部外侧转筋，膝部不能屈伸；腘窝部位筋脉拘急，前面牵引髀部疼痛，后面牵引尻部疼痛，向上则牵引胁下空软处及软肋部作痛，向上牵引缺盆、胸侧乳部、颈部所维系的筋发生拘急。若是从左侧向右侧维络的筋拘急，则右眼不能张开，因为经筋上过右额角与跻脉并行，而阴阳跻脉在这里互相交叉，左右经筋也是互相交叉的，左侧的筋维络右侧，所以左额角筋伤，会引起右足不能活动，这就是“维筋相交”。治疗这一病症应当用火针疾刺疾出的方法，针刺的次数以病愈为度，针刺的穴位就是感觉疼痛的地方。这种病症就叫作孟春痹。

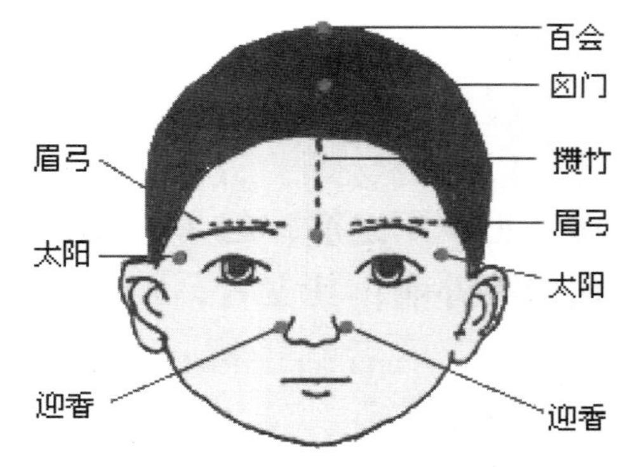

头面部正面穴位

| 原文 |

足阳明之筋，起于中三指，结于跗上，邪外上加于辅骨。上结于膝外廉，直上结于髀枢，上循胁，属脊；其直者，上循骭[①]，结于膝，其支者，结于外辅骨，合少阳，其直者，上循伏菟，上结于髀，聚于阴器，上腹而布，至缺盆而结，上颈，上挟口，合于頄，下结于鼻，上合于太阳，太阳为目上网，阳明为目下网；其支者，从颊结于耳前。其病足中指支，胫转筋，脚跳坚，伏菟转筋，髀前肿，㿗疝，腹筋急，引缺盆及颊，卒口僻，急者目不合，热则筋纵，目不开。颊筋有寒，则急引颊移口，有热则筋弛纵缓，

不胜收，故僻。治之以马膏，膏其急者，以白酒和桂，以涂其缓者，以桑钩钩之，即以生桑灰置之坎中，高下以坐等，以膏熨急颊，且饮美酒，噉美炙肉，不饮酒者，自强也，为之三拊而已。治在燔针劫刺，以知为数，以痛为输。名曰季春痹也。

| 注释 |

①骭：小腿骨。

| 译文 |

足阳明经之筋，起于足次趾与中趾之间，结聚于足背上。斜行的一支，从足背的外侧向上至辅骨，结聚于膝外侧，再直行向上结聚于髀枢，又向上沿着胁部络属于脊柱；直行的一支，从足背向上沿胫骨，结聚在膝部，由此分出的支筋，结聚于外辅骨，与足少阳的经筋相合；其直行的支筋，沿辅骨上行，结聚在大腿部，并结聚于阴器，又向上行，散布在腹部，上行至缺盆部结聚，然后上行通过颈部，环绕在口的周围，再汇合于颧部，向下结于鼻，从鼻旁上行与太阳经筋相合。太阳经的小筋网维于眼的上胞，阳明经的小筋网维于眼的下胞，另一条从颧部发出的支筋，通过颊部结聚于耳前。足阳明经的经筋发病，可见足中趾、胫部转筋，足部有跳动感并有强直的感觉，伏菟部转筋，髀前肿，㿉疝，腹部筋脉拘急。向上牵引到缺盆及颊部，突然发生口角歪斜，筋脉拘急的一侧眼睑不能闭合，如有热则筋脉弛纵眼不能睁开。颊筋如果有寒就发生拘急、牵引颊部而致口角歪斜；有热则筋脉

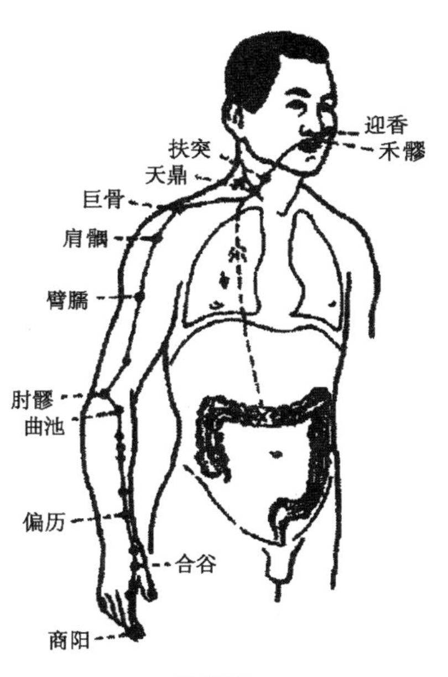

胃经图

弛缓、收缩无力，发生口部歪向一侧。治疗口角歪斜的方法，是用马脂油涂在拘急一侧的面颊上，以润养其拘急之筋，再以白酒调和桂末，涂在弛缓一侧的面颊上，使筋脉温通，然后再用桑钩钩住病人的口角，以调整其歪斜，使其复位。另外，用桑木炭火放入地坑，坑的高低以患者坐位时，能烤到颊部为宜，同时用马脂温熨拘急一侧的面颊，令患者喝一些酒，吃些烤肉之类的美味，不能饮酒的病人也要勉强喝一些，并再三地用手抚摩患处，以舒筋活络。其他病的治疗，可应用燔针，以疾进疾出的手法治疗，针刺的次数以病愈为度，以疼痛的部位为针刺的穴位，这种病叫作季春痹。

| 原文 |

足太阴之筋，起于大指之端内侧，上结于内踝；其直者，络于膝内辅骨[①]，上循阴股，结于髀，聚于阴器，上腹，结于脐，循腹里，结于肋，散于胸中；其内者，著于脊。其病足大指支内踝痛，转筋痛，膝内辅骨痛，阴股引髀而痛，阴器纽痛，上引脐两胁痛，引膺中脊内痛。治在燔针劫刺，以知为数，以痛为输。命曰孟秋痹也。

| 注释 |

①辅骨：即腓骨。

| 译文 |

足太阴经的经筋，起于足大趾趾端的内侧，上行结聚于内踝；其直行的支线，向上结聚于膝内的腓骨，沿股内侧上行，结聚于髀部，继而结聚在前阴，再上行至腹部，结聚于脐部，沿腹内上行，然后结于两胁，散布于胸中。其行于内侧的一支附着于脊柱两旁。足太阴经的经筋发病，可见足大趾牵引内踝作痛，转筋，膝内辅骨疼，股内侧牵引至髀部作痛，阴器像扭转一样紧缩疼痛，并向上牵引脐部及两胁作痛，进而牵引胸及脊内作痛。治疗本病应采取燔针，用速刺疾出法，针刺的次数以病愈为度，以痛处为针刺的穴位。这种病症叫作孟秋痹。

| 原文 |

足少阴之筋，起于小指之下，并足太阴之筋，邪走内踝之下，结于踵，与太阳之筋合，而上结于内辅之下，并太阴之筋而上循阴股，结于阴器，循脊内挟膂，上至项，结于枕骨，与足太阳之筋合。其病足下转筋，及所过而结者皆痛及转筋。病在此者，主痫瘛及痉，在外者不能俯，在内者不能仰。故阳病者腰反折不能俯，阴病者不能仰。治在燔针劫刺，以知为数，以痛为输，在内者熨引饮药，发数甚者，死不治，名曰仲秋痹也。

| 译文 |

足少阴经的筋，起始于足小趾的下方，然后进入足心，行于足的内侧，与足太阴经筋并行，再斜行向上聚结于至内辅骨之下，再与足太阴经筋并行，向上沿大腿根部内侧结聚于阴器，再沿着脊柱旁肌肉上行至颈部，结聚于头后部的枕骨，与足太阳经筋相合。足少阴经的经筋发病，可见足心发生转筋，且其经筋所经过和所结聚的部位，都有疼痛和转筋的症候出现。足少阴经筋发生的主要病症还有痫证、抽搐和项背反张等。病在背侧的不能前俯，病在胸腹侧的不能后仰。背为阳，腹为阴，阳病项背部筋急，腰部向后反折，身体就不能前俯；阴病腹部筋急，使身体向前曲，就不能后仰。治疗这种病应采用燔针，用速刺急出法，针刺的次数以病愈为度，以痛处为针刺的穴位。病在胸腹内不宜针刺的，可熨贴患处，加以按摩导引以舒筋脉，并饮用汤药以养血。若本经的经筋反折纠结，而且发作次数频繁，病情很重的，往往是不治之症。这种病称作仲秋痹。

| 原文 |

足厥阴之筋，起于大指之上，上结于内踝之前，上循胫，上结内辅之下，上循阴股，结于阴器，络诸筋。其病足大指支内踝之前痛，内辅痛，阴股痛转筋，阴器不用，伤于内[①]则不起，伤于寒则阴缩入，伤于热则纵挺不收。治在行水，清阴气[②]。其病转筋者，治在燔针劫刺，以知为数，以痛为输。命曰季秋痹也。

| 注释 |

①伤于内：房事过度。②清阴气：清理足厥阴经之经气。张景岳："清，理也。此言当以药治之，在通行水脏而调阴气，盖水则肝之母也。"

| 译文 |

足厥阴经的经筋，起于足大趾之上，上行结聚在内踝骨之前，再向上沿着胫骨，结于膝内辅骨之下，向上沿大腿的内侧，结于阴器，联络其他各经筋。本经筋发生的病症，为足大趾牵引内踝骨前疼痛，膝内辅骨痛，大腿内侧疼痛抽筋，阳萎不用，如伤于房事过度，则阳痿不举。如伤于寒则阴器缩入，如伤于热则阴器弛纵挺长不收。治疗就疏通肾脏而清理本经的经气。对于转筋一类的病症，治疗用火针，用快速的手法，以病见效为针刺次数的限度，以病部痛点为腧穴。这种病叫季秋痹。

原文

手太阳之筋，起于小指之上，结于腕，上循臂内廉，结于肘内锐骨[①]之后，弹之应小指之上，入结于腋下；其支者，后走腋后廉，上绕肩胛，循颈，出走太阳之前，结于耳后完骨；其支者，入耳中；直者，出耳上，下结于颔，上属目外眦。其病小指支肘内锐骨后廉痛，循臂阴，入腋下，腋下痛，腋后廉痛，绕肩胛引颈而痛，应耳中鸣痛，引颔，目瞑良久，乃得视，颈筋急，则为筋瘘颈肿[②]。寒热在颈者，治在燔针劫刺，以知为数，以痛为输。其为肿者，复而锐之。本支者，上曲牙，循耳前，属目外眦，上颔，结于角。其痛当所过者，支转筋。治在燔针劫刺，以知为数，以痛为输。名曰仲夏痹也。

注释

①锐骨：高骨之意。此处指肘内的高骨。②筋瘘颈肿：张介宾注“即鼠瘰之属”。即瘰疬。

译文

手太阳经的经筋，起始于手小指的上部，结聚于手腕，沿前臂内侧上行，结聚于肘内高骨的后边。如果用手指弹拨此处的筋，酸麻的感觉能反映到小指上，再上行入结于腋下；其分支，向后行至腋窝的后缘，上绕肩胛，沿颈部行于足太阳经筋的前面，结聚在耳后的完骨；由此又分出一条支筋，进入耳中；它的直行部分，从耳出，上行，又向下结聚于腮部，再折上行，联属外眼角。手太阳经的经筋发病，可见手小指掣引肘内高骨后缘疼痛，沿手臂侧至腋下及腋下后侧的部位，都感到疼痛，环绕肩胛并牵引到颈部也发生疼痛，并出现耳中鸣响疼痛，同时牵引颔部、眼部，眼睛闭合后，需要经过较长时间，才能看清物体，恢复视力。颈筋拘急时，可发生筋瘘、颈肿等症；寒热发生于颈部的，应采用燔针，以速刺急出的方法针刺，刺的次数以病愈为度，以痛处为穴。刺后颈肿不消退的，再改用锐利的针刺治。这种疾病称为仲夏痹。

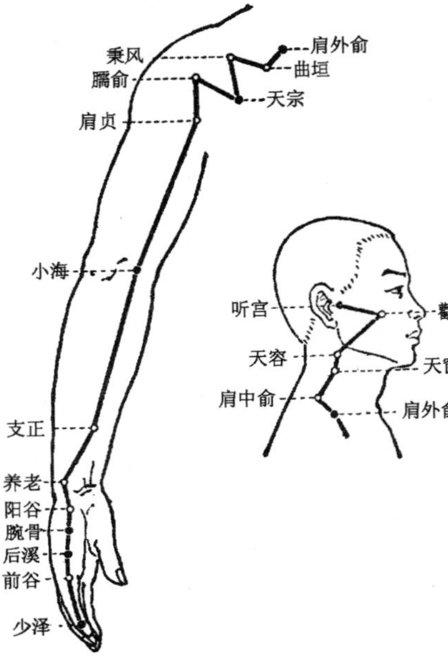

小肠经经穴总图

原文

手少阳之筋，起于小指次指之端，结于腕，中循臂，结于肘，上绕臑外廉，上肩走颈，合手太阳；其支者，当曲颊[①]，入系舌本；其支者，上曲牙[②]，循耳前，属目外眦，上乘颔，结于角。其病当所过者即支转筋，舌卷。治在燔针劫刺，以知为数，以痛为腧。名曰季夏痹也。

注释

①曲颊：指下颌角。②曲牙：颊车穴别名。

译文

手少阳经的经筋，起始于无名指靠近小指的一侧，上行结聚在腕部，再沿着手臂上行结聚于肘部，向上绕着大臂的外侧，经过肩部行至颈部，与手太阳的经筋相合。从颈部分出的一支，在下颌角的部位深入于里，联系舌根；另一分支，向下走至颊车穴，沿着耳向前行进，联属外眼角，向上经过额部，最终结聚在额角。手少阳经的经筋发病，可见本经的经筋循行部位发生掣引、转筋和舌体卷曲的现象。治疗时，应采用燔针，采用速刺急出法，针刺的次数以病愈为度，以痛处为穴。这种病称为季夏痹。

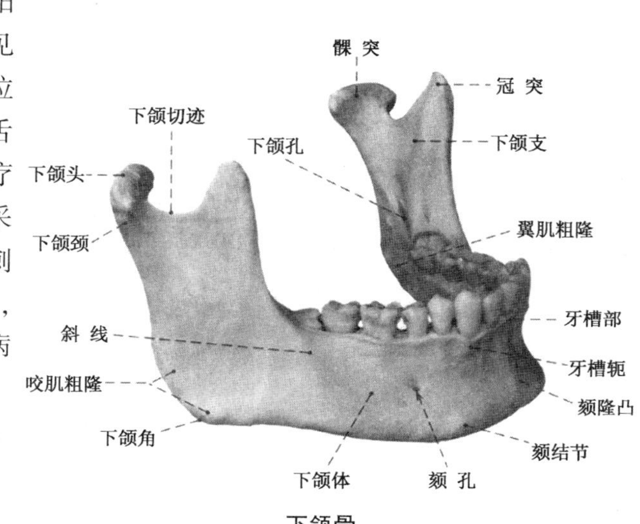

下颌骨

原文

手阳明之筋，起于大指次指之端，结于腕，上循臂，上结于肘外，上臑，结于髃；其支者，绕肩胛，挟脊，直者，从肩髃上颈；其支者，上颊，结于頄，直者，上出手太阳之前，上左角，络头，下右颔。其病当所过者，支痛及转筋，肩不举，颈不可左右视。治在燔针劫刺，以知为数，以痛为输，名曰孟夏痹也。

手太阴之筋，起于大指之上，循指上行，结于鱼后，行寸口外侧，上循臂，结肘中，上臑内廉，入腋下，出缺盆，结肩前髃，上结缺盆，下结胸里，散贯贲，合贲下，抵季胁。其病当所过者，支转筋，痛甚成息贲，胁急吐血。治在燔针劫刺，以知为数，以痛为输。名曰仲冬痹也。

手心主之筋，起于中指，与太阴之筋并行，结于肘内廉，上臂阴，结腋下，下散前后挟胁；其支者，入腋，散胸中，结于贲[①]。其病当所过者，支转筋，前及胸痛，息

贲。治在燔针劫刺，以知为数，以痛为输。名曰孟冬痹也。

手少阴之筋，起于小指之内侧，结于锐骨，上结肘内廉，上入腋，交太阴，挟乳里，结于胸中，循贲，下系于脐。其病内急，心承伏梁，下为肘网。其病当所过者，支转筋，筋痛。治在燔针劫刺，以知为数，以痛为输。其成伏梁唾血脓者，死不治。经筋之病，寒则反折筋急，热则筋弛纵不收，阴痿不用。阳急则反折，阴急则俯不伸。焠刺者，刺寒急也，热则筋纵不收，无用燔针。名曰季冬痹也。

足之阳明，手之太阳，筋急则口目为噼，眦急不能卒视，治皆如右方也。

| 注释 |

①贲：指胸膈部。

| 译文 |

手阳明经的经筋，起始于食指靠近大指的侧端，结聚于腕部，沿着手臂上行，结聚在肘的外侧，沿大臂上行，进而结聚于肩髃。它的分支，绕过肩胛，挟于脊柱的两侧；它的直行部分，从肩髃上行至颈部；从这里分出的一支，上行至颊部，结聚在颧部；直行的分支，从颈部向上，出于手太阳经筋的前方，上行至左额角，网络头部，再下行进入右腮部。手阳明经的经筋发病，可见该经筋所循行和结聚的部位掣引转筋及疼痛，肩部不能抬举，颈部不能左右转动、顾视。治疗这种病症，应采取火针，速刺急出法，针刺的次数以病愈为度，以疼痛处为针刺的穴位，这种病称为孟夏痹。

手太阴经的经筋，起始于手大指的末端，沿大指上行，结聚在手小鱼际之后，继续上行于寸口部位的外侧，再沿手前臂上行，结聚在肘中，再上行至臂部的内侧，进入腋下，出于缺盆；结聚在肩髃之前，又返回，向上结于缺盆，自腋下行的一支进入胸中，结于胸内，散布于横膈部，与手厥阴经的经筋合于膈部，继而下行抵达季胁部位。手太阴经的经筋发病，可见本经筋所循行结聚的部位掣引、转筋、疼痛，严重的，可发展为息贲病，呼吸急促，气逆喘息，或胁下拘急，吐血。治疗该病时，应采取火针，速刺急出，针刺次数以病愈为度，痛处为穴，这种病症叫作仲冬痹。

手厥阴心包经的经筋，起始于手中指端，沿指，上行，通过掌后与手太阴经筋并行，结聚于肘的内侧，向上行经过肘的内侧而结聚于腋下，从腋下前后布散，挟两胁分布。它的分支，入于腋下，散布于胸中，结聚于膈部。手厥阴心包经的经筋发病，可见本经筋所循行、结聚的部位掣引、转筋，以及胸痛或成息贲病，出现呼吸迫促、上逆喘息的病状。治疗时应采取燔针，用速刺疾出法，针刺次数以病愈为度，以痛处为穴。这种病就叫孟冬痹。

手少阴心经的筋，起于手的小拇指的内侧，结聚于掌后高骨，再上行而结于肘部内侧，进入腋下，与手太阴肺经的经筋相交叉，夹乳的内侧而结聚于胸中，然后沿着贲门，向下与脐部相连。本经筋所发生的病症表现为：胸内拘急、心下有积块坚伏而成伏梁（伏梁：五脏积病之一，起于心经气血凝滞，久治不愈，以致脐旁或脐上突起如手臂之物，伏而不动，如屋梁。——译注）、肘部拘急、本经筋所循行经过的部位，都会抽筋，疼痛。治疗时，应采取火针速刺疾出的方法。针刺的次数，以见效为度，以痛处作为针刺的穴位。如果已成，伏梁之症而吐脓血的，为不治之症，这种病称为季冬痹。凡是经筋所发生的病症，遇寒则筋拘急，遇热就会使筋弛缓不收，阴痿不举。背部的筋拘急会使身体向后反张，腹部的筋拘急会使身体前俯而不能伸直。火针是用于刺治因寒而致筋急的，若因热而致筋弛缓，就不能再用火针了。

而足阳明胃经和手太阳小肠经的筋拘急时，就会出现口眼歪斜、眼角拘急、视物模糊的症状，治疗时就能够采用以上的办法。

四时气第十九

| 原文 |

黄帝问于岐伯曰：夫四时之气，各不同形。百病之起，皆有所生。灸刺之道，何者为定？

岐伯答曰：四时之气，各有所在，灸刺之道，得气穴为定。故春取经、血脉、分肉之间，甚者深刺之，间者浅刺之。夏取盛经孙络，取分间，绝皮肤；秋取经腧，邪在腑，取之合。冬取井荥，必深以留之。

| 译文 |

黄帝问于岐伯说：四季气候各不相同，各种疾病的发生大都与四时的气候有关，针灸治疗的方法也因各个季节的气候而各不相同，其中有什么规律呢？

岐伯回答说：每一个季节都有自己的气候特点，灸刺的方法，也要以这一季节的气候特点为依据。因此，春天灸刺，宜取经脉、血脉和分肉之间的气道，病重的用刺深法，病轻的用刺浅法。夏季针刺应取在这一季节偏盛经脉的孙络，或者用只刺透皮肤而到达分肉之间的浅刺法。秋季应取经脉的腧穴，病邪在六腑就取六阳经的合穴。冬季宜取所病脏腑对应经脉的井穴和荥穴，而且一定要深刺并留针时间长些。

原文

温疟，汗不出，为五十九痏[1]。风疷[2]肤胀，为五十七痏。取皮肤之血者，尽取之。飧泄，补三阴之上，补阴陵泉，皆久留之，热行乃止。转筋于阳，治其阳；转筋于阴，治其阴，皆卒刺[3]之。

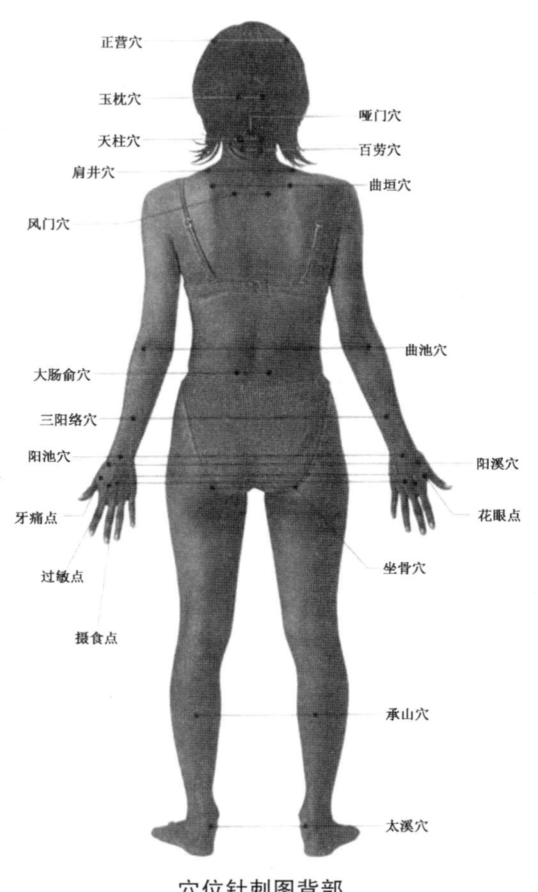

穴位针刺图背部

注释

①痏（wěi）：一般指伤疤，这里指腧穴。②风疷（shuì）：疷，《太素》《甲乙经》均作“水”。疷是一种外感风邪引起的水气病。③卒刺：在此是指使用火烧过的针治疗。

译文

温疟病，没有汗出症状的，可用热病的五十九个腧穴进行治疗。患风水病肌肤肿胀的，可以用五十七个治疗水病的腧穴治疗。如果使用针刺放血的治疗方法，就应该将该穴位的恶血放干净。脾胃虚寒所致的飧泄症，应该取三阴交穴，使用补的手法，再补阴陵泉，都要久留针，直至针下有热感的时候才能起针。转筋病，其部位在外侧就取阳经的穴位针刺，在内侧就取阴经的穴位针刺，都使用火针针刺。

原文

徒疢[①]，先取环谷[②]下三寸，以铍针[③]针之，已刺而筩[④]之，而内之，入而复之，以尽其疢，必坚。来[⑤]缓则烦悗，来急则安静。间日一刺之，疢尽乃止。饮闭药[⑥]，方刺之时，徒饮之。方饮无食，方食无饮，无食他食，百三十五日。著痹不去，久寒不已，卒取其三里。肠中不便，取三里，盛泻之，虚补之。疠风者，素刺其肿上，已刺，以锐针针其处，按出其恶气，肿尽乃止。常食方食，无食他食。

注释

①徒疢：指水肿病。与风水相比较，只有水气，没有风邪。②环谷：穴位名，现已无从考证该穴的位置。③铍(pī)针：古代九针中的一种，针的尖端形似宝剑，两面有刃，多用于外科肿胀部位的刺、割等方法，出脓血。④筩：通“筒”。指中空如筒的针。⑤来：据《甲乙经》为“束”，可从。⑥闭药：用于治疗闭证的药物，这里指利小便的药。

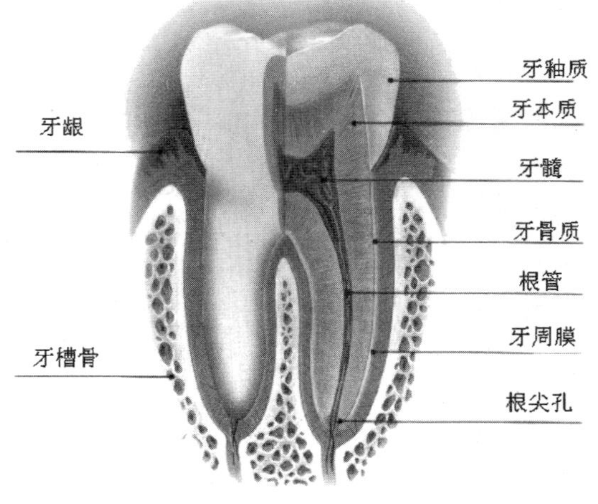

牙　齿

译文

只是水肿病而没有风邪的，先取环谷穴之下三寸的穴位，用铍针刺，然后用中空如筒的针刺入，将水抽出后放掉，反复进行几次，抽空其中的水，然后用布带将腰腹部捆束。如果束得过松就会使患者感到烦闷，绑紧就能舒适、安静，每隔一天治疗一次，直到水肿退尽为止。同时服用通闭的药物以利小便，防止再肿。就在开始针刺的时候服药，用了药物不要进食，刚吃过饭也不能服药，并保持饮食清淡，不能食用伤脾助湿的食物。这样的治疗及饮食，要坚持一百三十五天。湿邪为主的邪气造成的著痹长久不愈，是寒湿邪气久留体内所致，使用疾进疾出的针刺方法取足三里穴。湿邪在肠中造成肠胃不调的病症，治疗也取足三里穴，邪气盛的泻实，正气虚的补虚。麻风病，一般都用针刺其肿胀的部位，针刺之后，再用锋利的针刺这一部位，再用手挤按该处以压出毒气和恶血，直到消肿为止。要常食用些普通的食物，不要吃其他刺激性和油腻的食物。

原文

腹中常鸣，气上冲胸，不能久立，邪在大肠，刺肓之原[①]、巨虚上廉、三里。小腹控睾，引腰脊，上冲心，邪在小肠者，连睾系，属于脊，贯肝肺，络心系。气盛则厥逆，上冲肠胃，熏肝，散于肓，结于脐。故取之肓原以散之，刺太阴以予之，取厥阴以下之，取巨虚下廉以去之，按其所过之经以调之。善呕，呕有苦，长太息，心中憺憺，恐人将捕之，邪在胆，逆在胃，胆液泄则口苦，胃气逆则呕苦，故曰呕胆。取三里以下胃气逆，刺少阳血络以闭胆逆，却调其虚实，以去其邪。饮食不下，膈塞不通，邪在胃脘。在上脘则刺抑而下之，在下脘则散而去之。小腹痛肿，不

得小便，邪在三焦[②]约，取之太阳大络，视其络脉与厥阴小络结而血者，肿上及胃脘，取三里。

注释

①肓之原：穴位别名，《灵枢·九针十二原》"肓之原出于脖胦"，就是现在的气海穴。②邪在三焦：根据《灵枢·本输》，当指邪在膀胱的病变。

译文

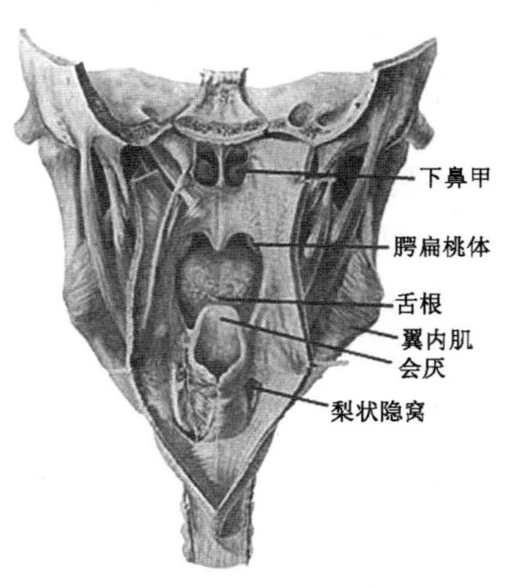

咽　腔

腹中常有鸣响，腹中有气向上冲至胸中，喘息急促而不能久立，这些都是邪气在大肠的表现，应该针刺肓之原、巨虚上廉、足三里几个穴位。小腹牵引睾丸疼痛，并牵及腰背和脊骨，向上冲至心胸部位，这是邪在小肠的表现。小肠连于睾系，向后附属于脊，其经脉贯通肝肺，络于心系。所以小肠邪气盛就会出现气机上逆的表现，上冲肠胃，熏蒸肝脏，布散于肓膜，结聚于脐。所以要取肓原穴以散肓之邪气，针刺手太阴经以补肺虚，刺厥阴经以泻肝实，取巨虚下廉以祛邪气，同时又要按压小肠经脉所过之处来调和气血。病人经常呕吐，且呕吐物中挟有苦水，并常常叹气，心中恐惧不安，害怕有人将会逮捕他，这是邪气在胆腑，阳气上逆于胃的病症。胆中的汁液外泄，所以口苦，胃气上逆所以呕吐苦水，这叫作呕胆。治疗应当取足三里穴来和降胃气，并针刺足少阳胆经的血络以消除胆气上逆的症状。根据病邪和正气的虚实状况斟酌以祛其邪气。饮食不能下咽或者感觉胸膈阻塞不通，这是病邪留于胃脘的病症。邪在上脘，就用针刺的方法抑制邪气的上逆而使气下行；邪在下脘，就用散法以祛除积滞。小腹疼痛、肿胀，小便不利，是邪在膀胱，针刺取太阳大络，观察足太阳经之络脉与厥阴经的小络，如有淤血结聚的，针刺以祛其淤血。如果小腹部肿痛向上连及胃脘的，取足三里。

原文

睹其色，察其目[①]，知其散复者，视其目色，以知病之存亡也。一其形，听其动静者，持气口人迎，以视其脉。坚且盛且滑者，病日进；脉软者，病将下；诸经实者，病三日已。气口候阴，人迎候阳也。

注释

①目：原作“以”，据《太素》改。

译文

诊断疾病时，看病人的面色，观察患者的眼神，就能知道正气的散失或恢复的情况。观察眼睛的颜色，可以知道病邪是存在还是已经消失。审查病人的形态、动静，再诊察气口、人迎的脉象，脉象坚实、滑利且洪大的，是病症日渐加重的表现，如果脉象软弱和缓，就是病邪将要衰退的表现。各经脉诊候的部位实而有力的，是正气旺盛的表现，三天左右就能痊愈了。气属肺脉，主候人体的阴气，人迎属胃脉，主候人体的阳气。

五邪第二十

原文

邪在肺，则病皮肤痛，寒热，上气喘，汗出，咳动肩背。取之膺中外腧，背三节五脏之傍。以手疾按之，快然，乃刺之；取之缺盆中，以越之。

邪在肝，则两胁中痛，寒中，恶血在内，行善掣节，时脚肿。取之行间，以引胁下；补三里，以温胃中；取血脉，以散恶血；取耳间青脉，以去其掣。

邪在脾胃，则病肌肉痛。阳气有余，阴气不足，则热中善饥；阳气不足，阴气有余，则寒中肠鸣腹痛；阴阳俱有余，若俱不足，则有寒有热。皆调于三里。

邪在肾，则病骨痛，阴痹。阴痹者，按之而不得，腹胀腰痛，大便难，肩背颈项痛，时眩。取之涌泉、昆仑，视有血者，尽取之。

邪在心，则病心痛，喜悲，时眩仆[①]，视有余不足而调之其输也。

注释

①眩仆：忽然头晕目眩而跌倒。

译文

病邪在肺，则表现为皮肤疼痛，恶寒发热，气逆而喘，出汗，剧咳引动肩背作痛。治疗时应取胸部中、外侧的腧穴，以及背部的第三胸椎旁的腧穴，进针之前先用手快速地按压，患者有了舒适感以后再进针。取缺盆正中间的天突穴，以散解肺中的邪气。

病邪在肝，表现为两胁疼痛，中焦脾胃寒气偏盛，肝藏血，肝病则淤血留滞体内，肝气不足以养筋，会出现小腿筋脉抽掣的现象，关节时有肿痛。治疗取足厥阴肝经的荥穴、行间穴引气下行，以缓解胁痛；补足三里以温中焦脾胃，并针刺本经的络脉以除其中的淤血，并刺双耳间的青络，可以缓解掣痛的症状。

邪气在脾胃，表现为肌肉痛。如果阳气有余，阴气不足，则胃腑阳热之邪盛而感到胃中灼热、消食善饥；如果阳气不足，阴气有余，就会脾气虚寒，而出现肠鸣腹痛的症状；如果阴气和阳气都有余，就会表现为邪气偏盛；阴气、阳气都不足，就表现为正气不足，而病发寒热。但不论是寒是热，都可以针刺足阳明经的足三里穴进行调治。

邪气在肾，表现为骨痛阴痹的病症。阴痹，就是身痛而无定处，即使用手按压也不能确定疼痛的部位，腹胀满，腰酸痛，大便难，肩、背、颈、项都出现屈伸不利的疼痛，有时感到眩晕。治疗取涌泉、昆仑穴，如有淤血的现象则针刺出血。

邪气在心，表现为心痛，情绪悲伤，时有眩晕甚至昏仆，治疗时根据其阴阳气血的有余和不足，来确定如何取本经的输穴用补虚泻实的方法进行调治。

寒热病第二十一

原文

皮寒热者，不可附席，毛发焦，鼻槁腊[①]，不得汗。取三阳之络[②]，以补手太阴。

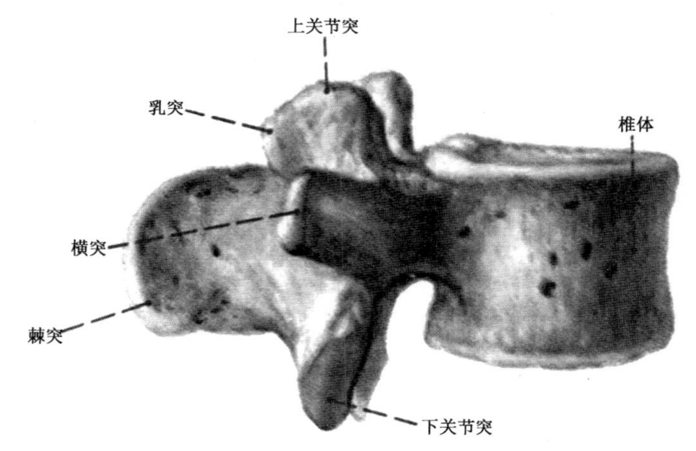

腰　椎

肌寒热者，肌痛，毛发焦而唇槁腊，不得汗。取三阳于下，以去其血者，补足太阴以出其汗。骨寒热者，病无所安，汗注不休。齿未槁，取其少阴于阴股之络；齿已槁，死不治。骨厥亦然。骨痹，举节不用而痛，汗注烦心。取三阴之经，补之。

身有所伤，血出多，及中风寒，若有所堕坠，四支懈惰不收，名曰体惰。取其小腹脐下三结交。三结交者，阳

明，太阴也，脐下三寸，关元也。厥痹者，厥气上及腹。取阴阳之络，视主病也。泻阳补阴经也。

注释

①槁腊：腊，干之意。“槁”“腊”为同意复词，即干燥。②三阳之络：三阳指足太阳经。三阳之络是指足太阳经的络穴飞扬穴。

译文

皮寒热病，其表现为皮肤疼痛甚至不能靠近席子，肺主皮毛，开窍于鼻，肺病寒热，故此津液无以输布，因而毛发焦黄，鼻腔干燥，汗不能出。治疗时应泻足太阳之络以去表热，兼补手太阴经。

肌寒热病，表现为肌肉痛，毛发焦且嘴唇干裂，汗不能出。治疗时取足太阳经在下肢的络穴以去除其淤血，再补足太阴经使其汗出。骨寒热病，表现为病人焦虑不安，大汗不止。如果牙齿尚未枯槁，说明阴气尚存，治疗时可取足少阴经在阴股部位的络脉；若是牙齿已经枯槁了，就是死症，难以救治了。骨厥病也是这样来判断的。骨痹病，全身关节活动不自如而关节疼痛，汗出如注且心烦意乱。治疗应补三阴经。

身体受伤，出血较多，又受了风寒外邪，心中有一种从高处坠下的感觉，四肢懈惰无力，这种病名为体惰。治疗时应取病人小腹之下的三结交处。三结交，就是指足阳明胃经、足太阴脾经在脐下三寸处相交的关元穴。厥痹，是厥逆之气由下上行至腹部。治疗时应取阴经或阳经的络脉，根据主要的病症，以泻阳经补阴经为原则进行治疗。

原文

颈侧之动脉人迎，人迎，足阳明也，在婴筋之前。婴筋之后，手阳明也，名曰扶突。次脉，足少阳脉也，名曰天牖。次脉，足太阳也，名曰天柱。腋下动脉，臂太阴也，

名曰天府。

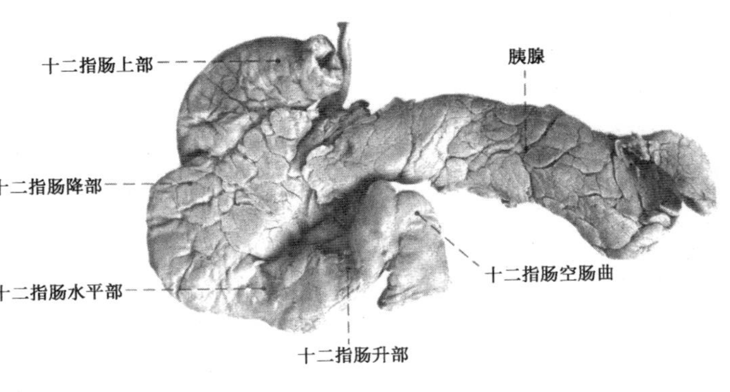

胰　腺

阳迎头痛，胸满不得息，取之人迎。暴瘖气鞕[①]，取扶突与舌本出血。暴聋气蒙，耳目不明，取天牖。暴挛痫眩，足不任身，取天柱。暴瘅内逆，肝肺相搏，血溢鼻口，取天府。此为天牖五部。

臂阳明有入頄遍齿者，名曰大迎，下齿龋取之。臂恶寒补之，不恶寒泻之。足太阳，有入頄遍齿者，名曰角孙，上齿龋取之，在鼻与頄前。方病之时，其脉盛，盛则泻之，虚则补之。一曰取之出鼻外。

足阳明有挟鼻入于面者，名曰悬颅[②]，属口，对入系目本，视有过者取之。损有余，益不足，反者益甚。足太阳有通项入于脑者，正属目本，名曰眼系。头目苦痛取之，在项中两筋间，入脑乃别。阴跻阳跻，阴阳相交，阳入阴，阴出阳，交于目锐眦。阳气盛则瞋目，阴气盛则瞑目。

| 注释 |

①气鞕（yìng）：此处指舌强硬。鞕：强硬。②悬颅：穴位名。在耳上角发际内，足阳明与足少阳在此处相通。

| 译文 |

颈部两侧的动脉是人迎脉。人迎脉上的穴位名为人迎，属于足阳明经，位置在颈部两侧的筋脉之前。婴筋的后面是手阳明经的穴位，名为扶突。手阳明经之后是手少阳经的穴位，名为天牖。再后面是足太阳经的穴位，名为天柱。腋下的动脉是手太阴经的腧穴，名为天府。

阳热邪气上逆于阳经，会出现头痛、胸中满闷、呼吸不利的症状，治疗应取人迎穴。突然失音，喉舌强硬，应针刺扶突穴并点刺舌根出血。突然耳聋，经气蒙蔽不通，耳失聪、目不明，治疗取天牖穴。突然发生筋脉拘挛、癫痫、眩晕，两足软弱不能站立的，取天柱穴。突然患热病，胸腹气机上逆，肝肺二经火邪相搏，致口鼻出血，取天府穴。以上所取的五穴，天牖穴居中，其他四穴聚拢在其四周，因此称为天牖五部。

手阳明大肠经进入颧部而遍络齿龈的一支，穴名叫大迎，所以治疗下龋齿应取大迎穴。恶寒的当用补法，不恶寒的用泻法。足太阳膀胱经入于颧部而遍络齿龈的一支，穴名为角孙，治疗上龋齿应取角孙穴，也可取鼻与颧之前的穴位治疗。刚得病的时候脉象充盈，应当用泻法，脉象虚弱就用补法。另一种说法，也可以取鼻外侧的穴位治疗，在患病初期，要遵循邪盛则泻、气虚则补的原则。

足阳明经脉循鼻的两侧行于面部，其穴名为悬颅，经脉下行联属于口，上行的部分进入对侧的目本之中，因此头痛引动腮部疼痛的，治疗时可以根据情况取悬颅穴，应实则泻之、虚则补之，否则便会加重病情。足太阳经通过项部的玉枕穴进入脑室，直接连属于目本，名为眼系，头目疼痛的应在项中两条筋之间取玉枕穴进行治疗，这条经脉由项进入脑，分别连属于阴跻、阳跻二脉，这两条脉阴阳相交，阳气入而阴气出，阴阳气交于目锐眦，阳气过盛时则两目张而不合，阴气盛时则两目合而不张。

原文

热厥取足太阴、少阳，皆留之。寒厥取足阳明、少阴于足，皆留之。舌纵涎下，烦悗，取足少阴。振寒洒洒，鼓颔，不得汗出，腹胀烦悗，取手太阴。刺虚者，刺其去也；刺实者，刺其来也。春取络脉，夏取分腠，秋取气口，冬取经输。凡此四时，各以时为齐[①]。络脉治皮肤，分腠治肌肉，气口治筋脉，经输治骨髓、五脏。

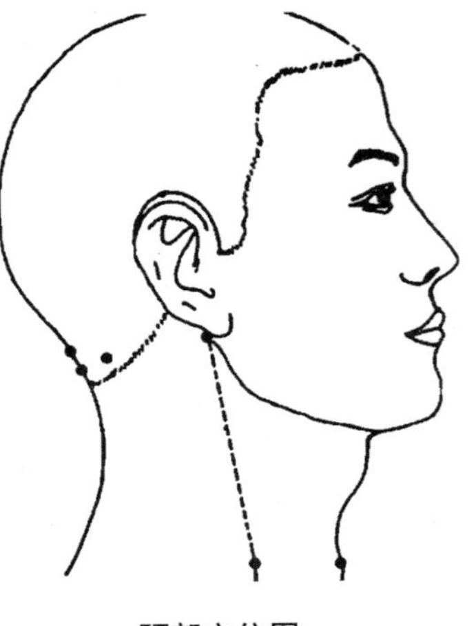

颈部穴位图

注释

①齐：通“剂”，为方剂、调剂的意思，这里是指针刺的部位与浅深，应随四时气候变化而定。

译文

治疗热厥病应取足太阴脾经和足少阳胆经，针刺时应留针一段时间；治疗寒厥病应取足阳明胃经和足少阴肾经，也应该留针较长时间。舌纵缓不收，口角流涎，胸脘烦闷的，是肾阴不足的表现，应针刺足少阴肾经。畏寒战栗，两颌鼓动，汗不得出，腹部胀满，胸脘烦闷，是肺气不足之症，治疗应取手太阴肺经。在进行针刺治疗时，属于虚症的，应该补养其正气，属于实症的，应该祛除其邪气。四季针刺的规律是，春季刺络脉，夏季刺分肉、腠理间，秋季取气口，冬季刺经脉，一年四季的针刺治疗，各自以季节、时令为取穴的标准，不能混淆。刺络脉间的穴位可以治皮肤病，刺分腠之间的穴位可以治肌肉的病，刺气口的穴位可治筋脉的病，刺经脉的输穴可以治骨髓、五脏的病。

原文

身有五部：伏菟一；腓二，腓者，腨也；背三；五脏之腧四；项五。此五部有痈疽者，死。病始手臂者，先取手阳明，太阴而汗出，病始头首者，先取项太阳而汗出，病始足胫者，先取足阳明而汗出。臂太阴可汗出，足阳明可汗出。故取阴而汗出甚者，止之于阳；取阳而汗出甚者，止之于阴。凡刺之害：中而不去则精泄，不中而去则致气。精泄则病甚而恇[1]，致气则生为痈疽也。

注释

①恇(kuāng)：怯弱无力。

译文

人身有五处重要的部位：一是伏菟；二是小腿；三是背部；四是背部与五脏有密切关系的腧穴所居的部位；五是项部。这五个部位如果发生痈疽就很难治愈了。痈疽之类的病如果是从手臂发生的，就先取手阳明大肠经、手太阴肺经的穴位治疗，汗出而热散，病可得解；病从头面发生的，可以先取颈项部的足太阳膀胱经的穴位针刺治疗，汗出而愈；如果是从足胫部发生的，就先取足阳明胃经的腧穴，汗出而愈。手太阴肺经的穴位可以发汗，足阳明胃经的穴位也能发汗。由于阴阳二气的相互制约，因此，若是取阴经发汗而又出汗过多的，可以取阳经穴位来止汗；若是取阳经穴位发汗而汗出过多的，可以取阴经的穴位来止汗。针刺不当，其害处主要有以下几种：已经达到了针刺治疗的效果而仍留针不去的，就会导致人身精气的耗损；针刺时还没有刺中疾病就立即出针的，会使邪气聚而不散。精气耗散过多会使病情加重，形体羸瘦；邪气聚而不散则易引起痈疡。

癫狂第二十二

原文

目眦外决于面者，为锐眦。在内近鼻者，为内眦。上为外眦，下为内眦。癫疾始生，先不乐，头重痛，视举目赤，甚作极，已而烦心，候之于颜。取手太阳、阳明、太阴，血变而止。癫疾始作，而引口啼呼者，候之手阳明、太阳。左强者，攻其右；右强者，攻其左，血变而止。

癫疾始作，先反僵，因而脊痛，候之足太阳、阳明、太阴、手太阳，血变为止。治癫疾者，常与之居，察其所当取之处。病至，视之有过者泻之，置其血于瓠[①]壶之中，至其发时，血独动矣；不动，灸穷骨二十壮。穷骨者，骶骨也。

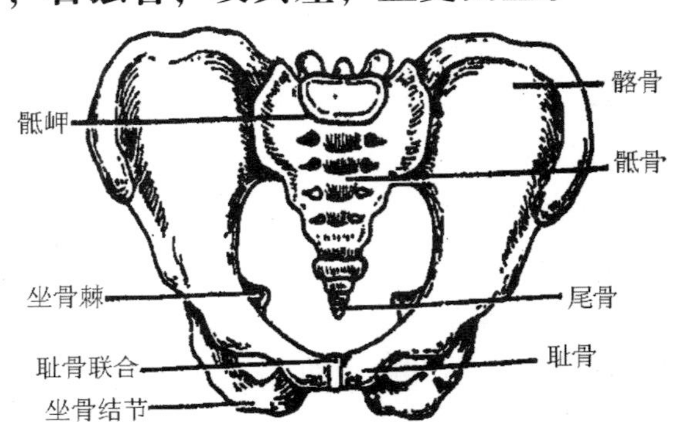

耻骨结构

骨癫疾者，顑[②]齿诸腧、分肉皆满而骨居，汗出烦悗；呕多沃沫，气下泄，不治。筋癫疾者，身倦挛急脉大，刺项大经之大杼脉；呕多沃沫，气下泄，不治。脉癫疾者，暴仆，四肢之脉皆胀而纵。脉满，尽刺之出血，不满，灸

之挟项太阳，灸带脉于腰，相去三寸，诸分肉本输。呕多沃沫，气下泄，不治。癫疾者，疾发如狂者，死不治。

注释

①瓠：葫芦。②顑(kǎn)：是指口外、颊前、颐上的部位，相当于腮部。

译文

眼角向外开裂于面颊一侧的，称为锐眦；内侧靠近鼻的，称为内眦，而上眼胞属于外眦，下眼胞属于内眦。癫病发作时，病人先是出现精神抑郁、闷闷不乐，感到头部沉重而疼痛，双目上视，眼睛发红，癫病患者在严重发作之后就会出现心中烦乱。诊断的时候，可以通过观察其天庭部位的色泽来预知其发作情况。治疗这一类型的癫病时应取手太阳经、手阳明经和手太阴经的穴位，针刺泻其恶血，待其血色由紫暗的颜色变为正常了以后止针。癫病开始发作时口角牵引歪斜，啼哭、呼叫、喘喝、心悸等症状出现时，应取手阳明大肠经和手太阳小肠经的穴位治疗，观察病情的变化，掌握其牵引的方向，左侧痉挛就在右侧经脉的穴位上施针，右侧痉挛就在左侧经脉的穴位上施针，针刺出血，直到血色变正常之后才能止针。

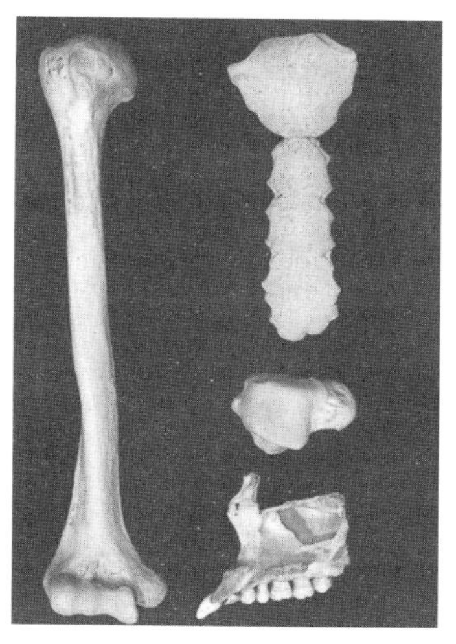
骨头结构

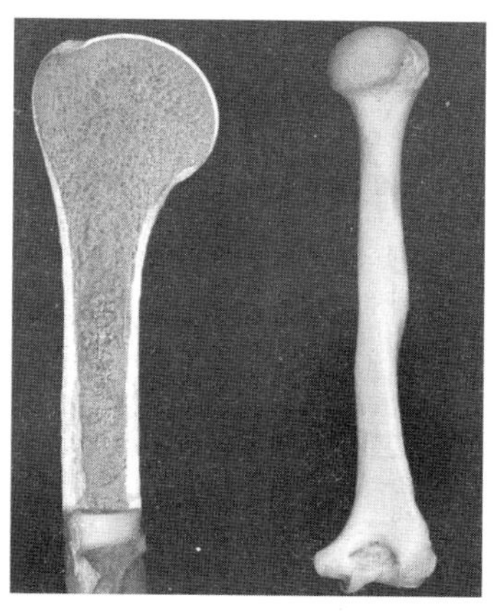
骨头解剖

癫病开始发作的时候出现身体僵硬，脊柱疼痛的症状，治疗时选取足太阳膀胱经、足阳明胃经、足太阴脾经、手太阳小肠经的穴位，放血，血色变得正常之后才能止针。要想很好地治疗癫病，就应该常与患者居住在一起，观察其发病过程中的情况和变化，取得充足的资料。在发病的时候，观察其症状特点，判断病邪之所在，并断定发病时当取何经穴治疗。到病发的时候，取邪气最盛的经脉，选适当的穴位以泻法针刺，并取其血置于一个葫芦里，下一次这个病人将要发病的时候，这个葫芦中的血就会动起来。如果不动，灸穷骨二十壮，穷骨就是骶骨，可以取得较好的治疗效果。

病位在骨的癫病，在腮、齿的各腧穴的分肉之间，因邪气壅滞而胀满，骨骼强直，汗出、胸中烦闷，吐大量的涎沫，气陷于下，这是难以治愈的病症。病位在筋的癫病，身体蜷曲，筋脉拘挛抽搐，脉大。治疗时可以针刺颈项部的足太阳膀胱经的大杼穴。若见呕吐大量涎沫，气泄于下，就是不能治愈的症候了。癫病的病位在脉，表现为突然仆倒，四肢经脉都表现为满胀而纵缓。要是经脉胀满的，就针刺放血，使恶血尽出；若经脉不满，可以灸颈项两侧的足太阳膀胱经，并灸带脉上距腰三寸的部位，这两个部位经脉上的分肉和腧穴，都是可以酌情取用的。如果吐大量涎沫，气泄于下，就是无法治愈的症候。另外，癫病在发作时像发狂一样的症候，也是不治的死症。

| 原文 |

狂始生，先自悲也，喜忘、苦怒、善恐者，得之忧饥。治之取手太阴、阳明，血变而止，及取足太阴、阳明。狂始发，少卧不饥，自高贤也，自辩智也，自尊贵也，善骂詈，日夜不休。治之取手阳明、太阳、太阴、舌下、少阴。视之盛者，皆取之，不盛，释之也。狂言、惊、善笑、好歌乐，妄行不休者，得之大恐。治之取手阳明、太阳、太阴。狂，目妄见、耳妄闻，善呼者，少气之所生也。治之取手太阳、太阴、阳明、足太阴、头、两颇。狂者多食，善见鬼神，善笑而不发于外者，得之有所大喜。治之取足太

阴、太阳、阳明，后取手太阴、太阳、阳明。狂而新发，未应如此者，先取曲泉左右动脉，及盛者见血，有顷已；不已，以法取之，灸骨骶二十壮。

风逆暴四肢肿，身漯漯①，唏然时寒②，饥则烦，饱则善变。取手太阴表里，足少阴、阳明之经。肉清③，取荥，骨清，取井、经也。

厥逆为病也，足暴清，胸若将裂，肠若将以刀切之，烦而不能食，脉大小皆涩。暖取足少阴，清取足阳明。清则补之，温则泻之。厥逆腹胀满，肠鸣，胸满不得息，取之下胸二胁，咳而动手者，与背腧，以手按之，立快者，是也。内闭不得溲，刺足少阴、太阳与骶上，以长针。气逆则取其太阴、阳明、厥阴，甚取少阴、阳明动者之经也。

少气，身漯漯也，言吸吸也，骨痠体重，懈惰不能动，补足少阴。短气，息短不属，动作气索，补足少阴，去血络也。

注释

①身漯漯：形容身体颤抖如被水淋。②唏然时寒：寒战时发出唏嘘之声。③清：寒冷之意。

译文

狂病的发生，先见情绪低落，感到悲伤，善忘事，容易发怒，常常恐惧，得这种病大多是由过度的忧伤和饥饿所致。治疗时应针刺手太阴肺经、手阳明大肠经的腧穴放血，直到血色变为正常以后方可止针，还可以针刺足太阴经和足阳明经的穴位配合治疗。狂病开始发作的时候，病人睡眠很少，不感到饥饿，认为自己是十分贤德的圣人，是最聪明的人，并且以为自己极其尊贵，常常谩骂不休，日夜不停。治疗时应针刺手阳明经、手太阳经、手太阴经、舌下和手少阴经的腧穴，根据病情，以上各条中，凡是经脉气血充盛的，就可以点刺出血，不充盛的就不能放血。表现为言语狂妄、善惊、好笑、高声歌唱、行为狂妄没有休止的狂病，其患病原因一般是受到了极大的惊吓。治疗时应该针刺手阳明经、手太阳经和手太阴经的穴位。狂病的症状表现为总是看见异物，听到异常的声音，时常呼叫，是由于神气衰少而致。治疗时应取手太阳经、手太阴经、手阳明经、足太阴经及头部和两腮的穴位。狂病患者食量过大，幻视常似见鬼神，常笑但是不发出笑声，是由于大喜伤及心神所致。治疗时应取足太阴经、足太阳经、足阳明经的穴位，配以手太阴经、手太阳经和手阳明经的穴位。狂病属于新起的，还没有见到以上诸症，治疗时先取足厥阴经的左右曲泉穴两侧的动脉，邪气盛的经脉就用放血疗法，很快就能痊愈。如果仍然不好，就依照前述的治法针刺，并灸骶骨二十壮。

风逆病的表现为突发的四肢肿，全身像被水淋一样发冷战栗，口中发出唏嘘的声音，饥饿时心中烦闷，吃饱后动扰不宁。治疗的时候应该针刺手太阴肺经和与之相对应的手阳明大肠经，及足少阴肾经和足阳明胃经的腧穴。如果病人感到肌肉发冷，就选取上述经脉的荥穴治疗。如果病人感到寒冷入骨，就针刺上述经脉的井穴和经穴。

厥逆病的症状，是两足突然清冷，胸中痛得像要裂开一样，心中烦乱而不能进食，脉搏无论大小都兼涩象。如身体温暖的，可取足少阴经的腧穴；如身体清冷的，可取足阳明经的腧穴。身体清冷的当用补法，身体温暖的当用泻法。厥逆病的表现为腹部胀满，肠鸣，胸中满胀而呼吸不利，治疗时应针刺胸部之下的两胁部的穴位，取穴时让病人咳嗽，同时将手放在胁肋部，感到应手而动的地方就是穴位。再取背部的穴位，用手按压该穴时，患者马上感到畅快。若有小便不通、无尿的症状，就针刺足少阴经、足太阳经，并用长针刺尾骨之上的穴位；若感到气上逆，就针刺足太阴经、足阳明经的腧穴，气逆较严重的，还可以针刺足少阴肾经和足阳明胃经上利于行气的腧穴。

正气衰少的病人，全身战栗，说话时还发出唏嘘的声音，身体酸重，四肢乏力，不愿活动，治疗时应补足少阴肾经之气。短气的病人，呼吸急迫短促而不能连续，身体只要有动作就会使呼吸更加困难，治疗时应施针以补足少阴肾经，有血络淤阻的，就去其血络。

热病第二十三

| 原文 |

偏枯，身偏不用而痛，言不变，志不乱，病在分腠之间，巨针取之。益其不足，损其有余，乃可复也。

痱[①]之为病也，身无痛者，四肢不收，智乱不甚，其言微知，可治；甚则不能言，不可治也。病先起于阳，后入于阴者，先取其阳，后取其阴，浮而取之。

| 注释 |

①痱（féi）：痱又称为“风痱”，同偏枯一样，皆有一侧肢体痿废不用，但二者有所区别，偏枯无意识障碍，风痱有意识障碍，相当于中风病中脏腑的阶段。

| 译文 |

偏枯病，表现为半身不遂而疼痛，如果病人言语如常，神志清楚，表明病邪尚在分肉腠理之间，并未入里。治疗时可以让病人卧床并发汗，再用九针中的大针治疗。补其不足，泻其有余，就可以康复了。

痱病的症状，身上没有疼痛的感觉，四肢弛缓，不能屈伸，神志有些混乱，但不严重，语言虽然模糊，但令人可辨，是病情较轻，尚可以治疗，如果病情严重，已经不能言语的，就难以治疗了。如果痱病先起于阳分，而后深入阴分，治疗时应该先取阳经，后取阴经，对于痱病的治疗，针刺的程度应该比较浮浅。

| 原文 |

热病三日，而气口静、人迎躁者，取之诸阳，五十九刺，以泻其热而出其汗，实其阴以补其不足者。身热甚，阴阳皆静者，勿刺也。其可刺者，急取之，不汗出则泄。所谓勿刺者，有死征也。

热病七日、八日，脉口动，喘而眩者，急刺之，汗且自出，浅刺手大指间。

热病七日、八日，脉微小，病者溲血，口中干，一日半而死。脉代者，一日死。热病已得汗出，而脉尚躁，喘且复热，勿刺肤，喘甚者，死。

热病七日、八日，脉不躁，躁不散数，后三日中有汗。三日不汗，四日死，未曾汗者，勿腠刺之。

热病先肤痛，窒鼻充面，取之皮，以第一针，五十九。苛轸鼻[①]，索皮于肺，不得索之火。火者，心也。热病先身涩，倚而热，烦悗，干

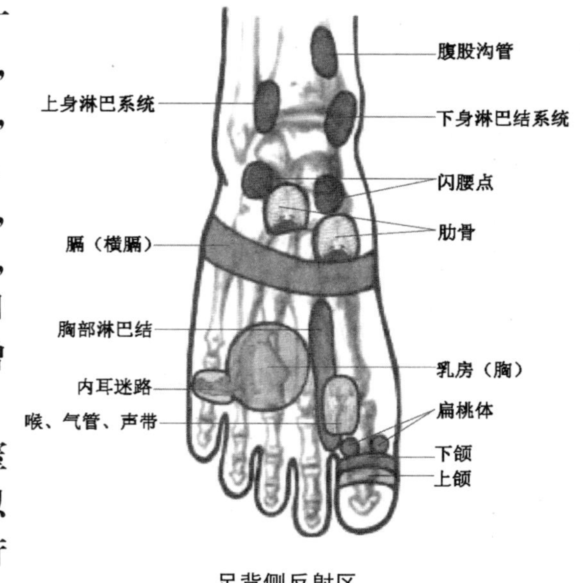

足背侧反射区

唇，口嗌，取之皮，以第一针，五十九；肤胀，口干，寒汗出，索脉于心，不得索之水。水者，肾也。

热病，嗌干多饮，善惊，卧不能安，取之肤肉，以第六针，五十九；目眦青，索肉于脾，不得索之木。木者，肝也。

热病面青脑痛，手足躁，取之筋间，以第四针，于四逆；筋躄，目浸，索筋于肝，不得索之金。金者，肺也。

热病数惊，瘛疭而狂，取之脉，以第四针，急泻有余者。癫疾毛发去，索血于心，不得索之水。水者，肾也。

热病身重骨痛，耳聋而好瞑，取之骨，以第四针，五十九，刺骨；病不食，啮齿，耳青，索骨于肾，不得索之土。土者，脾也。

注释

①苛轸（zhěn）鼻：苛，细小；轸，音。苛轸鼻，即鼻子上生细小的疹子。

译文

热病的第三天，如果气口的脉象平稳，而人迎部的脉象躁动，这是邪在表而未入里，治疗可选阳经上治疗热病的五十九个腧穴进行针刺，以达到祛除在表之热邪，使邪气随汗而解的作用。同时实其阴经，益阴精的不足。发热很严重的病人，气口和人迎的脉象都显得很沉静，此为阳病见阴证，一般不允许针刺，如果还有针刺的可能，必须用疾刺法，虽没有汗出，但依然可泻出热邪。所谓不能针刺，是由于脉症不符，而见死症的征象。

热病已经七八天，气的脉象躁动，病人气喘而头眩晕的，应马上针刺治疗，使汗出热散，应取手大指间的穴位浅刺。

热病已经七八天，若是脉象微小，是正气不足的表现，病人尿血，口中干燥，是阳盛阴竭，一天半即将死亡；若是见到代脉，是脏气已衰，一日就会死亡。热病已经出汗，可是脉象还是躁而不静，气喘，并且不久热势又起的，不可针刺。若是气喘加剧，就会死亡。

热病已经七八天，脉象已经不躁，或是有躁象但不散不疾者，是邪气犹在，在后面的三天之中，能发汗的，邪气随汗而解。若是三天后仍未汗出，是正气已衰，到第四日即死亡。在没有得汗的情况之下是不能针刺的。

热病患者，先有皮肤痛、鼻塞、面部浮肿症状的，是热伤皮毛的症候，治疗的时候应该浅刺各经的皮部，由九针中的第一针（镵针）在热病的五十九腧穴中选穴针刺。若是鼻生小疹，也是邪在皮毛的表现，因肺合皮毛，因此治疗要从肺经入手。如治疗无效，应从属火的心经腧穴入手治疗，因为火热属心，心火克制肺金。热病初起，感到身体艰涩不爽，心中烦闷，唇燥咽干，应当刺其血脉，用九针中的第一针（镵针），在热病五十九穴中选穴施针。若是腹胀，口中干，出冷汗，是邪在血脉，因心主血脉，因此当治疗心经的腧穴。如治疗无效，应从属水的肾经腧穴入手，因为肾水能克心火。

热病，表现为咽中干，口渴喜饮，易受惊吓，不能安卧的，是邪客肌肉的病变，治疗时应用九针中的第六针（员利针）针刺热病五十九穴中的穴位。若眼角色青，属于脾经的病变，脾主肉，所以治疗时应当针刺至肌肉，从脾经入手。如治疗无效，应从肝主之木进行论治，因为肝木克脾土。

热病，面色青，头脑中痛，手足躁动等症，是邪客于筋的病变，治疗时应当针刺至筋。当用九针中的第四针（锋针），在手足四肢不利的地方施针。若是足不能行，泪出而不止，属于肝经的病患，肝主筋，所以刺至筋，也就是从肝论治。如无效，应从肺金论治，因为肺金克肝木。

热病，表现为惊痫多次发作，手足抽搐，精神狂乱，是邪热入心。治疗时应该深刺直至血络，用九针中的第四针（锋针），迅速泻其有余的邪热。若是时发癫病，毛发脱落，属于心经的病患，应治心所主之血脉。如无效，则应从肾水论治，因为肾水克制心火。

热病，表现为身体酸重，周身骨节疼痛，耳聋，双目常闭不欲开的症状，是邪热入肾，应刺深至骨，用九针中的第四针（锋针），在热病五十九穴中选穴施针。若是骨病而不能食，牙齿相磨，双耳色青，属于肾经的病患，应当刺骨，是肾经所主。如无效，则应从脾土论治，因为脾土克肾水。

| 原文 |

热病不知所痛，耳聋，不能自收，口干，阳热甚，阴颇有寒者，热在髓，死不可治。

热病头痛，颞颥[①]目瘈脉痛，善衄，厥热病也。取之以第三针，视其有余不足。

热病体重，肠中热，取之以第四针，于其腧及下诸指间，索气于胃络，得气也。

热病挟脐急痛，胸胁满，取之涌泉与阴陵泉，取以第四针，针嗌里[②]。

热病而汗且出，及脉顺可汗者，取之鱼际、太渊、大都、太白，泻之则热去，补之则汗出，汗出太甚，取内踝上横脉，以止之。

热病已得汗而脉尚躁盛，此阴脉之极也，死；其得汗而脉静者，生。热病者脉尚盛躁而不得汗者，此阳脉之极也，死；脉盛躁得汗静者，生。

| 注释 |

①颞颥：指眉棱骨外后方的颞骨。②嗌里：即廉泉穴。

| 译文 |

热病，表现为不知疼痛，耳聋，四肢不能灵活收放，口干，阳气偏盛的时候发热，阴气偏盛的时候发冷，这是邪热深入骨髓的征候，是死

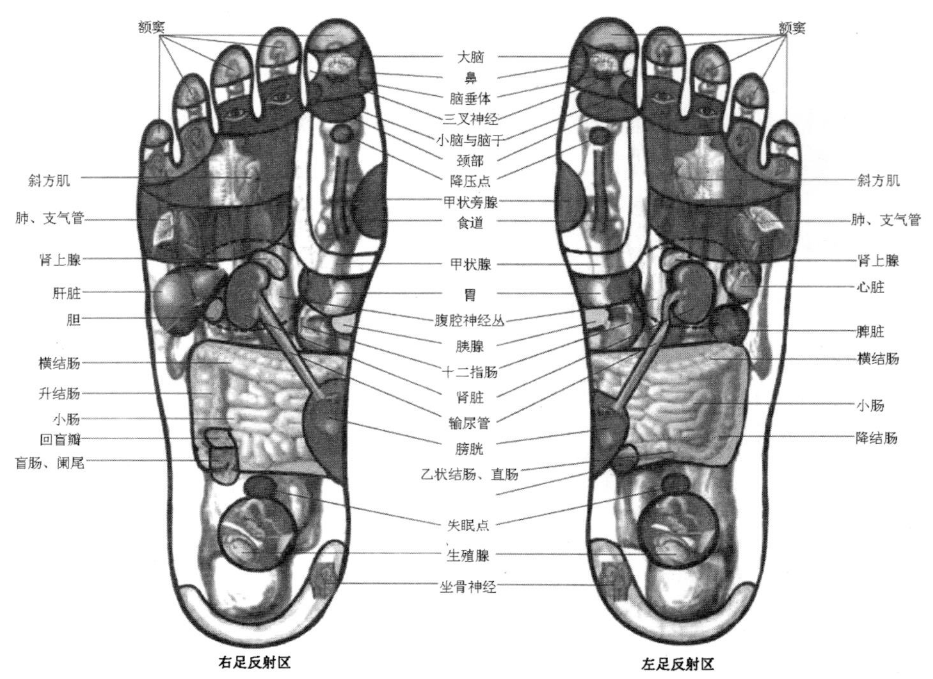

足底反射区

症，无可救治。

热病，表现为头痛，鬓骨的部位和眼睛周围的筋脉抽搐作痛，易出鼻血，这是厥热病，是热邪逆于上的病症，治疗时应用九针中的第三针（鍉针），根据其病情的虚实，以泻其有余，补其不足。热厥病中还应该注意，常会有寒热痔疮的发生。

热病，表现为身体沉重，胃肠灼热的，为邪热在脾胃所致，可以用九针中的第四针，刺脾胃二经的输穴，并取在下部的各足趾间的穴位。同时还可以针刺胃经的络脉，得气为佳。

热病，表现为脐周围突然疼痛，胸胁满胀，是邪在足少阴、太阴二经的表现，治疗时应用九针中的第四针刺涌泉穴与阴陵泉穴，因肾、脾二经均上络于咽喉部位，故又可针刺舌下的廉泉穴。

热病，汗出后，脉象表现为安静的，为顺，是阳症，得阳脉，脉症相合，表明可以继续发汗，针刺手太阴肺经的鱼际、太渊、大都、太白穴，用泻法刺之则热去，若是用补法就可以继续发汗。汗出太过的，可以针刺内踝上的三阴交穴，泻之则汗止。

热病，虽然出了汗，但是脉象仍然躁盛的，这是阴气欲绝，孤阳不敛，为死症，出汗之后脉象即平静安顺的，是顺症，预后良好。热病脉象躁盛，但是已不能出汗的，这是阳气欲绝的死症；脉象躁盛，但发汗之后脉象马上表现为平静的，预后良好。

原文

热病不可刺者，有九：一曰：汗不出，大颧发赤，哕者，死；二曰：泄而腹满甚者，死；三曰：目不明，热不已者，死；四曰：老人婴儿，热而腹满者，死；五曰：汗不出，呕下血者死；六曰：舌本烂，热不已者，死；七曰：咳而衄，汗不出，出不至足者，死；八曰：髓热者，死；九曰：热而痉者，死。腰折，瘛疭，齿噤齘也。凡此九者，不可刺也。

所谓五十九刺者，两手外内侧各三，凡十二痏；五指间各一，凡八痏，足亦如是；头入发一寸傍三分各三，凡六痏；更入发三寸边五，凡十痏；耳前后口下者各一，项中一，凡六痏；巅上一，囟会一，发际一，廉泉一，风池二，天柱二。

气满胸中喘息，取足太阴大指之端，去爪甲如薤叶。寒则留之，热则疾之，气下乃止。

心疝[①]暴痛，取足太阴、厥阴，尽刺去其血络。喉痹[②]，舌卷，口中干，烦心心痛，臂内廉痛，不可及头，取手小指次指爪甲下，去端如韭叶。

目中赤痛，从内眦始，取之阴跻。

风痉身反折，先取足太阳及腘中及血络出血；中有寒，取三里。

癃，取之阴跻及三毛上及血络出血。

男子如蛊，女子如怚[③]，身体腰脊如解，不欲饮食，先取涌泉见血，视跗上盛者，尽见血也。

| 注释 |

①心疝：是一种由心气郁积引起的疝病，以少腹部疼痛、有积块为症候特点。②喉痹：是咽喉部因气血淤阻或者痰火上泛而闭塞不通的疾病。③怚：《甲乙经》作“阻”。

| 译文 |

热病有九种情况是禁用针刺疗法的：第一，不出汗，两颧发红、呃逆，是虚阳上越的死症；第二，泄泻、腹中胀满严重的，为脾气败绝的死症；第三，双目视物不清、发热不退，是精气衰竭的死症；第四，老人和婴儿，发热而腹中满胀，这是邪热伤脾的死症；第五，不出汗，呕血、下血，为阴血耗伤的死症；第六，舌根已烂，热仍不止，为阴气大伤的死症；第七，咳血衄血，不出汗，即使出汗，也达不到足部的，为真阴耗竭的死症；第八，热邪已入骨髓，是肾阴衰竭的死症；第九，发热而出现痉病，是耗伤阴血，热极生风的死症，发热而出现痉病时，会出现腰背角弓反张、抽搐、口噤不开和牙齿切磨的表现。上述几种情况，都是热邪过盛、真阴耗竭的死症，故不可施针。

什么是热病针刺常用的五十九个穴位呢？两手指端外侧各三穴，内侧亦各三穴，左右共十二穴；在五指之间各有一穴，双手共为八穴，双足亦是如此。头部入发际一寸处两旁开各三穴，共六穴，在入发际三寸处的两旁各五穴，双侧共十穴；耳前后各一穴，口下一穴，项中一穴，共为六穴；巅顶一穴，囟会一穴，前后发际各一穴，廉泉一穴，左右风池共二穴，左右天柱共二穴，共计九穴。上述各部位的穴位合起来一共是五十九穴。

胸中气满，喘息急促，治疗时应取足太阴大趾之端的穴位，位置在距爪甲角如韭菜叶宽的地方。若是寒症，就用留针的方法治疗；若是热症，就用疾刺法治疗，直到上逆之气下降，喘息停止为止。

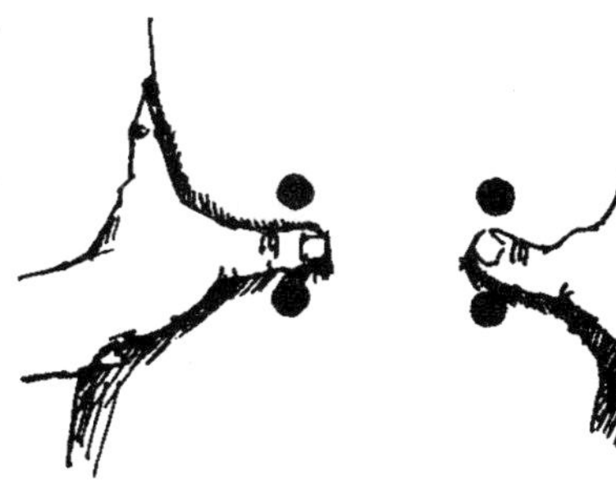

腰　际

心疝病，表现为腹中突然剧痛的，应针刺足太阴经和足厥阴经，使用放血的疗法，尽数祛除其经脉上的血络，以泻其邪。喉痹，舌卷曲不伸，口干，心烦、心痛，手臂内侧疼痛，不能上举到头部，治疗可针刺手无名指小指侧的指端穴位，据爪甲约有韭菜叶宽的位置上。

双目红赤疼痛，从内眼角起，内眼角是阴阳跻脉会合之处，治疗时可以取用阴跻脉的起点照海穴施针。

风痉出现颈项强直，角弓反张等症状，应该先取足太阳经脉及腘窝中的委中穴施针，并在浅表的络脉上刺血络出血。内有寒的，应取足阳明经的足三里穴。

癃闭，治疗时可以取用阴跻脉的起点照海穴，和足厥阴经位于足大趾外侧三毛上的大敦穴，并在浅表的血络上放血以泻邪气。

男子患了像疝瘕一样的蛊病，女子患了月经阻隔的病，表现为腰脊如同要分解开一样疼痛，不思饮食，治疗时应先点刺涌泉穴出血，观察足背上有血络盛满的地方，也要全部点刺出血，以泻邪气。

厥病第二十四

原文

厥头痛，面若肿起而烦心，取之足阳明、太阴。厥头痛，头脉痛[①]，心悲善泣，视头动，脉反盛者，刺尽去血，后调足厥阴。厥头痛，贞贞头重而痛，泻头上五行，行五，先取手少阴，后取足少阴。厥头痛，意[②]善忘，按之不得，取头面左右动脉，后取足太阴。厥头痛，项先痛，腰脊为应，先取天柱，后取足太阳。厥头痛，头痛甚，耳前后脉涌有热，泻出其血，后取足少阳。

真头痛，头痛甚，脑尽痛，手足寒至节，死不治。头痛不可取于腧者，有所击堕，恶血在于内，若肉伤，痛未已，可则刺，不可远取也。头痛不可刺者，大痹为恶[③]，日作者，可令少愈，不可已。头半寒痛，先取手少阳、阳明，后取足少阳、阳明。

注释

①头脉痛：头部沿一定的经脉循行处疼痛。②意：通“噫”，叹气。③为恶：即为害。

译文

出现经气上逆而头痛的病症，要是表现为面部浮肿、心烦等症状，可以选取足阳明胃经和足太阴脾经的穴位针刺治疗。经气上逆而头痛，若表现为头部血络胀痛，心情悲忧，常常哭泣，诊察其头部络脉搏动明显者，针刺放血，然后调治足厥阴肝经。经气上逆而头痛，若表现为头沉重而痛，痛处不移，应选取头上纵行排列的五条经脉中的穴位，每行中选取五个，针刺以泻其邪，泻手少阴心经，然后调补足少阴肾经。经气上逆而头痛，表现为记忆力减退，头痛时用手按头，却找不到疼痛的具体位置，治疗时可以取头面左右的动脉进行针刺，泻其邪气，然后可以再针刺足太阴脾经加以调理。经气上逆而头痛，表现为项部先痛，随后腰脊相应作痛，治疗时应先以泻法针刺足太阳膀胱经的天柱穴，然后再取足太阳经的其他相应穴位治疗。经气上逆而头痛，表现为头痛严重，耳前后的脉络发热，治疗时应先刺破脉络以放其血，然后取足少阳经调治。

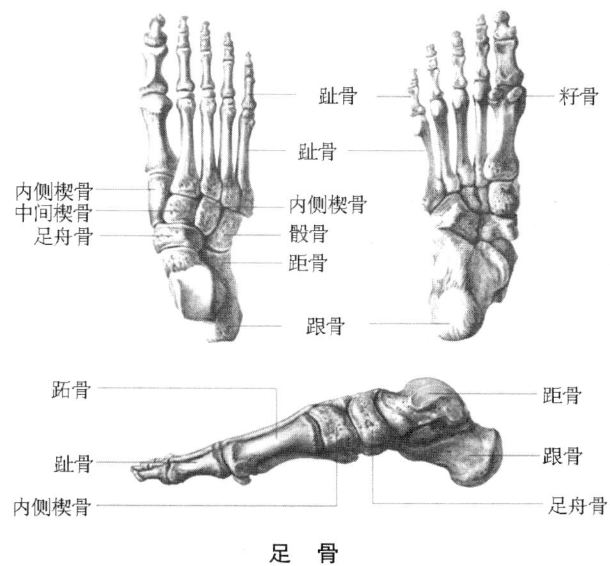

足　骨

真正的头痛，疼痛剧烈，整个脑袋被痛所占据，手足冰冷到肘膝关节的，这是不治之症的预兆。以下几种头痛是不能取远端的腧穴治疗的：撞击跌仆之类的外伤，致使淤血内留的，不能远端取穴；若是因肌肉损伤而疼痛不止，只能在局部针刺止痛，不可远端取穴。不能使用针刺方法治疗的头痛，就是严重的痹症造成的头痛，若是每天都发作，针刺之后可以暂时缓解症状，但是不能根治。偏头痛，而且伴有半边发凉的，治疗时可以先选取手少阳三焦经、手阳明大肠经的腧穴，再选取足少阳胆经、足阳明胃经的腧穴针刺治疗逐渐来解决。

原文

厥心痛，与背相控，如从后触其心，伛偻者，肾心痛也，先取京骨、昆仑，发针不已，取然谷。厥心痛，腹胀胸满，心尤痛甚，胃心痛也，取之大都、太白。厥心痛，痛如以锥针刺其心，心痛甚者，脾心痛也，取之然谷，太溪①。厥心痛，色苍苍如死状，终日不得休息，肝心痛也，取之行间、太冲。厥心痛，卧若从居，心痛间，动作痛益甚，色不变，肺心痛也，取之鱼际、太渊。真心痛，手足清至节，心痛甚，旦发夕死，夕发旦死。

心痛不可刺者，中有盛聚，不可取于腧。

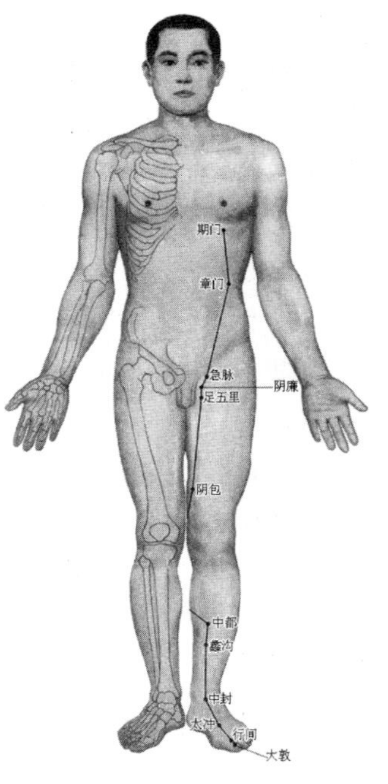

足厥阴肝经

注释

①取之然谷，太溪：然谷、太溪属足少阴肾经。按本段所述各种厥心痛，皆取所病脏腑经脉的穴位进行针刺，唯此脾气犯心的心痛，取足少阴肾经的穴位，其意难以解释。故张志聪认为“然谷当作漏谷，太溪当作天溪”，可参。

译文

厥心痛牵引到后背，拘急抽掣，如同从背后撞击心脏一样，病人痛得弯腰曲背，这是肾经邪气上犯于心的心痛病，故名为肾心痛。治疗时应先取足太阳膀胱经的京骨穴和昆仑穴。若针后痛仍不止，就取足少阴肾经的然谷穴。厥心痛，腹胀，胸中满闷，心痛十分严重的，属于胃经的邪气犯心的病症，故名胃心痛。治疗应取足太阴脾经的大都、太白二穴。厥心痛，其痛如同锥子刺心一般剧烈，心痛十分严重，这是脾气犯心所致，故名为脾心痛。应该针刺足少阴肾经的然谷、太溪两穴。厥心痛，面色苍青如同死灰一般，不能深呼吸，这是肝气犯心所致，故名为肝心痛。治疗时应取足厥阴肝经的行间、太冲二穴。厥心痛，卧床休息或是闲暇安静的时候疼痛不堪，一旦有所动作，疼痛就会加剧，面色不变，这是肺气逆乱犯心所致，故名为肺心痛，治疗时应取手太阴肺经的鱼际、太渊穴。真心痛，发作的时候手足冰冷，直至肘膝部位，心痛极其严重，经常是早上发作，到晚上就死亡，或者晚上发作，早上就死亡了。

心痛病不能使用针刺疗法的症候是，体内有淤血和积聚的实症，为有形的实邪，不能用针刺腧穴以调理经气的方法来治疗。

原文

肠中有虫瘕及蛟蛕，皆不可取以小针。腹中痛，发作肿聚，往来上下行，痛有休止，腹热，喜涎出者，是蛟蛕也。以手聚按而坚，持之，无令得移，以大针刺之，久持之，虫不动，乃出针也。

耳聋无闻，取耳中。耳鸣，取耳前动脉。耳痛不可刺者，耳中有脓，若有干盯聹①，耳无闻也。耳聋，取手足小指次指爪甲上与肉交者，先取手，后取足。耳鸣，取手中指爪甲上，左取右，右取左，先取手，后取足。

髀不可举，侧而取之，在枢合中，以员利针，大针不可刺。病注下血，取曲泉。

风痹淫病不可已者，足如履冰，时如入汤中。股胫淫

泺[2]，烦心头痛，时呕时悗，眩已汗出，久则目眩，悲以喜恐，短气不乐，不出三年，死也。

注释

①耵聍：耳垢。②淫泺(luò)：形容疾病浸淫发展，直到成为痼疾。

译文

肠中有虫聚集成瘕，或有寄生虫者，治疗的时候不能使用小针。虫病引起的腹中痛，或者腹中有积聚之肿块，可以上下移动，时痛时止，腹内发热，口渴而流涎，是肠中有寄生虫活动所致。治疗时，用手按住肿块或者疼痛的地方，使之不能移动，用大针刺入，直到虫不动了的时候，再拔出针。

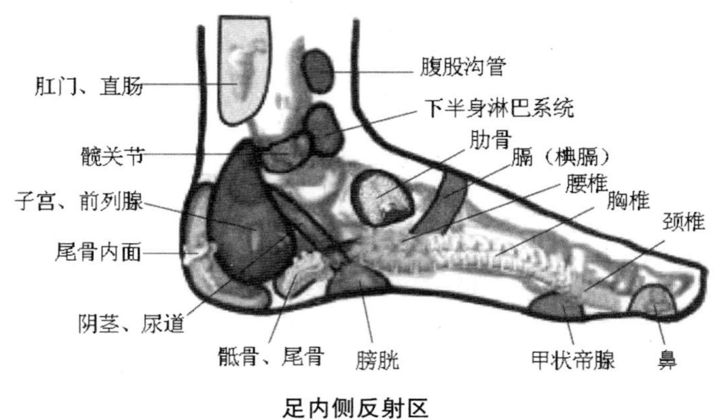

足内侧反射区

耳聋，听不到声音，针刺位于耳中的穴位。耳鸣，针刺耳前动脉。耳朵疼痛不能针刺，耳中有脓液，好像有耳垢充塞，听不到声音。治疗耳聋应针刺手无名指指甲上方与肉的交界处的穴位，先刺手上的穴位，后刺足部的穴位。耳鸣应取手中指的指甲上方的穴位，左耳鸣取右侧手足穴位，右耳鸣取左侧手足穴位，先取手上的穴位，后取足部的穴位。

大腿不能屈伸活动，令病人侧卧，取大转子处的环跳穴，使用九针中的员利针，不要使用大针。因肝不藏血而下血的，针刺曲泉穴治疗。

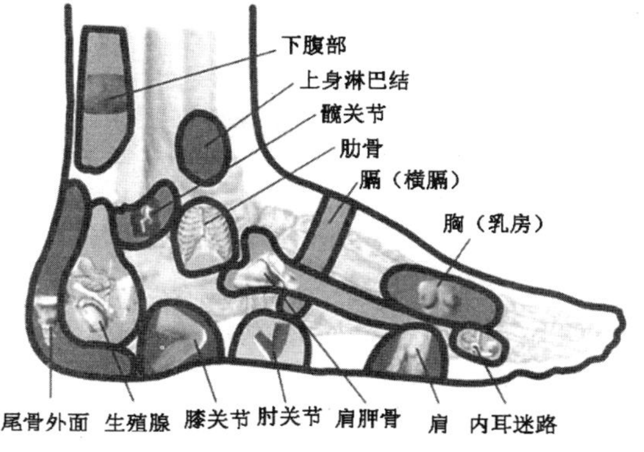

足外侧反射区

风痹病发展到严重的阶段，甚至到了不可治疗的情况下，有时像足踏冰块一样寒冷，有时又像双足浸泡在滚烫的汤水中一样。下肢的严重病变向体内浸淫发展，就会出现心烦、头痛、呕吐、满闷的症状，还有目眩之后马上出汗，时间长了目眩更甚，情绪波动，有时悲伤，有时喜悦，有时恐惧，有时气短、心中不悦。这样发展下去，不出三年，就会死亡。

肠胃第三十一

|原文|

黄帝问于伯高曰：余愿闻六腑传谷者，肠胃之小大长短，受谷之多少，奈何？

伯高曰：请尽言之。谷所从出入浅深远近长短之度：唇至齿长九分，口广二寸半。齿以后至会厌[①]，深三寸半，大容五合[②]。舌重十两，长七寸，广二寸半。咽门重十两，广一寸半，至胃长一尺六寸。胃纡曲屈，伸之，长二尺六寸，大一尺五寸，径五寸，大容三斗五升。小肠后附脊，左环回周迭积，其注于回肠者，外附于脐上，回运环十六

曲，大二寸半，径八分分之少半，长三丈二尺。回肠当脐，左环，回周叶积③而下，回运环反十六曲，大四寸，径一寸寸之少半，长二丈一尺。广肠傅脊④，以受回肠，左环叶积，上下辟，大八寸，径二寸寸之大半，长二尺八寸。肠胃所入至所出，长六丈四寸四分，回曲环反，三十二曲也。

注释

①会厌：在气管和食管的交汇处，是覆盖气管的器官。②合：古代容量单位，每十合为一升。③叶（xié）积：就是迭积的意思。叶，“协”的古字。④傅脊：在脊椎附近的意思。

译文

黄帝向伯高问道：我想听一听六腑之中消化器官的状况，肠胃等脏器的大小、长短，容纳水饮食物的数量是怎样的情况呢？

伯高说：请让我详细地讲一下，水饮食物的出入及深浅、远近、长短的数量是这样的：口唇到牙齿间的距离是九分，两口角的宽度是二寸半，从牙齿向后到会厌，深度是三寸半，整个口腔可容纳五合食物。舌的重量是十两，长七寸，宽二寸半，咽门的重量也是十两，宽一寸半，从咽门至胃的长度是一尺六寸。胃的形态是迂回曲折的，把它伸展开，长二尺六寸，外周长一尺五寸，直径五寸，能容纳水饮食物三斗五升。小肠在腹腔依附于脊柱之前，向左环绕重叠，下口注于回肠，在外依附在肚脐的上方，小肠共计回环重叠十六个弯曲，外周长二寸半，直径八分又三分之一分，长三丈二尺。回肠在脐部向左回环，环绕重叠向下延伸，也有十六个弯曲，外周长四寸，直径一寸又三分之一寸，共长二丈一尺。广肠附于脊前与回肠相接，向左环绕重叠于脊椎之前由上到下逐渐宽大，外周长八寸，直径二寸又三分之二寸，长二尺八寸。整个消化道从食物入口至代谢物排出，总长度是六丈又四寸四分，回返环曲，共计有三十二个弯曲。

五乱第三十四

原文

黄帝曰：经脉十二者，别为五行，分为四时，何失而乱？何得而治？

岐伯曰：五行有序，四时有分，相顺则治，相逆则乱。

黄帝曰：何谓相顺？

岐伯曰：经脉十二者，以应十二月。十二月者，分为四时。四时者，春秋冬夏，其气各异。营卫相随，阴阳已和，清浊不相干，如是则顺之而治。

黄帝曰：何谓逆而乱？

岐伯曰：清气在阴，浊气在阳，营气顺脉，卫气逆行①。清浊相干，乱于胸中，是谓大悗。故气乱于心，则烦心密嘿②，俯首静伏，乱于肺，则俯仰喘喝，接手以呼；乱于肠胃，则为霍乱；乱于臂胫，则为四厥；乱于头，则为厥逆，头重眩仆。

注释

①卫气逆行：卫气属阳，日行于阳，夜行于阴。逆行即是应在阳而反入于阴，应在阴而反出于阳，不按常规运行。②密嘿：嘿，同“默”。密嘿，沉默、静寂的意思。

译文

黄帝说：人身的十二经脉，其属性分别与五行相合，又与四时相应，但不知因何失调而引起脉气运行的逆乱？又是什么原因使它正常运行？

岐伯说：木、火、土、金、水五行的生克有一定的内在顺序，春、夏、秋、冬四季的变化也是有一定的规律的，而人体经脉的运行，也要与五行四季的规律相适应，才可以保持正常的活动，如果违反了这些规律就会引起经脉的运行紊乱。

黄帝说：怎样才能做到相互顺应的呢？

岐伯说：人身十二经脉与一年的十二月相应。十二个月分为四季，就是春、夏、秋、冬四季，这四季的气候特点各不相同，人体与之相适应，也有相应的差别。人体营气与卫气内外相随、运行有序，阴阳互相协调，清气与浊气的运行也不互相干扰侵犯，这样就能顺应自然界的变化而使经脉运行正常。

黄帝说：那逆乱的反常情况是什么样的呢？

岐伯说：清阳之气应上升居于上部、外部，浊阴之气应沉降居于下部、内部，如果清气不能上升反居于下部、内部，浊气不能下降反居于上部、外部就是经气逆乱。营气顺脉而行，而卫气运行却不循常规，这样清浊相扰，乱于胸中就叫作大悗。气乱于心，可见心中烦闷，沉默不言，低头静伏而不欲动；气乱于肺，使人俯仰不安，喘息喝喝有声，两手按于胸前而呼吸；气乱于肠就会发生吐泻交作的霍乱；气乱于手臂、足胫部，就会见四肢厥冷；气乱于头，就会见厥气上逆，头重眩晕，甚至仆倒在地。

原文

黄帝曰：五乱者，刺之有道乎？

岐伯曰：有道以来，有道以去，审知其道，是谓身宝①。

黄帝曰：善。愿闻其道。

岐伯曰：气在于心者，取之手少阴心主之输。气在于肺者，取之手太阴荥、足少阴输。气在于肠胃者，取之足太阴，阳明；不下者，取之三里。气在于头者，取之天柱、大杼，不知，取足太阳荥输。气在于臂足，取之先去血脉，后取其阳明，少阳之荥输。

黄帝曰：补泻奈何？

岐伯曰：徐入徐出，谓之导气[②]。补泻无形，谓之同精。是非有余不足也，乱气之相逆也。

黄帝曰：允[③]乎哉道！明乎哉论！请著之玉版，命曰治乱也。

| 注释 |

①身宝：马莳释为“养生之宝”，含有养生要点的意思。②徐入徐出，谓之导气：即慢慢的进针和出针，以导引经气，俗称“平补平泻”。③允：恰当。

| 译文 |

黄帝说：对五乱的病症针刺有一定的规律吗？

岐伯说：疾病的发生发展是有规律的，其治疗方法也有一定的规律，因此探明疾病的发生发展规律以及治疗规律，这对维护人体功能正常是很重要的。

黄帝说：好，我想听你讲讲关于治疗方面的规律。

岐伯说：气乱于心的，应针刺手少阴心经的腧穴神门和手厥阴心包经的腧穴大陵；气乱于肺的，应针刺手太阴肺经的荥穴鱼际和足少阴肾经的腧穴太溪；气乱于肠胃的，应针刺足太阴脾经和足阳明胃经的腧穴，如果不能治愈，可以再针刺足三里穴；气乱于头的，应针刺足太阳膀胱经的天柱穴和大杼穴，如果不能奏效，可再针刺足太阳膀胱经的荥穴通谷和腧穴束骨；气乱于手臂足胫部的，如有淤血可首先在相应部位的血脉上针刺放血，然后针刺再取手阳明大肠经的荥穴二间、腧穴三间和手少阳三焦经的荥穴液门、腧穴中渚治疗上肢的病变，取足阳明胃经的荥穴内庭、腧穴陷谷和足少阳胆经的荥穴侠溪、输穴足临泣治疗下肢的病变。

黄帝说：如何运用补泻的手法呢？

岐伯说：慢慢地进针，慢慢地出针，这种手法叫作导气。在不运用明显的补泻手法的情况下，这称为同精。因为上述五乱病既不是邪气有余的实症，也不是正气不足的虚症，只是气机逆乱形成的病变，所以采用这种手法。

黄帝说：这些治疗方法十分恰当！上面的分析也是明白确切！请把这些记在玉版上，就叫作治乱吧。

胀论第三十五

| 原文 |

黄帝曰：脉之应于寸口，如何而胀？

岐伯曰：其脉大坚以涩者，胀也。

黄帝曰：何以知脏腑之胀也？

岐伯曰：阴为脏，阳为腑。

黄帝曰：夫气之令人胀也，在于血脉之中耶，脏腑之内乎？

岐伯曰：三者皆存焉，然非胀之舍也。

黄帝曰：愿闻胀之舍。

岐伯曰：夫胀者，皆在于脏腑之外，排脏腑而郭胸胁[①]，胀皮肤，故命曰胀。

黄帝曰：脏腑之在胸胁腹里之内也，若匣匮之藏禁器[②]也，各有次舍，异名而同处，一域之中，其气各异，愿闻

其故。

岐伯曰：夫胸腹，脏腑之郭也。膻中者，心主之宫城也。胃者，太仓也。咽喉小肠者，传送也。胃之五窍者[③]，闾里[④]门户也。廉泉、玉英者，津液之道也。故五脏六腑者，各有畔界，其病各有形状。营气循脉，卫气逆，为脉胀；卫气并脉循分，为肤胀。三里而泻，近者一下，远者三下，无问虚实，工在疾泻。

|注释|

①郭：《甲乙经》中作“廓”。郭胸胁：是充斥，扩张于胸廓之意。②禁器：禁止随意观看的秘密物件。③胃之五窍：即咽门、贲门、幽门、阑门、魄门等五个胃气运行所经过的消化道的孔窍门户。④闾里：闾，古称二十五户为一闾，五十户为里。闾里，在此比喻胃肠中聚留的食物。

|译文|

黄帝说：在寸口出现什么脉象是发生了胀病呢？

岐伯说：脉象表现出大、坚而又带滞涩的，就是发生了胀病。

黄帝说：如何鉴别是五脏胀病或是六腑胀病呢？

岐伯说：出现阴脉是五脏胀，出现阳脉是六腑胀。

黄帝说：大凡气的运行不畅可以使人发生胀病，其病所是在血脉里面呢，还是在脏腑里面呢？

岐伯说：胀病与血脉、脏、腑三者都有关系，但这些都不是胀病的发病部位。

黄帝说：我想听一听胀病的发病部位。

岐伯说：凡是胀病都是发生在脏腑之外，它向内压挤脏腑，向外扩张胸胁，使皮肤发胀，所以称为“胀病”。

黄帝说：脏腑在胸腔和腹腔里面，就好像禁止随意观看的秘密物件被收藏在匣柜中一样。他们在体腔内各有一定的位置。虽名称不同，但都是居于胸腹腔之中。同在体腔中的脏腑，又有不同的功能，我想听一听其中的缘故。

岐伯说：胸腹是脏腑的外廓。膻中是心脏的宫城。胃容纳食物就像仓库一样。咽喉和小肠是传送水饮食物的通路。咽门、贲门、幽门、阑门、魄门五窍是胃肠道的门户。廉泉、玉英是津液外泄的通路。五脏六腑有各自的边界，发病后也有不同的症状表现。营气在脉中顺行，卫气逆行于脉外，就会发生脉胀；卫气并入脉中，循行于分肉之间，就会发生肤胀。治疗时可取足三里穴，施用泻法。如果胀病的部位离穴位近的，针一次就能治愈，如果病位远，病情重的，需针刺三次。不论是虚症是实症，胀病初起时，关键在于急用泻法以去其邪。

| 原文 |

黄帝曰：愿闻胀形。

岐伯曰：夫心胀者，烦心短气，卧不安。肺胀者，虚满而喘咳。肝胀者，胁下满而痛引小腹。脾胀者，善哕，四肢烦悗，体重不能胜衣，卧不安。肾胀者，腹满引背央央然[①]，腰髀痛。六腑胀：胃胀者，腹满，胃脘痛，鼻闻焦臭，妨于食，大便难。大肠胀者，肠鸣而痛濯濯[②]，冬日重感于寒，则飧泄不化。小肠胀者，少腹䐜胀，引腰而痛。膀胱胀者，少腹满而气癃[③]。三焦胀者，气满于皮肤中，轻轻然[④]而不坚。胆胀者，胁下痛胀，口中苦，善太息。凡此诸胀者，其道在一，明知逆顺，针数不失。泻虚补实，神去其室，致邪失正，真不可定，粗之所败，谓之夭命。补虚泻实，神归其室，久塞其空，谓之良工。

| 注释 |

①央央然：《甲乙经》作“怏怏然”，即沉闷不畅的样子。②濯（zhuó）濯：形容肠鸣的声音。③气癃：指膀胱气闭，而小便不通。④轻轻然：《甲乙经》作“壳壳然”，即浮而不实的样子。

译文

黄帝说：我想听一听胀病的症状。

岐伯说：心胀病，心中烦乱，气短，睡眠不安；肺胀病，呼吸无力，胸部气胀而虚满，气喘咳嗽；肝胀病，胁下胀满疼痛而牵引至小腹。脾胀病，呃逆频频，四肢胀闷不舒，身体沉重不能胜衣，睡眠不安宁；肾胀病，腹胀满牵引背部胀闷不舒，腰部和大腿疼痛。六腑的胀病：胃胀病，腹部胀满，胃脘疼痛，鼻中常觉得闻到焦煳的气味而妨碍正常的饮食，大便不通畅；大肠胀病，肠鸣有声而腹部疼痛，如果在冬季又感受寒邪，就会出现完谷不化的泄泻；小肠胀病，少腹胀满，牵引腰部疼痛；膀胱胀病，少腹胀满而小便不利；三焦胀病，肢体胀满，气充满在皮肤之间，用手按时空而不坚实；胆胀病，胁下胀满疼痛，口苦，常作深呼吸而叹气。以上的这些胀病，他们的病机和治疗都有共同的规律，只要明确气血运行逆顺的道理，并且正确地运用针刺方法，就能够治愈。但如果虚症用了泻法、实症用了补法，就会使神气耗散，邪气侵袭而正气损伤，真气不能安定，这种低劣的医术所造成的恶果，会导致人的寿命缩短。如果做到虚症用补法、实症用泻法，就会使得神气内守，经常保持正气充足而肌肉腠理充实，这才是高明的医生。

原文

黄帝曰：胀者焉生？何因而有？

岐伯曰：卫气之在身也，常并脉循分肉，行有逆顺，阴阳相随，乃得天和，五脏更始，四时循序，五谷乃化。然后厥气在下，营卫留止，寒气逆上，真邪相攻，两气相搏，乃合为胀也。

黄帝曰：善。何以解惑？

岐伯曰：合之于真，三合而得[①]。

帝曰：善。

注释

①三合而得：意即血脉、脏、腑三者所反映的症状相互对照，从而可以了解其病变的情况。

译文

黄帝说：胀病是怎样发生的？是什么原因引起的呢？

岐伯说：卫气在体内运行，总是依傍着经脉而循行于分肉之间，它的运行有逆顺的不同，营气、卫气在脉内、脉外相互伴随，与自然界阴阳变化的规律相合，五脏之气的交替运行，就像四季变化一样有固定的次序，食物也可以正常地化生精微营养周身。如果阴阳失调、气逆于下，营气、卫气稽留而不得流行，寒邪侵入人体而上逆，正气与邪气相互斗争而搏结在一起，就形成了胀病。

黄帝说：好。能不能再解释清楚一些呢？

岐伯说：邪气侵入人体与正气相搏结，分别停留在血脉、五脏、六腑三个地方，其反映出的症状就可以知道是否是发生胀病。

黄帝说：好。

原文

黄帝问于岐伯曰：《胀论》言无问虚实，工在疾泻，近者一下，远者三下。今有其三而不下[①]者，其过焉在？

岐伯对曰：此言陷于肉肓[②]，而中气穴者也。不中气穴，则气内闭，针不陷肓，则气不行；上越中肉，则卫气相乱，阴阳相逐。其于胀也，当泻不泻，气故不下。三而不下，必更其道，气下乃止。不下复始，可以万全，乌有殆者乎？其于胀也，必审其诊，当泻则泻，当补则补，如鼓应桴，恶有不下者乎？

注释

①三而不下：即经过三次针灸治疗后，胀病仍未消除的意思。②肓：此处指肌肉间的间隙。

译文

黄帝问岐伯说：前面讲过，在胀病初起时不管虚症、实症，关键在于迅速用泻法针刺，病邪近而轻的针刺一次，病邪远而重的刺三次，就可以治愈。但是，现在有针刺三次还不见效的，是什么缘故呢？

岐伯说：前面谈到的针刺一次就能治愈，是指针刺时能够深入肌肉的空隙，刺中了气血输注的穴位而言。如果没有刺中穴位，或没有深入肌肉的间隙，则经气依旧不能通畅而邪气仍停留在体内，若邪气上越，妄中肌肉，使得卫气更加逆乱，营气和卫气更加相互排斥、不协调，对于胀病而言，当泻而未泻，厥逆之气不能下行，因此病不能愈。针刺三次，厥逆之气仍不下、胀病不减的，就要更换针刺的部位，使厥逆之气下行，才能治好胀病。如果胀病仍不好，可以调整部位重新针刺，这样一来总会把病治愈，而且不会有什么害处。对于那些不是危急的胀病，要采取治本的方法，一定要先慎重诊察其脉象，当泻就泻，当补就补，这样就效如桴鼓，病邪哪里有不除的道理啊？

五癃津液别第三十六

原文

黄帝问于岐伯曰：水谷入于口，输于肠胃，其液别为五，天寒衣薄则为溺与气，天热衣厚则为汗，悲哀气并则为泣，中热胃缓则唾，邪气内逆，则气为之闭塞而不行，

不行则为水胀。余知其然也，不知其何由生？愿闻其道。

岐伯曰：水谷皆入于口，其味有五，各注其海①，津液各走其道。故三焦出气，以温肌肉，充皮肤，为其津；其留而不行者，为液。天暑衣厚则腠理开，故汗出；寒留于分肉之间，聚沫则为痛。天寒则腠理闭，气湿不行，水下于膀胱，则为溺与气。五脏六腑，心为之主，耳为之听，目为之侯②，肺为之相③，肝为之将④，脾为之卫⑤，肾为之外⑥。故五脏六腑之津液，尽上渗于目。心悲气并则心系急，心系急则肺举，肺举则液上溢。夫心系与肺，不能常举，乍上乍下，故咳而泣出矣。中热则胃中消谷，消谷则虫上下作，肠胃充郭故胃缓，胃缓则气逆，故唾出。

注释

①海：指气海、血海、髓海、水谷之海四海，详见本书《海论》。一说指相应的五脏，可参。②侯：测验之意。③相：《素问·灵兰秘典论》称肺为“相傅之官”，肺朝百脉而主治节，故为心之相即有相辅之意。④将：《素问·灵兰秘典论》称肝为“将军之官”，意指有谋虑。⑤脾为之卫：主肌肉可以护卫内在脏腑。⑥肾为之外：主骨而成立其形体，故主外。

译文

黄帝问岐伯说：食物进入口以后，又被输送到胃和肠，其化生的津液分为五种，如果在天气寒冷和衣服单薄时，津液就会化为尿和气；天气炎热和衣服过厚时，津液就化为汗；情绪悲伤，气并于上，津液出于目就化为泪；中焦有热，胃体弛缓，津液出于口就化为唾液；邪气侵入体内，阻滞津液输布，阳气闭塞而津液不化，水气不能宣散就形成水胀病。我知道这些情况，但是不知道其化生的机理，想请你讲一下。

岐伯说：水饮食物都是由口进入人体，食物中有酸、苦、甘、辛、咸五味，分别注入相应的脏器及人体四海。饮食物所化生的津液分别沿着一定的道路输布。由三焦布散的食物中的精微物质，能够温润肌肉、充养皮肤，就是津；那些流注于脏腑、官窍，补益脑髓而不布散的，就是液。天气炎热和穿衣太厚，腠理开泄而出汗，如果又感受寒邪，寒邪就会留滞在分肉里面，使得津液凝聚成沫，挤压分肉，阻碍阳气流行就会产生疼痛。天气寒冷，汗孔闭塞不能出汗，阳气不化，水液不得蒸化宣行则向下输注到膀胱，就形成尿液和气。在五脏六腑中，心主宰其他脏器的活动。耳听声音，眼看物体，都是为心服务。肺主气而朝百脉，起相辅的作用，犹如宰相。肝主谋虑，就像将军一样。脾主肌肉而护卫内在的脏腑，就像卫士一样。肾主骨而支撑身体，所以可以主人体的外部。人体五脏六腑的津液都上达于目，人悲伤的时候气并于心，使心系拘急，心系拘急会使肺叶上举，肺叶上举就使得津液向上流溢。但是，心系不总是拘急，肺叶不总是上举，而是时发时止，所以发生咳嗽而流泪。中焦有热，胃中的食物就容易消化，食物消化以后，寄生虫追寻食物就会在胃肠中上下串行，导致肠胃扩张、胃体迟缓，气因之上逆，津液随着上升，于是出现唾液从口外流的情况。

| 原文 |

五谷之津液和合而为膏者，内渗入于骨空[①]，补益脑髓，而下流于阴股[②]。阴阳不和，则使液溢而下流于阴，髓液皆减而下，下过度则虚，虚故腰背痛而胫痠。阴阳气道不通，四海闭塞，三焦不泻，津液不化，水谷并行肠胃之中，别于回肠，留于下焦，不得渗膀胱，则下焦胀，水溢则为水胀。此津液五别之逆顺也。

| 注释 |

①骨空：此处指骨髓藏精髓之处。②阴股：阴，指阴器。股，即指下肢。

译文

食物所化生的津液，混合成脂膏样的部分，向内渗灌到骨腔中，并可以向上补益脑髓，向下流注到阴器。精属阴，气属阳，如阴阳不和，则阳气不能固摄，精液向下流溢，从阴窍外泄。从而使滋养骨髓的津液也随着向下溢出而减少，如果下溢过度，真阴虚损，就会出现腰背疼痛和足胫酸楚。阴阳气道阻滞不畅，四海闭塞不通，三焦不能疏泄，津液不能正常布化到全身，饮食物相互混杂在肠胃中运行，积于回肠，水液停留在下焦，不能渗灌于膀胱，这样就会使下焦胀满，水流向外泛溢，就会发生水胀病。这些就是津液分为五条通路运行的正常和异常的情况。

五阅五使第三十七

原文

黄帝问于岐伯曰：余闻刺有五官五阅，以观五气。五气者，五脏之使也，五时之副也。愿闻其五使当安出？

岐伯曰：五官者，五脏之阅也。

黄帝曰：愿闻其所出，令可为常。

岐伯曰：脉出于气口，色见于明堂①。五色更出，以应五时，各如其常。经气②入脏，必当治理。

黄帝曰：善。五色独决于明堂乎？

岐伯曰：五官已辨，阙庭③必张，乃立明堂。明堂广大，蕃蔽④见外，方壁高基，引垂居外。五色乃治，平博广大，寿中百岁。见此者，刺之必已，如是之人者，血气有余，肌肉坚致，故可苦以针。

黄帝曰：愿闻五官。

岐伯曰：鼻者，肺之官也；目者，肝之官也；口唇者，脾之官也；舌者，心之官也；耳者，肾之官也。

黄帝曰：以官何候？

岐伯曰：以候五脏。故肺病者，喘息鼻张；肝病者，眦青；脾病者，唇黄；心病者，舌卷短，颧赤；肾病者，颧与颜黑。

黄帝曰：五脉安出，五色安见，其常色殆者如何？

岐伯曰：五官不辨，阙庭不张，小其明堂，蕃蔽不见，又埤⑤其墙，墙下无基，垂角⑥去外。如是者，虽平常殆，况加疾哉。

黄帝曰：五色之见于明堂，以观五脏之气，左右高下，各有形乎？

岐伯曰：腑脏之在中也，各以次舍，左右上下，各如其度也。

注释

①明堂：指鼻部，《灵枢·五色》云“明堂者，鼻也”。②经气：在此是指经脉中的邪气。③阙：指眉间。庭：指颜面额部。④蕃蔽：蕃，指颊侧。蔽，指耳门。⑤埤：同“卑”，低小的意思。⑥垂角：垂，指耳垂珠。角，指耳上角。

译文

黄帝问岐伯说：我听说在针刺治疗疾病时，对内在五脏所反映于五官的五种气色变化的观察，可有助于病情的诊断。所谓五气，是指五脏内在的变化反映于体表的现象。五脏之气是由五脏产生和支配的，它的盛衰是与春、夏、长夏、秋、冬五季相配合的。请问五脏之气是怎样表现在面部的？

岐伯说：五官的变化就是五脏在身体外部的反映。

黄帝说：我想听一听五官的表现于五脏是如何反映的，以便把它作为诊断的常规。

岐伯说：五脏的变化可以通过脉象的形式表现于寸口，也可以通过五色的形式表现在鼻部。五色交替出现，与春、夏、长夏、秋、冬五季气候的变化相应，每一时令都有其正常现象即五季分别出现青、赤、黄、白、黑五色是有一定规律的。如果经脉的邪气循经络深入内脏，必然出现五色的异常，则一定要从内在脏腑治疗。

黄帝说：好。但诊察五色只是单独取决于鼻吗？

岐伯说：正常人的五官能辨别颜色、气味、味道、声音等，眉间、额部开阔饱满，就可以观察鼻部的情况。如果鼻部宽阔高大，颊侧至耳门部肌肉丰满凸起，下颚高厚，耳周肌肉方正，耳垂凸露于外，面部五色表现正常，五官宽阔高起，端正匀称，这样的人就能够活到一百岁。观察到以上的表现，即使发生疾病，施用针刺也一定能够治愈。因为像这样的人，气血充足，肌肉坚实致密，所以能适应针刺疗法。

黄帝说：我想了解一下什么是五官。

岐伯说：鼻是肺的官窍，眼睛是肝的官窍，口是脾的官窍，舌是心的官窍，耳是肾的官窍。

黄帝说：从五官的表现，如何推断疾病呢？

岐伯说：通过五官的表现，可以推断五脏的病变。肺的病变，出现呼吸喘急，鼻翼煽动；肝的病变，出现目眦发青；脾的病变，出现口唇发黄；心的病变，出现舌体卷曲短缩，两颧发红；肾的病变，出现两颧和额部发黑。

黄帝说：有的人平时脉象和五色都很正常，但一发生疾病就很危重，这是为什么呢？

岐伯说：五官的功能失常不能辨别颜色、气味、味道、声音等，眉间颜额的部位不开朗，鼻子也小，颊部和耳门瘦小而不饱满，面部无丰满的肌肉，下颚平陷，耳垂和耳上角尖窄而向外突出，像这样的人即使平时色和脉都正常，但禀赋薄弱也会发生危重的疾病。

黄帝说：五脏表现于鼻部，据此可以推断五脏之气的内在变化，那么在鼻的左右上下，有一定的反映部位吗？

岐伯说：脏腑深居于胸腹之中，各有一定的位置，所以反映五脏之气盛衰的五色，在面部的左右上下也有一定的位置。

逆顺肥瘦第三十八

原文

黄帝问于岐伯曰：余闻针道于夫子，众多毕悉矣。夫子之道应若失，而据未有坚然[①]者也。夫子之问学熟乎，将审察于物而心生之乎？

岐伯曰：圣人之为道者，上合于天，下合于地，中合于人事。必有明法，以起度数、法式检押[②]，乃后可传焉。故匠人不能释尺寸而意短长，废绳墨而起平木也；工人不能置规而为圆，去矩而为方。知用此者，固自然之物，易用之教，逆顺之常也。

黄帝曰：愿闻自然奈何。

岐伯曰：临深决水，不用功力，而水可竭也；循掘决冲，而经可通也。此言气之滑涩，血之清浊，行之逆顺也。

注释

①坚然：此处形容病症顽固的样子。②法式：方法方式。检押（xiá）：押，“侠”。检押，指规则、规矩而言。

译文

黄帝问岐伯说：我从您那里已经了解到很多针刺规律。按照您所谈的这些道理运用时，经常手到病除，从来没有祛除不了的顽固病症。那您的知识是勤学好问得来的，还是通过仔细观察事物后而思考得来的呢？

岐伯说：圣人认识事物的规律，要符合天地自然与社会人事的变化规律，而且一定要有明确的法则，这就形成人们应该遵循的方式、方法和规则，这样才可以流传于后世。就犹如匠人不能脱离尺寸而随意猜测物体的长短，放弃绳墨去寻求物体的平直，工人不能搁置圆规去制成圆形，放弃矩尺而制成方形。懂得了运用这些法则，就能了解事物本身固有的自然特性。灵活地运用这些法则，就能掌握事物正常和反常的变化规律。

黄帝说：我想听听是如何适应事物的自然特性？

岐伯说：从深处决堤放水，不用很大的气力就能把水放尽。只要循着地下的通道开决水道，水就很容易通行无阻。同样对于人体来说，气有滑涩的不同，血有清浊的区别，经脉运行有逆顺的变化，所以应当掌握其特点，因势利导地治疗。

原文

黄帝曰：愿闻人之白黑肥瘦少长，各有数乎？

岐伯曰：年质壮大，血气充盈，肤革坚固，因加以邪。刺此者，深而留之，此肥人也。广肩腋项，肉薄厚皮而黑色，唇临临然[①]，其血黑以浊，其气涩以迟。其为人也，贪于取与。刺此者，深而留之，多益其数也。

黄帝曰：刺瘦人奈何？

岐伯曰：瘦人者，皮薄色少，肉廉廉然，薄唇轻言。其血清气滑，易脱于气，易损于血。刺此者，浅而疾之。

黄帝曰：刺常人奈何？

岐伯曰：视其白黑，各为调之。其端正敦厚者，其血气和调，刺此者，无失常数也。

黄帝曰：刺壮士真骨[②]者奈何？

岐伯曰：刺壮士真骨，坚肉缓节监监然。此人重[③]则气涩血浊，刺此者，深而留之，多益其数。劲[④]则气滑血清，刺此者，浅而疾之。

黄帝曰：刺婴儿奈何？

岐伯曰：婴儿者，其肉脆血少气弱，刺此者，以毫针，浅刺而疾发针，日再可也。

黄帝曰：临深决水，奈何？

岐伯曰：血清气浊，疾泻之，则气竭焉。

黄帝曰：循掘决冲，奈何？

岐伯曰：血浊气涩，疾泻之，则经可通也。

黄帝曰：脉行之逆顺，奈何？

岐伯曰：手之三阴，从脏走手；手之三阳，从手走头；足之三阳，从头走足；足之三阴，从足走腹。

注释

①临临然：此处用来形容口唇肥大的样子。②真骨：指坚硬的骨骼。③重：指喜静而不好动。④劲：指轻劲好动而不喜静。均言人的性格。

译文

黄帝说：人有皮肤黑白、形体胖瘦、年龄长幼的不同，那在针刺的深浅和次数方面有一定的标准吗？

岐伯说：身体强壮的壮年人，气血充盛，皮肤坚固，感受外邪时，应采取深刺的方法，而且留针时间要长，这个方法适宜于肥壮的人。肩腋部宽阔，项部肌肉瘦薄，皮肤粗厚而色黑，口唇肥大的人，血液发黑而稠浊，气行滞涩缓慢，性格好胜而勇于进取，慷慨乐施，针刺的方法应是刺得深而留针时间长，并增加针刺的次数。

黄帝说：针刺瘦人的方法又是怎样的呢？

岐伯说：瘦人的皮肤薄而颜色浅淡，肌肉消瘦，口唇薄，说话声音小，这种人血液清稀而气行滑利，气容易散失，血容易消耗，针刺的方法应是浅刺而出针快。

黄帝说：针刺一般人的方法是怎样的呢？

岐伯说：这要辨别他肤色的黑白，并据此分别进行调治。对于端正敦厚的人，因血气调和，针刺时的方法不要违背一般常规的刺法。

黄帝说：针刺身体强壮、骨骼坚硬的人是怎样的呢？

岐伯说：身体强壮、骨骼坚硬的人，肌肉结实，关节舒缓，骨节突出显露。这样的人如果是稳重不好动的，多属气行滞涩而血液稠浊，针刺的方法应当深刺而留针时间长，并增加针刺的次数。如果是轻劲好动的，气行滑利而血液清稀，针刺的方法应当浅刺而迅速出针。

黄帝说：针刺婴儿是怎样的呢？

岐伯说：婴儿的肌肉脆薄而血少气弱，针刺的方法，应当选用毫针浅刺而快出，一天可以针刺两次。

黄帝说：运用针刺时如遇前面所说的“临深决水”相类似的情况应当怎么办？

岐伯说：血液清稀而气行滑利的人，如果采用疾泻法，就会使其真气耗竭。

黄帝说：那如遇前面所说的“循掘决冲”的那种情况，又应当怎么办？

岐伯说：血液稠浊的病人，如果急用泻法，就能使气畅通。

黄帝说：经脉循行的逆顺是怎样的呢？

岐伯说：手三阴经都是从胸部经上肢走向手指；手三阳经都是从手指向上经肩部走向头部；足三阳经都是从头部经躯干和下肢走向足部；足三阴经都是从足部经下肢走向腹部。

原文

黄帝曰：少阴之脉独下行，何也？

岐伯曰：不然。夫冲脉者，五脏六腑之海也，五脏六腑皆禀焉。其上者，出于颃颡，渗诸阳，灌诸精；其下者，

注少阴之大络，出于气街，循阴股内廉，入腘中，伏行骭骨内，下至内踝之后属而别；其下者，并于少阴之经，渗三阴；其前者，伏行出跗属，下循跗入大指间，渗诸络而温肌肉[①]。故别络结则跗上不动，不动则厥，厥则寒矣。

黄帝曰：何以明之？

岐伯曰：以言导之，切而验之，其非必动，然后乃可明逆顺之行也。

黄帝曰：窘乎哉！圣人之为道也，明于日月，微于毫厘，其非夫子，孰能道之也。

注释

①渗诸络而温肌肉：本书《动输》篇作“注诸络以温足胫”，两说皆可。

译文

黄帝说：足三阴经既然都是上行到腹的，而唯独足少阴经向下行，这是什么缘故呢？

岐伯说：不像您说的那样，那不是足少阴经而是冲脉。冲脉是五脏六腑经脉所汇聚的地方，五脏六腑都禀受冲脉气血的濡养。冲脉上行的部分，在咽上部上面的后鼻道附近出于体表，然后渗入阳经，向其灌注精气。冲脉下行的部分，注入足少阴肾经的大络，在气街出于体表，沿着大腿内侧下行，进入膝腘窝中，伏行于胫骨之内，再向下行到内踝后的跟骨上缘而分为两支。向下行的分支，与足少阴经相并行，同时将精气灌注于三阴经；其向前行的一支，从内踝后的深部出于跟骨结节上缘，向下沿着足背进入足大趾间，将精气渗注到络脉中而温养肌肉。所以当与冲脉相连的络脉淤结不通时，足背上的脉搏跳动就会消失，这是由于经气厥逆，从而发生局部的足胫寒冷。

黄帝说：怎样查明经脉气血的顺逆呢？

岐伯说：在检查病人的时候，首先要用言语开导问清症状，然后切足背部脉搏来验其是否跳动。如果不是经气厥逆，足背的动脉就一定会搏动，这样就可以明确经脉气血循行逆顺的情况了。

黄帝说：这些问题真是难解答啊！圣人所归纳的这些规律，比日月的光辉还明亮，比毫厘之物还细微，若不是先生，谁还能阐明这样的道理呢！

血络论第三十九

| 原文 |

黄帝曰：愿闻奇邪[①]而不在经者。

岐伯曰：血络[②]是也。

黄帝曰：刺血络而仆者，何也？血出而射者，何也？血出黑而浊者，何也？血出清而半为汁者，何也？发针而肿者，何也？血出若多若少而面色苍苍者，何也？发针而面色不变而烦悗者，何也？多出血而不动摇者，何也？愿闻其故。

岐伯曰：脉气盛而血虚者，刺之则脱气，脱气则仆。血气俱盛而阴气多者，其血滑，刺之则射。阳气畜积，久留而不泻者，其血黑以浊，故不能射。新饮而液渗于络，而未合和于血也，故血出而汁别焉。其不新饮者，身中有水，久则为肿。阴气积于阳，其气因于络，故刺之血未出而气先行，故肿。阴阳之气其新相得而未和合，因而泻之，则阴阳俱脱，表里相离，故脱色而苍苍然。刺之血出多，色不变而烦悗者，刺络而虚经；虚经之属于阴者，阴脱，

故烦悗。阴阳相得而合为痹者，此为内溢于经，外注于络，如是者，阴阳俱有余，虽多出血而弗能虚也。

黄帝曰：相[3]之奈何？

岐伯曰：血脉者，盛坚横以赤，上下无常处，小者如针，大者如筋，刺而泻之，万全也。故无失数矣，失数而反，各如其度。

黄帝曰：针入而肉著者，何也？

岐伯曰：热气因于针则针热，热则肉著于针，故坚焉。

注释

①奇邪：此处指因络脉闭塞不通，外邪壅滞，不能深入经脉，而发生异常的病变，因此称引起此种奇病的外邪为奇邪。②血络：此处就皮肤表面的络脉和孙脉而言。③相：观察。

译文

黄帝说：希望你讲一下那种未侵入经脉的奇邪的情况。

岐伯说：没有侵入经脉的奇邪，滞留在络脉，而引起络脉淤血。

黄帝说：有时刺血络放血会使病人昏倒，这是什么原因？有时针刺放血其血呈喷射状，这是为什么呢？有时针刺放出的血量少，且色黑质浊，又是为什么呢？有时血质稀清且其中一半像水液一样，又是什么原因呢？有的拔针后会局部肿胀，是为什么呢？有的无论出血量多或少都会面色苍白，是什么原因呢？有的拔针后面色不变但会觉得心胸烦闷，这又是为什么呢？有的虽然出血很多但病人却没有任何不适，这又是什么原因呢？以上种种情况我想听听其中的缘故。

岐伯说：经脉中气偏盛而血偏虚的，刺络脉放血则脱气，气脱失会出现昏倒；经脉中气血俱盛而阴气较多的，血也流行滑疾，刺络放血时血液就会喷射而出；阳气蓄积于络脉之内，停留已久而不能外泻，可导致血色黑暗而稠浊，所以血也就不会远射；刚刚饮过水而水渗入到血络中，尚未与血液完全混合，所以针刺放出的血中有水液夹杂；那些不是由于刚饮过水的，由于体内原本有水液，因为水液停留日久，则蓄积形成水肿病；阴气积聚在阳分，已经渗入到络脉，所以在刺络脉时血还没有流出而气先流出，而使局部肿起；阴气和阳气刚刚相遇而尚未彼此协调，就刺络脉放血使阴气、阳气同时外泻，使阴气、阳气都虚，且表里失去联系，因而面色无华而呈现苍白色；刺络脉出血过多，虽面色不变而心胸烦闷，这是因为刺络脉放血使经脉空虚，若属于阴经空虚，则引起五脏的阴经亏损，产生心胸烦闷；表里的邪气内外相合滞留在体内，就会形成痹症，在内泛滥于经脉，在外渗注到络脉，使得经脉和络脉中都充满邪气，刺络放血时即使出血很多但泻出的大多是邪气，也不会引起虚弱的现象。

黄帝说：怎样来观察血络呢？

岐伯说：血脉中邪气亢盛的，血络大而坚硬、充盈于皮下而色红，上下没有固定部位，小的像针、大的像筷子一样粗细，遇到这种情况，施用泻法刺络放血是安全的。但要注意在施治时，切不可违背治疗的常规，如果不按常规要求，非但没有疗效，还会出现各种不良反应。

黄帝说：进针以后，往往有肌肉紧紧地裹住针身的情况，这是为什么呢？

岐伯说：这是由于体内热气作用于针体，使针体随之而热，针体热则导致肌肉与针粘附在一起，所以出现针在肌肉中坚固而不能转动。

阴阳清浊第四十

原文

黄帝曰：余闻十二经脉，以应十二经水者。其五色各异，清浊不同，人之血气若之，应之奈何？

岐伯曰：人之血气，苟能若一，则天下为一矣，恶有乱者乎。

黄帝曰：余问一人，非问天下之众。

岐伯曰：夫一人者，亦有乱气，天下之众，亦有乱人，其合为一耳。

黄帝曰：愿闻人气之清浊。

岐伯曰：受谷者浊，受气者清[①]**。清者注阴，浊者注阳。浊而清者，上出于咽；清而浊者，则下行**[②]**。清浊相干，命曰乱气。**

黄帝曰：夫阴清而阳浊，浊者有清，清者有浊，清浊别之奈何？

岐伯曰：气之大别，清者上注于肺，浊者下走于胃。胃之清气，上出于口，肺之浊气，下注于经，内积于海[③]**。**

黄帝曰：诸阳皆浊，何阳浊甚乎？

岐伯曰：手太阳独受阳之浊，手太阴独受阴之清。其清者上走空窍，其浊者下行诸经。诸阳皆清，足太阴独受其浊。

黄帝曰：治之奈何？

岐伯曰：清者其气滑，浊者其气涩，此气之常也。故刺阴者，深而留之；刺阳者，浅而疾之；清浊相干者，以数调之也。

注释

①受谷者浊，受气者清：指水饮食物所化生的稠厚精气为“浊”，稀薄精气为“清”。另外，张介宾云：“人身之气有二曰清气，曰浊气。浊气者谷气也，故曰受谷者浊；清气者，天气也，故曰受气者清。”认为浊气指谷气，清气指天气，其意也通，可参。②则下行：《甲乙经》作“下行于胃”，可参。③海：此处指的是胸中气海。

| 译文 |

黄帝说：我听说人体的十二经脉与自然界十二条大河流相对应，自然界十二条大河流的颜色青、赤、黄、白、黑各不一样，还有清浊的区别，而人体经脉中的气血都是一样的，怎样把他们与之相对应呢？

岐伯说：假若人体经脉中的气血都是一样的，那么推及整个社会的人们就都一致了，那怎么还会发生紊乱呢？

黄帝说：我问的是表现在一个人身上的情况，并不是询问整个社会所有的人啊！

岐伯说：一个人体内有逆乱之气，就跟整个社会上众多人之中也总有作乱之人一样，总体看来都是一个道理。

黄帝说：请你讲一讲人身之气的清浊情况。

岐伯说：人体受纳的水饮食物所化生的气是浊的，自然界之空气所化生成的是清的。清气注于阴分入脏，浊气输布于阳分入腑，饮食物所化生的浊气中的清气，向上出于咽部，而清气中的浊气则可以下行。如果清气和浊气相互干扰而不能正常的升降，就叫作乱气。

黄帝说：清气注于阴，浊气输布于阳，浊中有清，清中有浊，这些情况是怎样辨别的呢？

岐伯说：辨别以上情况大致是这样的，清气先向上输注到肺脏，浊气向下行先入于胃腑。而胃内水谷浊气中的清气部分，可向上出于口；肺中清气的重浊部分，也可向下输注到经脉之中，并且在内积聚于胸中而成为气海。

黄帝说：所有的阳经都接受浊气的渗注，其中哪一经接受浊气最多呢？

岐伯说：在诸阳经中，小肠接受胃下输的水饮食物，并分离清浊，所以唯独它所属的手太阳经浊气最多。在诸阴经中，肺主气而司呼吸运动，所以它所属的手太阴经接受的清气最多。大凡清气都向上到达头面部的孔窍，浊气都向下注入经脉之中。虽然说五脏都接受清气，但是由于脾主运化水谷精微所以唯独脾所属的足太阴经能够接受浊气。

黄帝说：人体的清气、浊气异常应当怎样治疗呢？

岐伯说：清气运行滑利，浊气运行滞涩，这是清气、浊气的正常表现。所以如果是由于浊气异常引起的病变，针刺时应当深刺而留针时间长，由于清气异常引起的病变，针刺时应当浅刺而快速出针。如果是由于清气与浊气相互干扰而导致升降失常的病变，就应当察明病情，了解清气、浊气相互干扰的程度和部位，再结合清气、浊气的特性，根据具体情况采取适当的方法调治。

阴阳系日月第四十一

原文

黄帝曰：余闻天为阳，地为阴。日为阳，月为阴，其合之于人，奈何？

岐伯曰：腰以上为天，腰以下为地，故天为阳，地为阴。故足之十二经脉，以应十二月，月生于水[①]，故在下者为阴；手之十指，以应十日，日主火，故在上者为阳。

黄帝曰：合之于脉，奈何？

岐伯曰：寅者，正月之生阳也，主左足之少阳；未者，六月，主右足之少阳；卯者，二月，主左足之太阳；午者，五月，主右足之太阳。辰者，三月，主左足之阳明；巳者，四月，主右足之阳明。此两阳合明，故曰阳明。申者，七月之生阴也，主右足之少阴；丑者，十二月，主左足之少阴；酉者，八月，主右足之太阴；子者，十一月，主左足之太阴；戌者，九月，主右足之厥阴。亥者，十月，主左足之厥阴；此两阴交尽，故曰厥阴。甲主左手之少阳，己主右手之少阳。乙主左手之太阳，戊主右手之太阳。丙主

左手之阳明，丁主右手之阳明。此两火并合，故为阳明。庚主右手之少阴，癸主左手之少阴。辛主右手之太阴，壬主左手之太阴。故足之阳者，阴中之少阳也；足之阴者，阴中之太阴也。手之阳者，阳中之太阳也；手之阴者，阳中之少阴也。腰以上者为阳，腰以下者为阴。其于五藏也，心为阳中之太阳，肺为阳中之少阴，肝为阴中之少阳，脾为阴中之至阴，肾为阴中之太阴。

| 注释 |

①月生于水：故此句是说明月为阴的属性。

| 译文 |

黄帝问：我听说天为阳，地为阴，日为阳，月为阴，他们与人体是怎样配合的呢？

岐伯答道：在人体，腰以上像天一样属阳，腰以下像地一样属阴。下肢的十二条经脉，同一年中的十二个月相对应，月是禀受水性而产生的，所以与十二个月相对应的下肢经脉属阴。在上肢，手有十指，同一旬中的十日相对应，日是禀受火性而产生的，所以与十日相对应的上肢经脉属阳。

黄帝问：十二个月和十日怎样同经脉相配合呢？

岐伯答道：以十二地支纪十二月，与下肢十二条经脉的关系是：十二地支的寅纪正月，此时阳气初生，主身体左侧下肢的足少阳胆经；未纪六月，主身体右侧下肢的足少阳胆经。卯纪二月，主身体左侧下肢的足太阳膀胱经；午纪五月，主身体右侧下肢的足太阳膀胱经。辰纪三月，主身体左侧下肢的足阳明胃经；巳纪四月，主身体右侧下肢的足阳明胃经。正如前面所讲的那样，阳明处于太阳与少阳之间，两阳合明，所以称为阳明。申纪七月，此时阴气初生，主身体右侧下肢的足少阴肾经；丑纪十二月，主身体左侧下肢的足少阴肾经；酉纪八月，主身体右侧下肢的足太阴脾经；子纪十一月，主身体左侧下肢的足太阴脾经。戌纪九月，主身体右侧下肢的足厥阴肝经；亥纪十月，主身体左侧下肢的足厥阴肝经。厥阴处于少阴与太阴之间，足少阴经同足太阴经的经气交会，必须经过足厥阴经，所以称为厥阴。以十天干纪一旬的十日，同上肢十条经脉的关系是：甲日主身体左侧上肢的手少阳三焦经。己日主身体右侧上肢的手少阳三焦经。乙日主身体左侧上肢的手太阳小肠经，戊日主身体右侧上肢的手太阳小肠经。丙日主身体左侧上肢的手阳明大肠经，丁日主身体右侧上肢的手阳明大肠经。在五行归类中丙、丁都属火，两火合并，所以称为阳明。庚日主身体右侧上肢的手少阴心经，癸日主身体左侧上肢的手少阴心经。辛日主身体右侧上肢的手太阴肺经，壬日主身体左侧上肢的手太阴肺经。因为腰以上为阳，腰以下为阴，所以位于下肢的足三阳经，为阴中的少阳，阳气微弱。位于下肢的足三阴经，是阴中的太阴，阴气最盛。位于上肢的阳经，是阳中的太阳，阳气最盛。位于上肢的阴经，是阳中的少阴，阴气微弱。运用这个规律来说明五脏的阴阳属性。心位于膈上属火，为阳中之太阳，肺居于膈上而属金，为阳中之少阴，肝位于膈下属木，为阴中之少阳，脾位于膈下属土，阴中之至阴，肾位于膈下而属水，为阴中之太阴。

| 原文 |

黄帝曰：以治之，奈何？

岐伯曰：正月、二月、三月，人气在左，无刺左足之阳；四月、五月、六月，人气在右，无刺右足之阳；七月、八月、九月，人气在右，无刺右足之阴；十月、十一月、十二月，人气在左，无刺左足之阴。

黄帝曰：五行以东方为甲乙木王①春，春者，苍色，主肝。肝者，足厥阴也。今乃以甲为左手之少阳，不合于数，何也？

岐伯曰：此天地之阴阳也，非四时五行之以次行也。

且夫阴阳者，有名而无形，故数之可十，离之可百，散之可千，推之可万，此之谓也。

| 注释 |

①王：音义皆同“旺”。

| 译文 |

黄帝问：怎样把经脉与十二个月的阴阳相配规律运用到治疗之中呢？

岐伯答道：在一年十二个月中，正月、二月和三月，人体的阳气分别偏重于身体左侧下肢的足少阳胆经、足太阳膀胱经和足阳明胃经，所以不宜针刺这些经脉。四月、五月和六月，人体的阳气分别偏重于身体右侧下肢的足阳明胃经，足太阳膀胱经，足少阳胆经，所以不宜针刺这些经脉。七月、八月和九月，人体的阴气分别偏重于身体右侧下肢的足少阴肾经、足太阴脾经和足厥阴肝经，所以不宜针刺这些经脉。十月、十一月和十二月，人体的阴气分别偏重于身体左侧下肢的足厥阴肝经、足太阴脾经和足少阴肾经，所以不宜针刺这些经脉。

黄帝问：在五行归类中，方位的东方和天干中的甲、乙都属木，木气旺于春季，在五色中主青色，在五脏中主肝脏，隶属肝的经脉是足厥阴肝经，现在却把甲配属身体左侧上肢的手少阳三焦经，不符合天干配属五行的规律，这是为什么呢？

岐伯答道：这里所讲的，是根据自然界阴阳变化的规律来配合天干地支的，用来说明十二经脉的阴阳属性，不是按照四季的次序和五行属性来配合天干地支的。此外，阴阳是一个抽象概念，而不是一种具体事物，所以它的运用非常广泛，同一个阴阳可以指一种事物，也可以扩展到十种、百种、千种、万种乃至无数的事物。出现上述情况，就是因为这个道理。

病传第四十二

原文

黄帝曰：余受九针于夫子，而私览于诸方。或有导引行气，乔摩、灸、熨、刺、焫[①]、饮药。之一者可独守耶，将尽行之乎？

岐伯曰：诸方者，众人之方也，非一人之所尽行也。

黄帝曰：此乃所谓守一勿失，万物毕者也。今余已闻阴阳之要，虚实之理，倾移之过，可治之属。愿闻病之变化，淫传绝败而不可治者，可得闻乎？

岐伯曰：要乎哉问！道，昭乎其如日醒；窘乎其如夜瞑。能被而服之，神与俱成。毕将服之，神自得之。生神之理，可著于竹帛，不可传于子孙。

黄帝曰：何谓日醒？

岐伯曰：明于阴阳，如惑之解，如醉之醒。

黄帝曰：何谓夜瞑？

岐伯曰：瘖乎其无声，漠乎其无形。折毛发理，正气横倾。淫邪泮衍，血脉传溜。大气入藏，腹痛下淫。可以致死，不可以致生。

黄帝曰：大气入藏，奈何？

岐伯曰：病先发于心，一日而之肺，三日而之肝，五日而之脾。三日不已，死。冬夜半，夏日中。病先发于肺，三日而之肝，一日而之脾，五日而之胃。十日不已，死。

冬日入，夏日出。病先发于肝，三日而之脾，五日而之胃，三日而之肾。三日不已，死。冬日入，夏早食。病先发于脾，一日而之胃，二日而之肾，三日而之膀胱。十日不已，死。冬人定，夏晏食[②]。病先发于胃，五日而之肾，三日而之膀胱，五日而上之心。二日不已，死。冬夜半，夏日昳[③]。病先发于肾，三日而之膀胱，三日而上之心，三日而之小肠。三日不已，死。冬大晨，夏晏晡。病先发于膀胱，五日而之肾，一日而之小肠，一日而之心。二日不已，死。冬鸡鸣，夏下晡。诸病以次相传，如是者，皆有死期，不可刺也！间一脏，及至三四脏者，乃可刺也。

| 注释 |

①焫（ruò）：烧爇，此处指火针。②人定：戌时，即 19 点到 21 点。晏食：晚餐，酉时，即 17 点到 19 点。③日昳（dié）：午后未时，即 13 点到 15 点。

| 译文 |

黄帝说：我从你那里学到了九针的知识，而自己在阅读医书时看到治疗疾病的方法，有的运用导引行气，有的运用按摩、灸法、温熨、针刺、火针和汤药等某一种方法。在运用这些方法的时候，是只采用一种方法呢，还是把所有的方法都使用上呢？

岐伯说：以上那些方法，是根据众多人所患多种疾病采用的不同方法，不是一个人患一种疾病就施用所有的方法。

黄帝说：这就是通常所说的，掌握了一个总的原则而不违就能够处理各种复杂而具体的事物。现在我已经懂得了阴阳的要点、虚实的道理、由阴阳气血盛衰导致疾病的病理及能够治愈的疾病，我还想了解一下疾病的变化，以及其演变导致脏气衰竭而成为不能治疗的疾病的情况，能讲给我听听吗？

岐伯回答说：您所问的问题很重要啊！对于医学道理，如果明白了，就好像白天醒着一样清楚，如果不明白，就好像夜间睡觉一样昏昧。能够全面掌握医学知识，并正确地应用于实际，在学习和实践中，认真研究体验，就能全部理解，医术自然会达到极高的水平。而达到极高水平的道理，应该写在竹帛上广泛流传，不应该只传给自己的后代据为己有。

黄帝问：什么样才是像白天醒着一样清楚呢？

岐伯答道：明白了阴阳的道理，就好像从迷惑中解脱出来，从酒醉中清醒过来。

黄帝又问：什么样才是像夜间睡觉一样昏昧呢？

岐伯回答说：不明医理，就好像安静得毫无声响，散漫得没有一丝形迹。其人人体毛发折断，腠理疏松开泄，正气外散而出现偏颇，亢盛的邪气蔓延扩散，通过血脉而内传到五脏，就会出现腹痛、精气下溢等病症。此时已到了邪盛正虚的严重阶段，即使施用正确方法也会死亡而无法救治了。

黄帝问：亢盛的邪气侵入五脏的情况是怎样的呢？

岐伯答道：邪气首先侵入心而发病的，经过一天就会传到肺，再经过三天传到肝，再经过五天传到脾，如果再经过三天还不能治愈，就会死亡，发生在冬季的，半夜死亡，发生在夏季的，中午死亡。邪气首先侵入肺而发病的，经过三天就会传到肝，再经过一天传到脾，再经过五天传到胃，如果再经过十天还未能治愈，就会死亡。发生在冬季的，日没时死亡，发生在夏季，日出时死亡。邪气首先侵入肝而发病的，经过三天就能传到脾，再经过五天传到胃，再经过三天传到肾，如果再经过三天还不能治愈，就会死亡。发生在冬季的，日落时死亡，发生在夏季的，早饭时死亡。邪气首先侵入脾而发病的，经过一天就能传到胃，再经过两天传到肾，再经过三天传到脊背和膀胱，如果再经过十天还不能治愈，就会死亡。发生在冬季的，黄昏人们刚入睡时死亡，发生在夏季的，晚饭时死亡。邪气首先侵入胃而发病的，经过五天就能传到肾，再经过三天传到脊背和膀胱，再经过五天向上传到心，如果再经过两天还不能治愈，就会死亡。发生于冬季的，半夜死亡，发生在夏季的，午后死亡。邪气首先侵入肾而发病的，经过三天就会传到脊背和膀胱，再经过三天向上传到心，再经过三天传到小肠，如果再经过三天还不能治愈，就会死亡。发生在冬季的，天大亮时死亡，发生在夏季时，黄昏时死亡。邪气首先侵入膀胱而发病的，经过五天就会传到肾，再经过一天传到小肠，再经过一天传到心，如果再经过两天还不能治愈，就会死亡。发生在冬季的，早晨鸡鸣时死亡，发生在夏季的，午后死亡。以上各脏腑发生的疾病，都按照一定的次序传变，按照这个规律推算，各脏腑的病变都有特定的死亡时间，不能运用针刺方法治疗。如果间隔一脏，或者间隔两脏、三脏、四脏传变的，才能够运用针刺方法治疗。

淫邪发梦第四十三

| 原文 |

黄帝曰：愿闻淫邪泮衍，奈何？

岐伯曰：正邪从外袭内，而未有定舍，反淫于藏，不得定处，与营卫俱行，而与魂魄飞扬，使人卧不安而喜梦。气淫于府，则有余于外，不足于内；气淫于藏则有余于内，不足于外。

黄帝曰：有余不足，有形乎？

岐伯曰：阴气盛，则梦涉大水而恐惧；阳气盛，则梦大火而燔焫；阴阳俱盛则梦相杀。上盛，则梦飞；下盛，则梦堕；甚饥，则梦取；甚饱，则梦予。肝气盛，则梦怒；肺气盛，则梦恐惧、哭泣；心气盛，则梦善笑；脾气盛，则梦歌乐，身体重不举；肾气盛，则梦腰脊两解不属。凡此十二盛者，至而泻之，立已。厥气客于心，则梦见丘山烟火；客于肺，则梦飞扬，见金铁之奇物；客于肝，则梦

山林树木；客于脾，则梦见丘陵大泽，坏屋风雨；客于肾，则梦临渊，没居水中；客于膀胱，则梦游行；客于胃，则梦饮食；客于大肠，则梦田野；客于小肠，则梦聚邑冲衢；客于胆，则梦斗讼自刳①；客于阴器，则梦接内；客于项，则梦斩首；客于胫，则梦行走而不能前，及居深地窌②苑中；客于股肱，则梦礼节拜起；客于胞脏③，则梦溲便。凡此十五不足者，至而补之，立已也。

注释

①自刳（kū）：刳，剖割。自刳，自杀或自残。②窌（jiào）：地窖。③脏（zhí）：直肠。

译文

黄帝说：我想了解邪气在人体内流散的情况是怎样的。

岐伯回答说：邪从外侵入人体，有时没有固定的侵犯部位，却向内侵犯脏腑，而且与营气、卫气一起在体内流行，致使魂魄不能安定，使人睡卧不宁而多梦。如果邪气侵犯六腑，就会使在外的阳气过盛而在里的阴气不足。如果邪气侵犯五脏，就会使在里的阴气过盛而在外的阳气不足。

黄帝问：人体阴气和阳气的过盛、不足，有具体表现吗？

岐伯答道：如果阴气亢盛，就会梦见渡涉大水而感到恐惧。阳气亢盛，就会梦见大火烧灼的景象。阴气和阳气都亢盛，就会梦见相互厮杀。人体上部邪气亢盛，就会梦见身体在天空飞腾。人体下部邪气亢盛，就会梦见身体向下坠堕。过度饥饿的时候，会梦见向人索取东西。过饱的时候，会梦见给予别人东西。肝气亢盛，就会做忿怒的梦。肺气亢盛，就会做恐惧、哭泣和飞扬腾越的梦。心气亢盛，就会梦见好喜笑或恐惧畏怯。脾气亢盛，就会梦见歌唱奏乐或身体沉重不能举动。肾气亢盛，会梦见腰脊分离而不相连接。以上所谈的这十二种气盛所形成的梦境，分别使用针刺泻法，很快就能痊愈。由于正气虚弱而邪气侵入于心，就会梦见山丘烟火弥漫。侵入肺的，梦见飞扬腾越或金石类奇形怪状的东西。侵入肝的，梦见山林树木。侵入脾的，梦见丘陵和大的湖泊，或者风雨中毁坏的房屋。侵入肾的，会梦见站在深渊的边缘或浸泡在水中。侵入膀胱的，梦见漂荡流行。侵入胃的，梦见食物。侵入大肠的，梦见田野；侵入小肠的，梦见许多人聚集在广场或要塞。侵入胆的，梦见同人争斗、诉讼或自杀。侵袭到生殖器的，梦见性交。侵袭到项部的，梦见被杀头。侵袭到小腿的，梦见想走路而不能前进，或被困在地下深处的窖园中。侵袭到大腿的，梦见行礼跪拜。侵袭到尿道和直肠的，梦见解大便、小便。以上所谈这十五种正气不足而邪气侵袭的梦境，分别运用针刺补法，很快就能痊愈。

顺气一日分为四时第四十四

| 原文 |

黄帝曰：夫百病之所始生者，必起于燥湿、寒、暑、风雨、阴阳、喜怒、饮食、居处。气合而有形，得脏而有名，余知其然也。夫百病者，多以旦慧昼安，夕加夜甚，何也?

岐伯曰：四时之气使然。

黄帝曰：愿闻四时之气。

岐伯曰：春生夏长，秋收冬藏，是气之常也，人亦应之。以一日分为四时，朝则为春，日中为夏，日入为秋，夜半为冬。朝则人气始生，病气衰，故旦慧；日中人气长，长则胜邪，故安；夕则人气始衰，邪气始生，故加；夜半人气入藏，邪气独居于身，故甚也。

黄帝曰：其时有反者[①]，何也？

岐伯曰：是不应四时之气，脏独主其病者，是必以脏气之所不胜时者甚，以其所胜时者起也。

黄帝曰：治之奈何？

岐伯曰：顺天之时，而病可与期。顺者为工，逆者为粗。

| 注释 |

①时有反者：指经常有与“旦慧、昼安、外加、夜甚”的变化规律不相符的情况。

| 译文 |

黄帝说：各种疾病的发生，必定是风雨寒暑燥湿等外邪侵袭，或者由于男女生活没有节制，喜怒过度，以及饮食和生活起居失常等原因引起的。邪气入侵人体就会产生相应的病理表现，各种致病因素对内脏的影响也会形成相应的疾病，这些情况我已经知道了。许多疾病，经常在早晨时病情轻，中午时病情安定，傍晚时病情加重，夜间时病情最重，这是什么原因呢？

岐伯说：这是因为四季变化使人体阳气出现盛衰变化造成的。

黄帝说：我想了解四季变化对人体影响的具体情况。

岐伯说：春季阳气生发，夏季阳气旺盛，秋季阳气收敛，冬季阳气闭藏，这是四季中自然界阳气变化的一般规律，人体的阳气变化也与之相对应。如果把一天划分为四季，早晨相当于春季，中午相当于夏季，傍晚相当于秋季，半夜相当于冬季。早晨阳气生发，邪气衰减，人体能够抵御邪气，所以早晨时病情轻，而病人神清气爽；中午阳气旺盛，能够抑制邪气，所以中午时病人能平静安定；傍晚阳气开始衰减，邪气逐渐旺盛，所以傍晚时病情会加重；半夜人体的阳气都深藏内脏，身体只有旺盛的邪气，所以夜半时病情最重。

黄帝说：有时疾病在一天中的轻重变化和上述情况不一样，这是什么原因呢?

岐伯答道:这是和四时之气不相应,而由五脏主宰的病状,这类病,在受病的五脏被四时之气所克时就会加重,在受病的五脏为克制四时之气时病情就会减轻。

黄帝说:怎样治疗这种疾病呢?

岐伯答道:掌握并顺应时间因素对疾病的影响进行正确的治疗,那疾病就有治愈的希望。顺应这个规律的是高明的医生;违背这个规律的是粗劣的医生。

| 原文 |

黄帝曰:善。余闻刺有五变,以主五输,愿闻其数。

岐伯曰:人有五脏,五脏有五变,五变有五输,故五五二十五输,以应五时。

黄帝曰:愿闻五变。

岐伯曰:肝为牡脏[①],其色青,其时春,其日甲乙,其音角,其味酸;心为牡脏,其色赤,其时夏,其日丙丁,其音徵,其味苦;脾为牝脏[②],其色黄,其时长夏,其日戊己,其音宫,其味甘;肺为牝脏,其色白,其时秋,其日庚辛,其音商[③],其味辛;肾为牝脏,其色黑,其时冬,其日壬癸,其音羽,其味咸。是为五变。

黄帝曰:以主五输,奈何?

岐伯曰:脏主冬,冬刺井;色主春,春刺荥;时主夏,夏刺输;音主长夏,长夏刺经;味主秋,秋刺合。是谓五变,以主五输。

黄帝曰:诸原安合,以致六输?

岐伯曰:原独不应五时,以经合之,以应其数,故六六三十六输。

黄帝曰：何谓脏主冬，时主夏，音主长夏，味主秋，色主春？愿闻其故。

岐伯曰：病在脏者，取之井；病变于色者，取之荥；病时间时甚者，取之输；病变于音者，取之经；经满而血者，病在胃，及以饮食不节得病者，取之于合，故命曰味主合。是谓五变也。

|注释|

①牡脏：雄性称牡，牡脏即阳脏。马莳云："肝为阴中之阳，心为阳中之阳，故皆称曰牡脏。"②牝脏：雌性称牝，牝脏即阴脏。马莳云："脾为阴中之至阴，肺为阳中之阴，肾为阴中之阴，故皆称曰牡脏。"③其音商：据《甲乙经》载，此句经文移至"其色白"后，以与心、肝、脾、肾脏的内容顺序相合。

|译文|

黄帝说：说得好。我听说在针刺中有根据五种不同的病变情况，来针刺井、荥、腧、经、合五腧穴的情况，想听一听其中的规律。

岐伯答道：人体生有五脏，五脏各有相应的色、时、日、音、味五种变化，每种变化均有井、荥、腧、经、合五腧穴，五脏各有五腧穴，所以共计二十五个腧穴，分别与春、夏、长夏、秋、冬五季相应。

黄帝说：我想听一听五脏的五种变化。

岐伯答道：肝为属阳的内脏，在五色中主青，在五季中主春，在日主甲乙日，在五音中主角，在五味中主酸；心为属阳的内脏，在五色中主赤，在五季中主夏，在日主丙丁日，在五音中主徵，在五味中主苦；脾为属阴的内脏，在五色中主黄，在五季中主长夏，在日主戊已日，在五音中主宫，在五味中主甘；肺为属阴的内脏，在五色中主白，在五季中主秋，在日主庚辛日，在五音中主商，在五味中主辛；肾为属阴的内脏，在五色中主黑，在五季中主冬，在日中主壬癸日，在五音中主羽，在五味中主咸。这就是五脏的五种变化。

黄帝说：如何根据五脏及其五种变化选用五腧穴呢？

岐伯答道：五脏与冬相应，所以冬季应针刺井穴；五色与春季相应，所以春季应针刺荥穴；五时与夏季相应，所以夏季应针刺腧穴；五音与长夏相应，所以长夏应针刺经穴；五味与秋季相应，所以秋季应针刺合穴。这就是五脏及其变化所选用的五腧穴。

黄帝说：以上所说的五腧穴分别与五时相应。在井、荥、腧、经、合五腧穴之外，六腑还有原穴，它是如何配合五时而形成六腧穴呢？

岐伯答道：原穴不单独与五时相应，是与经穴规律相应而配合时，这样六腑各有井、荥、腧、原、经、合六腧穴，共计有六六三十六个腧穴。

黄帝说：什么是脏主冬，时主夏，音主长夏，味主秋，色主春呢？我想听听其中的缘故。

岐伯答道：病变发生在内脏时，邪气深，治疗时应取井穴；病变引起面色变化时，治疗时应取荥穴；疾病时轻时重的，治疗时应取腧穴；病变引起声音变化时，治疗时应取经穴；经脉壅满有瘀血，疾病发生在肠胃，以及由于饮食不节而引起病变时，治疗时应取合穴，所以称为味主合穴。这就是所谓的五变所表现的不同特征以及五腧穴相应的针刺法则。